BIBLIOTHÈQUE

DE

THÉRAPEUTIQUE MÉDICALE
ET CHIRURGICALE

PUBLIÉE SOUS LA DIRECTION DE MM.

DUJARDIN-BEAUMETZ	O. TERRILLON
Membre de l'Académie de Médecine Médecin de l'Hôpital Cochin etc.	Professeur agrégé à la Faculté de Médecine de Paris Chirurgien de la Salpêtrière

PARTIE MÉDICALE

Thérapeutique des maladies vénériennes. 1 volume, par F. BALZER, médecin de l'hôpital du Midi.

Thérapeutique du diabète. 1 volume, par L. DREYFUS-BRISAC, médecin de l'hôpital Tenon.

Thérapeutique des névroses. 1 volume, par P. OULMONT, médecin de l'hôpital Laënnec.

Thérapeutique infantile. 2 volumes, par A. JOSIAS, médecin de l'hôpital Trousseau.

Prophylaxie des maladies infectieuses. 2 volumes, par A. CHANTEMESSE, médecin des hôpitaux, agrégé à la Faculté, et M. BESANÇON.

Thérapeutique des maladies infectieuses. 1 volume, par A. CHANTEMESSE, médecin des hôpitaux, agrégé à la Faculté, et M. BESANÇON.

Thérapeutique des maladies des fosses nasales, des sinus et du pharynx nasal. 2 volumes, par M. LERMOYEZ, médecin des hôpitaux.

Thérapeutique des maladies du pharynx et du larynx. 1 volume, par M. LERMOYEZ.

Thérapeutique des maladies de l'oreille, par M. LERMOYEZ et M. BOULLAY. 1 vol.

PARTIE CHIRURGICALE

Asepsie et Antisepsie chirurgicales. 1 volume, par O. TERRILLON ET H. CHAPUT, chirurgiens des hôpitaux.

Thérapeutique chirurgicale des maladies du crâne, 1 volume, par P. SEBILEAU, agrégé à la Faculté de Paris.

Thérapeutique chirurgicale des maladies du rachis. 1 volume, par P. SEBILEAU, agrégé à la Faculté de Paris.

Thérapeutique oculaire. 1 vol., par F. BRUN, agrégé à la Faculté, chirurgien de Bicêtre.

Thérapeutique chirurgicale des maladies de la poitrine. 1 volume, par Ch. WALTHER, chirurgien des hôpitaux.

Thérapeutique chirurgicale des maladies de l'estomac et du foie. 1 volume, par H. CHAPUT, chirurgien des hôpitaux.

Thérapeutique chirurgicale de l'intestin et du rec-

tum. 1 volume, par H. Chaput, chirurgien des hôpitaux.

Thérapeutique chirurgicale de l'urètre et de la prostate. 1 volume, par J. Albarran, agrégé à la Faculté de Paris.

Thérapeutique chirurgicale de la vessie et du rein. 1 volume, par J. Albarran, agrégé à la Faculté de Paris.

Thérapeutique obstétricale. 1 volume, par A. Auvard, accoucheur des hôpitaux.

Thérapeutique gynécologique. 1 volume, par A. Auvard, accoucheur des hôpitaux.

Thérapeutique chirurgicale des maladies des articulations, muscles, tendons et synoviales tendineuses. 2 volumes avec 165 figures, par L. Picqué, chirurgien des hôpitaux, et P. Mauclaire, ancien prosecteur de la Faculté.

Thérapeutique chirurgicale post-opératoire, par E. Rochard, chirurgien de hôpitaux.

LA COLLECTION SERA COMPLÈTE EN 40 VOLUMES

Tous les volumes sont publiés dans le format in-18 jésus;
ils sont reliés en peau pleine et comportent chacun de 200 à 400 pages
avec figures.

Prix de chaque volume indistinctement : **4** fr.
Tous les ouvrages se vendent séparément.

VOLUMES PARUS LE 1er MAI 1898 :

THÉRAPEUTIQUE

DES

MALADIES DU CŒUR

ET DE L'AORTE

THÉRAPEUTIQUE

DES MALADIES

DU CŒUR

ET

DE L'AORTE

PAR LE Dʳ Ernest BARIÉ

Médecin de l'hôpital Laënnec

Deuxième édition

PARIS

OCTAVE DOIN, ÉDITEUR

8, PLACE DE L'ODÉON, 8

1898

PRÉFACE

DE LA PREMIÈRE ÉDITION

Ce livre est divisé en cinq parties.

La PREMIÈRE PARTIE est consacrée à l'étude des médicaments cardiaques. J'y ai donné quelque développement, car il m'a semblé que le médecin appelé à traiter une maladie du cœur devait d'abord bien connaître les agents médicamenteux qu'il va employer, et tous les effets qu'il est en droit d'en attendre. Dans ce chapitre, sont étudiés, en premier lieu, les toniques du cœur; et un développement tout spécial a été attribué à la *digitale*, à ses dérivés et à la *digitaline*, qui restent toujours nos médicaments cardiaques les plus précieux. Vient ensuite l'étude de la *caféine*, du *strophantus*, du *muguet*, de la *spartéine*, de l'*adonis*, de l'*ergot de seigle* et de la *strychnine*. Les développements qui suivent sont consacrés aux modérateurs du cœur: aux *bromures alcalins*, au *chloral*, à la *vératrine*, à la *valériane*, à la *duboisine*, à l'antimoine, etc. Puis viennent les médicaments dépresseurs de la tension vasculaire : les *iodures*, l'opium, le *nitrite d'amyle*, la *trinitrine*, le *nitrite de sodium*, l'atropine, l'aconit, la *quinine*, etc. ; ainsi que les agents diurétiques, tels que le *lait*, la *scille*, la *lactose*, la *théobromine*, la *diurétine*, le *calomel*, le *chimaphila*, etc. Enfin une courte mention est consacrée à certains agents médicamenteux nouveaux ou encore à l'étude, tels que la saponine, l'antiaris, l'ellébore, la thévétine, l'apocynine, le laurier-rose, la coronille, le cactus grandiflora, l'iodocaféine, l'iodothéine, l'iodothéobromine, etc. L'étude particulière de chaque médicament comprend son action physiologique, ses effets thérapeutiques, ses indications dans les différentes maladies du cœur, enfin la pharmacologie et la posologie.

Depuis que j'ai été chargé de la rédaction de ce volume, je me suis donné pour tâche de vérifier, au lit du malade, les effets thérapeutiques des médicaments cardiaques ; la plupart des formules nouvelles ont été controlées, et la posologie modifiée dans bon nombre d'entre elles ; enfin plusieurs formules nouvelles ont été créées, et les résultats qu'elles m'ont fournis me permettent de les recommander avec confiance aux cliniciens.

La SECONDE PARTIE étudie l'hygiène des cardiaques. Elle soulève de nombreux problèmes pratiques, car elle a pour but de régler méthodiquement les conditions concernant l'*alimentation*, le *séjour*, l'*habitation*, le *vêtement*, la *vie sociale* du cardiaque, d'indiquer les *professions* qu'il doit éviter, et de faire connaître les précautions spéciales que comportent les cardiopathies, suivant l'*âge* et le *sexe*, suivant l'état de *grossesse*, l'*allaitement*, etc., etc.

La TROISIÈME PARTIE comprend la **thérapeutique générale des maladies du cœur**, c'est-à-dire les moyens généraux de traitement qui conviennent aux cardiopathies organiques suivant les différentes périodes de leur évolution : *maladies compensées* et *non compensées*, *stades hypersytolique* et d'*hyposytolie*, enfin le traitement complet de l'*asystolie* avec ses différentes manifestation morbides : œdèmes périphériques, épanchements des cavités séreuses, congestions viscérales, inflammations, hémorrhagies, gangrène, etc, — Ce chapitre se termine par une étude particulière de la *dyspnée* et de la *dyspepsie cardiaques*, et par quelques considérations sur le traitement des *cardiopathies chez les enfants*.

La QUATRIÈME PARTIE est consacrée tout entière au **traitement des maladies du cœur en particulier** : *maladies organiques et troubles fonctionnels*.

Enfin la CINQUIÈME PARTIE étudie le **traitement des aortites et des anévrysmes de l'aorte**.

Dans les classifications que j'ai adoptées, je n'ai soulevé aucun point de doctrine, pour rester fidèle à l'esprit pratique de cette collection. Je me suis proposé simplement, en m'appuyant sur les découvertes les plus récentes de la thérapeutique, de présenter un résumé aussi complet et aussi net que possible, des méthodes et des règles pratiques qui doivent présider au traitement des maladies du cœur et de l'aorte.

Ernest BARIÉ.

Février 1894.

PRÉFACE

DE LA DEUXIÈME ÉDITION

La faveur avec laquelle le public médical a
bien voulu accueillir ce volume, nous a fait un
devoir d'apporter tous nos soins à cette deuxième
édition. Celle-ci, en effet, n'est point une simple
réimpression de la première, mais par certains
côtés constitue un traité de thérapeutique entièrement nouveau.

Tout en conservant les grandes divisions de la
première édition, nous avons modifié un grand
nombre de chapitres et notamment ceux consacrés à l'étude de la *digitale*, de la *digitaline* et
des *iodures*, ces médicaments de premier plan de
la cardiothérapie. De même nous avons repris et
complété les chapitres concernant le *strophantus*,
la *caféine*, la *spartéine*, l'*adonis*, les *valéria-*

niques et la *théobromine*, etc. Des formules nouvelles, ayant fait leurs preuves, ont été ajoutées, d'autres plus anciennes ont été modifiées ou simplifiées; enfin une étude très détaillée a été faite des médicaments cardiaques nouveaux, dont quelques-uns, encore peu connus lors de notre première édition, sont entrés depuis dans la thérapeutique des maladies du cœur.

L'hygiène des cardiaques, *l'influence des exercices physiques (cure de terrain, gymnastique suédoise, marche, bicyclette, sports divers, etc.) et l'action de la balnéation et des eaux minérales* sur les affections cardiaques, ont été développées avec détail.

Quant à la thérapeutique particulière, nous avons apporté des modifications profondes aux *traitements de l'asystolie*, de la *dilatation du cœur*, des *péricardites*, des *endocardites* en général, des *myocardites*, de *l'adipose du cœur*, des *accidents gravido-cardiaques*, de *l'angine de poitrine* et des *anévrysmes de l'aorte*, etc. Il en est de même, dans le chapitre des troubles fonctionnels, pour le *traitement des palpitations, des tachycardies* de la *syncope*, de la *cyanose*, etc.

Ainsi modifiée et complétée, cette seconde édition se trouve au courant des travaux les plus récents de la cardiothérapie; comme la précédente, elle a été composée dans un but essentiellement pratique, et c'est dans l'espoir qu'elle pourra guider utilement le praticien que nous la présentons avec confiance au public médical.

Ernest BARIÉ.

Paris, mai 1898.

THÉRAPEUTIQUE

DES

MALADIES DU CŒUR

ET DE L'AORTE

PREMIÈRE PARTIE

LES MÉDICAMENTS CARDIAQUES

I. — TONIQUES DU CŒUR

Digitale

HISTORIQUE. — La digitale a été décrite pour la première fois, en 1535, par Léonard Fuchs, professeur à l'Université de Tubingue (*De historia Stirpium commentar. images*, 1549), qui lui donna le nom qu'elle porte en botanique et qui n'est que la traduction de l'appellation vulgaire sous laquelle elle était connue : Fingerhut ou encore Fingerkraut, Dé, Doigtier, Gantelet, Gant de Bergère, Herbe à doigt; en France, Gant de Notre-Dame.

Les premiers effets de la digitale qu'on ait constatés furent ceux d'une vive irritation des voies digestives, aussi ce fut d'abord à titre d'éméto-cathartique qu'elle fut employée, mais les doses prescrites étaient telles, qu'on observa souvent des accidents graves d'intoxication. C'est pourquoi la digitale, inscrite depuis longtemps déjà dans la pharmacopée du Wurtemberg, et en 1721 seulement dans celle de Londres, fut retirée bientôt de cette dernière, à cause des dangers qu'elle présentait. Elle resta ainsi bannie jusque vers 1785; à cette époque William Withering, seul d'abord, puis en collaboration avec Cullen [*An account on the foxglove* (Digital. purpur., etc.) *and some of its med. uses.* London 1785], signala les propriétés hydragogues de la digitale, son action si remarquable sur la circulation, et donna à cet agent le nom d'*opium du cœur*; dès lors la digitale rentra en scène et fit définitivement son apparition dans la pharmacopée française, grâce surtout au patronage de Bidault de Villiers (*Essai sur les propriét. méd. de la digitale.* Fructidor an XII, Paris).

Depuis cette époque l'étude de la digitale a été l'objet de nombreux travaux qui ont mis en lumière les principaux effets physiologiques de ce précieux médicament: Kinglake (1801) lui reconnaît la propriété de ralentir les mouvements du cœur, et plus tard Hutchinson, Sandras (1833) reviennent de nouveau sur cette propriété; Mac Donald (1801), Homolle et Quévenne (1845), Hirtz (1868), C. Paul (1868), étudient son action sur le pouls; Vacca Berlinghieri (1800), Lauder Brunton (1868), Lozes (1875),

Cazin (1876), Trousseau, etc., insistent sur son pouvoir diurétique.

Il convient encore de citer les travaux importants de Traube (1850), de Vulpian (1855-1863), de Fonssagrives (1867), de Gourval (1870), de Fothergill (1871), de Mégevand (1872), d'Ackermann (1872), de Teissier (*Congrès de l'Associat. franç. p. avancement Sc.* 1878), de Potain (*Leç. clin.*, Hôpit. Necker 1879-1880), de H. Huchard (1887), de G. Sée (1891), de Openchowski (1892), de Héger et Bayet (1892) et enfin les recherches plus récentes de François-Franck (1894-1895).

BOTANIQUE. — La digitale est une plante bisauuelle, de la famille des Scrofulariées, répandue dans la plus grande partie de l'Europe, dans l'Asie occidentale et moyenne et dans les iles occidentales du nord de l'Afrique. Elle croit dans les terrains argileux, siliceux et granitiques, mais ne pousse point dans les terrains calcaires. Elle est cultivée quelquefois comme plante d'ornement dans les jardins, mais elle se plait de préférence au bord des buissons, sur les collines boisées et sauvages et dans les endroits déserts.

On en connait plus de quinze espèces (*Digitalis lutea, aurea, grandiflora, orientalis*, etc.), mais la principale de toutes, et la seule véritablement employée en médecine, est la *Digitalis purpurea, Digitale pourprée.* La seconde année, sa tige est élevée de 50 centimètres à un mètre au plus; elle est simple, droite, cylindrique et velue. L'*inflorescence* occupe tout le haut de la tige et forme une longue grappe de fleurs, à pédicelles penchés et garnis de poils très fins.

Le *calice* est formé de cinq sépales oblongs et unis à la base.

La *corolle*, gamopétale et campanulée, est glabre au dehors, et d'une coloration rose pourpre ; elle est recouverte à l'intérieur de taches pourpres entourées d'une aréole blanche.

L'*androcée* est composé de quatre étamines, incluses, fortement didynames.

Le *gynécée* est formé d'un ovaire biloculaire chargé de poils blancs.

Le *fruit* est une capsule conique biloculaire, à déhiscence septicide renfermant un grand nombre de graines insérées sur des placentas épais.

Les *feuilles* sont alternes, lancéolées, un peu torses et crénelées, d'un vert brunâtre à leur face supérieure, grisâtres et couvertes d'un léger duvet à leur face inférieure ; elles deviennent graduellement de plus en plus petites et se transforment peu à peu en bractées dans l'aisselle desquelles naissent les fleurs. L'odeur des feuilles fraiches est herbacée et désagréable, mais disparait à la dessiccation ; la saveur en est très amère.

Toutes les parties de la digitale sont actives, mais en médecine *on emploie presque exclusivement les feuilles*. Celles-ci doivent être choisies de préférence parmi les plus grandes et surtout vers le haut de la tige. L'âge des feuilles et l'époque de leur récolte a une influence considérable sur leur activité. *On recommande de ne cueillir que les feuilles de seconde année, et au moment de la floraison*, on les fait sécher à l'étuve et on les conserve dans des vases bien bouchés; malgré tout, leur altérabilité est grande, aussi ne doit-on pas prolonger leur conservation au delà d'une année. Recueillies, desséchées et soigneusement mondées de leur pétiole et de leurs nervures, les feuilles servent à préparer une poudre jaune verdâtre, très active, dont nous indiquerons ultérieurement l'usage et les divers modes d'emploi.

ACTION PHYSIOLOGIQUE. — A. Effets sur les voies digestives.

— Ingérée à dose thérapeutique, la digitale est généralement bien supportée ; mais si l'usage en est continué trop longtemps, elle détermine de l'anorexie, de la pesanteur à l'estomac, des *nausées*, des *vomissements* et de la *diarrhée*. On arrive au même résultat, lorsque le médicament est donné immédiatement en une dose massive. Quoi qu'il en soit, ces accidents, attribués à une action irritante du médicament sur la muqueuse stomacale, pourraient être rattachés aussi à l'influence qu'il exerce sur les centres nerveux, car les vomissements au lieu de se produire rapidement, ce qui arriverait s'il s'agissait simplement d'une action irritante locale, ne surviennent en général que 24 ou 36 heures après l'ingestion du médicament.

D'après Lauder Brunton, le vomissement digitalique se distingue des autres vomissements par la violence des efforts et l'épigastralgie qu'il laisse après lui, ainsi que par sa tendance à reparaître.

La diarrhée ne s'observe guère que sous l'influence de doses toxiques, ou après l'usage prolongé du médicament ; dans quelques cas seulement, à dose thérapeutique, elle a pu provoquer une diarrhée légère, mais c'est là un fait peu habituel ; bien plus, L. Brunton, sur des expériences pratiquées sur lui-même, a noté une constipation tenace, à la suite de la digitale absorbée à petites doses.

B. Effets sur la circulation. — 1° ACTION SUR LE POULS.

Withering, le premier, a établi (1785) que la digitale, administrée à doses modérées à l'homme en état de santé, *diminue la fréquence du pouls* ; cette observation a été confirmée depuis par de nombreux travaux : Schiemann (1786), Joret (*Arch. de Méd.* 1834), Andral (*Bullet. de thérap.* 1834), Bouillaud (*Trait. clin. des malad. du cœur*, 2ᵉ édit., t. II, p. 591, 1841), etc.

Cette diminution dans la fréquence du pouls ne se produit que le deuxième ou le troisième jour de l'administration du médicament, se maintient encore pendant deux ou trois jours après la cessation de celui-ci, et peut-être même encore au bout de huit à dix jours, d'après le témoignage de Hirtz. On a pu ainsi, sans compromettre la santé, faire tomber le pouls de 60 à 50, 40, et même 35 pulsations à la minute (Withering).

D'après certains auteurs (Hutchinson, Sanders (*An inquiry concern. Digit. Edimb.*, 1808) ; Sandras (*Bullet. de thérap.*, 1833) ; Homolle (*Ann. de thérap.*, 1845), etc., le ralentissement du pouls serait précédé d'une accélération préalable, pendant une ou plusieurs heures, et même plusieurs jours, surtout lorsque la dose prescrite est forte (Bouley et Reynal, *Rec. de Méd. vétérin.*, t. IV, p. 297, 1849) ; avant eux, Laënnec professait aussi cette opinion : « J'ai remarqué, dit-il, avec plusieurs praticiens qui se sont occupés des propriétés de la digitale, que, dans les premiers jours de son administration, elle accélère souvent les battements du cœur. » (*Trait. de l'auscult. médiat.*, t. II, p. 735, 1826.) Cette accélération primitive a été niée par d'autres physiologistes, et L. Brunton, d'après ses expériences personnelles, a remarqué,

avec raison, combien il est difficile d'être fixé sur ce
point; les causes d'erreur, en effet, sont extrêmement nombreuses, et on voit, chez le même individu,
la fréquence du pouls varier suivant l'état de plénitude ou de vacuité de l'estomac, suivant l'état de la
digestion, de la station debout ou couchée, de l'état
d'impressionnabilité du sujet, etc.

En résumé, il est possible que cette accélération
primitive du pouls se montre chez quelques sujets,
mais seulement dans les cas où des doses fortes de
médicament ont été prescrites d'emblée. A dose
normale, thérapeutique, il ne peut y avoir que précipitation de quelques pulsations sous l'influence
d'un éclat de toux, d'une émotion, d'un effort, d'un
mouvement, etc., à laquelle succède rapidement un
ralentissement durable, dès que le sujet garde le
repos (Beddoes).

En même temps que la digitale ralentit le pouls,
elle *élève la tension artérielle;* cette action remarquable
a cependant été niée d'abord par Giacomini, qui déclarait que le ralentissement du pouls coïncide avec
la diminution de force, l'affaiblissement et l'irrégularité de la pulsation, et par Traube (*Charité-Annal.* 1850-1851), qui professait que la lenteur du
pouls coïncide avec une diminution très marquée de
la pression artérielle. Plus tard, il est vrai (*Berl.
Klin. Wochenschr.*, 31. 33, 1871), revenant sur son
opinion première, il déclara que les petites doses
élèvent la pression et diminuent la fréquence du
pouls. On sait aujourd'hui que l'augmentation de
la tension artérielle marche parallèlement à la diminution de fréquence du pouls, à condition que la
digitale soit administrée à faible dose; le contraire
se produit si on donne des doses toxiques. Il est

donc absolument nécessaire, si l'on veut se rendre compte exactement de l'action physiologique de la digitale, de distinguer les doses petites, des doses massives et des doses toxiques.

L'élévation de la tension artérielle sous l'influence de la digitale a été démontrée directement, chez l'animal à l'aide de l'hémodynamomètre, chez l'homme par les caractères du pouls, les tracés sphygmographiques, et par la mensuration de la pression sur l'artère elle-même par le sphygmomanomètre. Sur les animaux, des expériences nombreuses, dues principalement à Traube (*loc. cit.*) qui opéra sur des chiens, à Ackermann (*Deutsch. Arch. f. Klin. Med.* VI, 3e part., décembre 1872), à Gourvat (*Act. physiolog. de la digitale, th.* Paris, 1870), ont donné des résultats variables, mais confirmatifs du fait physiologique. Chez l'homme, les tracés sphygmographiques de Marey, de Bordier (*Bullet. thérapeut.*, t. LXXIV, 1868), de Ferrand, de Legroux (*Essai sur la digitale*, etc., *th.* Paris, 1867), de Lorain (*Étud. de Méd. cliniq. — Le pouls*, 1870), ne sont pas moins nets

La figure 1 donne le tracé d'un pouls normal :

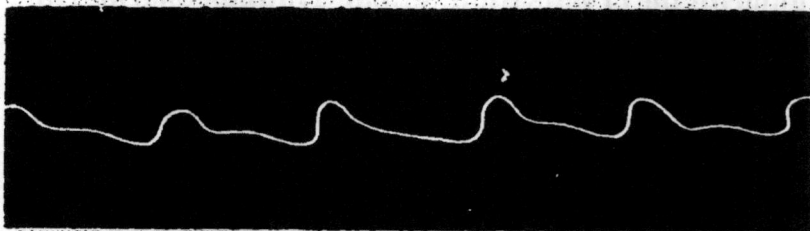

Fig. 1.

Si on le compare attentivement au pouls digitalique représenté figure 2, on voit que celui-ci se fait remarquer : 1° par sa régularité; 2° par sa ligne d'ascension brusque; 3° par sa ligne de

descente, oblique, allongée, et la forme arrondie
du sommet; 4° par l'existence d'un crochet préalable, qui indique une pénétration large du sang
dans l'artère avec tenue persistante de l'ondée.

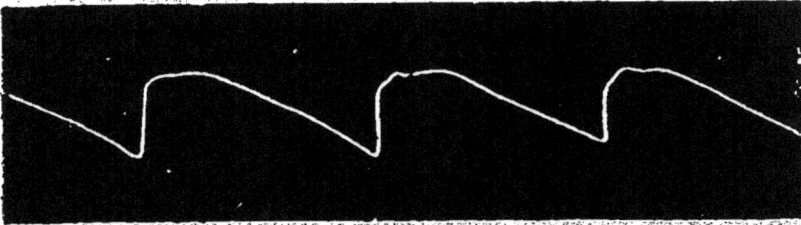

Fig. 2.

Au premier abord, la ligne d'ascension brusque
semble être plutôt l'indice d'une diminution que d'une
augmentation de la tension, mais il ne faut pas oublier que la digitale, outre son action sur le pouls,
agit également sur le cœur dont elle augmente
l'énergie contractile, et cette ligne verticale est la
représentation de cet accroissement de l'impulsion
cardiaque. Lorsqu'en effet, l'énergie cardiaque est
moins sensible, le tracé du pouls digitalique se caractérise comme dans la figure 3, par une ligne d'ascension courte et oblique.

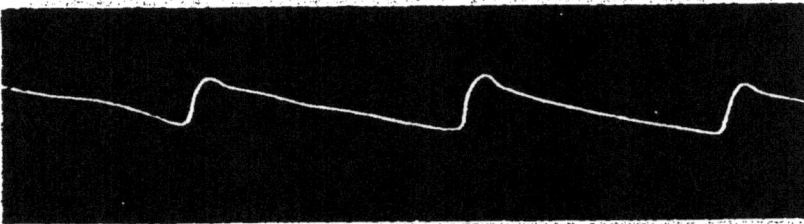

Fig. 3.

Pour l'étude de ces tracés, il faut tenir compte de
cette distinction capitale que Marey a faite, entre la
tension variable et la tension constante. D'un autre

côté le sphygmographe ne peut point donner une mesure absolue, rigoureuse, de la pression artérielle, mais seulement un état des variations que cette pression éprouve. Celle-ci dépend en effet de plusieurs facteurs : l'énergie de la contraction ventriculaire, la résistance des capillaires et le tonus vasculaire. Un tracé sphygmographique, très difficile à prendre avant l'administration de la digitale, ou ne donnant qu'une ligne sinueuse, deviendra très appréciable et pourra fournir, après que la digitale aura relevé l'énergie cardiaque, une ligne d'ascension verticale, à sommet élevé et à grande amplitude. S'ensuit-il que la digitale ait diminué la pression? Non, évidemment; mais ce qu'il faut savoir, c'est que, dans ce cas, la digitale a augmenté la tension variable plus rapidement que la tension constante. Dans le cas où l'énergie cardiaque se relève avec plus de lenteur, le pouls donnera un tracé avec ligne d'ascension courte et oblique suivant le type représenté dans la figure 3.

En résumé, sous l'influence de la digitale à dose thérapeutique, *le pouls est régulier, ralenti, plus ample, plus fort, plus tenu, et la tension artérielle est augmentée.* Par contre, la tension veineuse diminue, ce qui se manifeste à simple vue, en ce que les veines ne sont plus ni gonflées ni turgescentes, mais s'affaissent sous la peau.

Mais la digitale produit encore sur le pouls une sorte d'arythmie rythmée, que Lorain, après Traube, a désignée sous le nom d'*irrégularité régulière* ou de *rythme géminé,* ou encore de *pouls couplé.* Le *pouls géminé* consiste (fig. 4) dans une série de deux pulsations se suivant rapidement, et séparées des deux suivantes par une longue pause « dans laquelle on

peut croire que se confond une systole tout à fait
avortée ». Dans d'autres circonstances, les pulsations

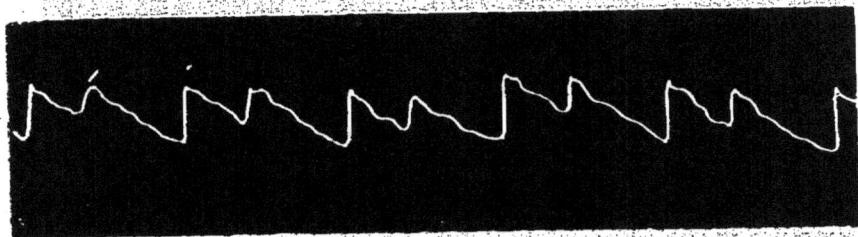

Fig. 4.

qui se suivent, au lieu d'être doubles (*pouls bigéminé*), sont au nombre de trois : c'est alors le *pouls
trigéminé* ou *tricouplé* (fig. 5).

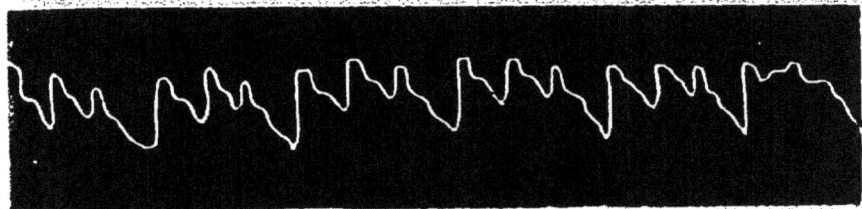

Fig. 5.

Il faut remarquer cependant que le caractère géminé n'est point exclusif au pouls digitalique : Lorain l'a rencontré chez une femme en couches, et une
autre fois chez un tuberculeux. Riegel l'a noté dans
l'asphyxie, Nothnagel dans les rétrécissements du
larynx, Lannois dans un cas de compression des
nerfs pneumo-gastriques par une tumeur, etc.

Dans un autre cas, chez un homme atteint d'hypertrophie du cœur, Lorain observa un rythme spécial
bigéminé et trigéminé alternant. Plus récemment,
Huchard a vu des cas analogues. Dans ce rythme,
désigné sous le nom de *rythme couplé* et *tricouplé
alternant* (fig. 6), il se produit une pause après

chaque série, la grande pause ayant toujours lieu
après la série tricouplée. Or ces pauses prolongent la
durée de la diastole, durant laquelle la quantité de
sang versée dans la cavité du ventricule devient considérable, et peut forcer les parois du cœur lorsqu'elles sont malades et amincies, et si on donne

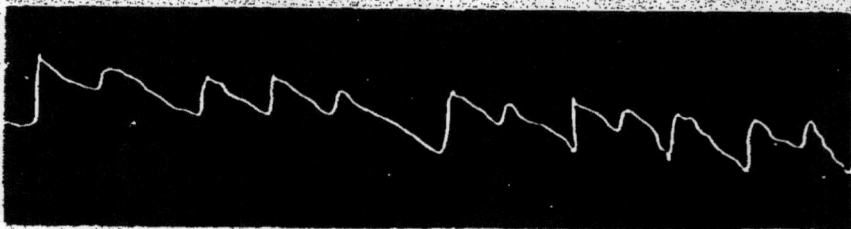

Fig. 6.

de la digitale en pareil cas, on va allonger encore la
période diastolique, c'est-à-dire exagérer les effets
fâcheux de celle-ci. Dans quatre faits de ce genre, la
digitale aurait amené la mort rapide avec dilatation
cardiaque ou avec cyanose périphérique. Lors donc
qu'on rencontrera ce rythme spécial, il y aurait,
d'après ce clinicien, contre-indication formelle à
l'emploi de la digitale.

Le pouls digitalique est instable, très mobile et
variable; un mouvement un peu précipité, une
émotion, suffisent souvent à lui faire perdre ses
caractères particuliers. Chez un malade atteint
d'insuffisance aortique, traité par la digitale, on
prit une série de tracés sphygmographiques; le
premier tracé, enregistré alors que le malade venait
de marcher, montra un pouls fréquent, dicrote,
un peu analogue, à celui d'un fébricitant. Une autre
fois, le patient étant couché et reposant tranquillement, on obtint un pouls géminé, des plus caractéristiques. Cette remarque comporte la règle théra-

peutique importante de *soumettre au repos permanent les malades traités par la digitale*, si l'on veut qu'ils retirent du médicament le maximum d'effet utile.

2° ACTION SUR LE CŒUR. — G. Sée (1891) a soutenu que la digitale agit de préférence sur le cœur droit; au contraire, Openchowski d'abord, puis Héger et Bayet (1892) admettent que la digitale agit avec une sorte de sélection sur le cœur gauche. Ces diverses opinions sont inexactes, et, ainsi que l'a déclaré Dujardin-Beaumetz, la digitale possède une *action cardiaque totale*, se faisant sentir de la même façon, sinon au même degré sur les deux moitiés symétriques du cœur, « mais plus manifeste dans le ventricule gauche à raison de la musculature plus puissante de ce ventricule » (François-Franck).

La digitale *régularise et ralentit les battements du cœur*; le ralentissement s'opère par l'*allongement du grand silence, autrement dire de la diastole*; le rythme cardiaque rappelle alors celui d'une mesure à quatre temps. On sait qu'à l'état normal la succession des bruits du cœur a été comparée à celle d'une mesure à trois temps : le premier répond à la systole, le second à la diastole et le troisième au milieu du grand silence. Dans le rythme digitalique, les battements cardiaques forment une mesure à quatre temps : le premier correspond à la systole, le deuxième à la diastole, le troisième et le quatrième temps se placent dans le grand silence. Ce ralentissement des battements cardiaques a pour conséquence heureuse, dit Traube, d'assurer une meilleure nutrition au muscle cardiaque, car il reçoit ses matériaux nutritifs surtout pendant la diastole.

Mais l'action de la digitale sur le cœur ne se borne point seulement à en ralentir les battements, elle augmente encore la puissance systolique des ventricules et des oreillettes ; elle rend ainsi l'impulsion cardiaque plus énergique ; le choc précordial est plus net, plus vibrant, et les bruits plus fortement frappés. Suivant l'heureuse expression de Brunton, le choc de la pointe a quelque chose de dur et ressemble à un coup de marteau : *abrupt and hammering.*

Cette double action a une influence heureuse sur la circulation générale ; en effet, l'allongement de la période diastolique produit une réplétion sanguine plus complète des ventricules, et, d'autre part, l'augmentation de la puissance systolique a pour résultat une évacuation ventriculaire plus rapide et la pénétration, dans les artères, d'une ondée plus volumineuse à chaque systole.

Outre l'exagération des battements, on peut, suivant quelques auteurs, entendre quelquefois, à l'auscultation, un véritable bruit de souffle systolique digitalique, transitoire à timbre doux, que Brunton et Gamgee attribuent à une régurgitation mitrale, ou tricuspidienne, produite par une contraction irrégulière des muscles tenseurs des valvules. De même en augmentant ainsi la tonicité du myocarde et des muscles papillaires, on peut faire *réapparaître un souffle mitral,* que la faiblesse des contractions cardiaques n'avait plus le pouvoir de produire. Par contre on pourra faire *disparaître un souffle* symptomatique d'une *insuffisance tricuspidienne* avec dilatation du cœur droit ; ce dernier phénomène s'expliquerait par le retour à l'état physiologique de l'orifice auriculo-ventriculaire grâce à un véritable retrait du cœur, car Potain a remarqué, par la percussion méthodique, que le cœur dilaté pouvait reprendre son volume normal sous l'influence digitalique.

Cette action régulatrice de la digitale ne s'exerce que si elle est prescrite à dose moyenne; nous verrons plus loin qu'à dose forte, elle produit au contraire une accélération manifeste du pouls, plus tard une arythmie très marquée avec affaiblissement des battements, et enfin une paralysie véritable du cœur.

Mais *de quelle façon la digitale agit-elle sur le cœur?* Cette action n'a pu être jugée que par des expériences sur des animaux : elles ont été faites surtout par Stannius, Traube (1851), Vulpian (1855), Gourvat (1870), etc. Si on dépose un peu de digitaline sur le cœur d'une grenouille, on voit de suite le ventricule se contracter au point touché; mais, comme le contact de la digitaline est irritant, il est préférable d'injecter sous la peau une solution du médicament, le plus loin possible du cœur, c'est-à-dire à la partie inférieure des pattes postérieures. Si, cinq à six minutes après cette injection, on met le cœur à nu, on remarque que les contractions auriculaires et ventriculaires sont très régulières pendant les premières minutes, puis on voit tout à coup que l'oreillette semble prise d'une certaine hésitation : elle se contracte un peu plus tardivement, et elle se gonfle plus que dans la révolution cardiaque précédente. Toutefois elle se vide complètement dans le ventricule. Les mouvements du cœur deviennent plus lents; le ventricule offre bientôt des contractions anormales; les parois, au lieu de revenir sur elles-mêmes régulièrement, paraissent avoir perdu toute coordination dans leurs mouvements; une partie se contracte pendant que les autres parties restent immobiles pour se contracter ensuite; il en résulte que le sang n'est pas régulièrement chassé de la cavité ventriculaire, et qu'il est porté tour à tour dans les différents points de cette cavité, à la base, à la pointe, à droite et à gauche, avant de passer dans le bulbe, ce qui produit les différentes saillies rouges et les dépressions pâles qu'on voit se succéder sur la face antérieure du cœur pendant les contractions ventriculaires. Plus tard, le ventricule ne se resserre plus après chaque contraction auriculaire; l'oreillette se contracte une, deux, trois fois et même davantage sans que le ventricule, qui se dilate toujours, entre en systole. Lorsqu'il en est ainsi, l'effort impulsif de l'oreillette fait pénétrer, au travers du ventricule inerte et rempli, une très petite quantité de sang dans le bulbe aortique; puis vient un de ces mouvements irréguliers, décrits plus haut, et qui vide à peu près complètement le ventricule. Au bout de quelques minutes, il reste contracté et n'admet plus l'ondée sanguine poussée par l'oreillette; il reste immobile en état de resserrement et absolument vide de sang. Cet effet est dû autant à l'affaiblissement des contractions auriculaires qu'à la résistance du ventricule. L'oreillette continue seule à battre, elle se remplit de plus en plus, ses deux loges deviennent énormes; enfin elle cesse de se contracter et le cœur s'arrête complètement.

Cette curieuse expérience, due à Vulpian, a montré que la digitaline produit l'arrêt du cœur en systole avant que la motilité volontaire, la sensibilité et les autres fonctions de l'animal aient été touchées. Chez les animaux à sang froid, le cœur s'arrête le plus souvent en systole, tandis que, chez les animaux à sang chaud, c'est plutôt pendant la diastole qu'on observe le même phénomène. Dans le même ordre d'idées, il faut rappeler les expériences d'E. Hardy, qui arrête le cœur en le mettant en contact avec une solution concentrée de digitaline.

La théorie de Vulpian, concernant l'action de la digitale sur le myocarde, a été développée par Schmiedeberg (1874) : d'après lui, la digitaline agirait sur le cœur, en modifiant l'élasticité de son muscle.

Mais *la digitale agit-elle primitivement sur le cœur, ou n'agit-elle sur le muscle cardiaque que par l'intervention du système nerveux?* Ce problème est difficile à résoudre, et nous allons voir que les auteurs sont arrivés à des conclusions souvent fort opposées.

a) ACTION DIRECTE. — Pour démontrer que la digitale agit directement sur le cœur, il faut établir, au préalable, qu'elle possède une action réelle sur les fibres musculaires striées. Or, Stannius, Bouchardat et Sandras, Bouley et Reynal (*Expér. toxicol. et thérap. sur la digitale. Rec. de Méd. vétér.* 1849), Homolle et Tardieu, dans des expériences sur les animaux ou dans l'étude clinique des cas d'empoisonnement digitalique chez l'homme, ont tous relaté qu'on observe presque toujours de la lassitude, de l'abattement, de la prostration, de la faiblesse musculaire et quelquefois des tremblements spasmodiques ou des mouvements convulsifs. Le fait physiologique est donc bien constaté, mais, encore une fois, est-il le résultat de l'action directe de la digitale sur le muscle, ou celui d'une diminution de l'influx nerveux, cessant d'agir sur la fibre musculaire? Vulpian, puis Gourval (*Soc. de thérapeut.*, 1871) injectent deux à trois milligrammes de digitaline à des grenouilles, et constatent, dix heures après, que les muscles ont perdu leur contractilité, cessent de répondre au courant électrique, et que cette action est directe, sans qu'on puisse la mettre sur le compte d'une altération des nerfs moteurs. En effet, ainsi que l'a bien montré Klug (de Clausembourg) (*Arch. de Dubois-Reymond*, 1880), des grenouilles dont on a paralysé les nerfs moteurs par le curare, conservent encore assez long-temps l'intégrité de leurs muscles, alors que ces mêmes grenouilles, soumises à la digitaline, perdent rapidement leur contractilité musculaire. Cadiat (*Acad. des Scienc.*, 1879) s'est demandé si les fibres striées du muscle cardiaque étaient soumises à la même action ; dans ce but, il a fait des expériences intéressantes sur la roussette. Si on sectionne les deux pneumogastriques ou si on détruit la moelle allongée de ce squale, les battements du cœur augmentent par action du grand sympathique. Si on excite le bout périphérique des deux nerfs, on obtient l'arrêt du cœur en diastole. L'excitation du bout central ne produit rien. Si maintenant, après avoir sectionné le pneumogastrique et obtenu ainsi une accélération du cœur, on verse quelques gouttes de digitaline sur le péricarde, les diastoles diminuent peu à peu ; puis le cœur s'arrête brusquement en systole, quoique l'animal n'ait pas cessé de vivre, et continue à nager. Cadiat en conclut que l'action de la digitaline n'arrive pas au cœur par l'intermédiaire des centres nerveux ou des nerfs, mais agit directement sur lui, en déterminant une tétanisation du ventricule et une diastole de l'oreillette.

Laborde (*Mém. sur les pois. muscul.*, Soc. de Biolog., 1879) n'a point accepté définitivement le résultat de ces expériences ; il a fait remarquer que l'eau pure, appliquée sur les muscles dénudés d'un animal vivant, suffit pour abolir leur contractilité, et le muscle cardiaque n'échappe pas à cette action.

Guido Cavazzini (*Annal. d'Omodei*, 1878) admet que

le cœur est le premier atteint; Constantin Paul (*Diagn. et trait. des mal. du cœur*, 1883) accepte l'opinion de Vulpian et croit, avec lui, que la digitale exerce une action directe sur le myocarde; il en donne comme preuve qu'on n'observe pas seulement une diminution de la fréquence des battements, mais une altération du rythme et l'on sait que « le rythme est un des attributs du myocarde ». Hayem (1891), plus récemment, a repris la théorie de Vulpian et de Schmiedeberg.

L'influence stimulante directe de la digitale sur le myocarde est bien établie dans l'expérience suivante de Fr. Franck (1881) : par une constriction linéaire interrompant la continuité des ondes musculaires, on sépare de la base du cœur la région de la pointe qui est privée de tout élément nerveux ganglionnaire ; or, si on vient à imprégner celle-ci de sang digitaliné, de suite, la région passe de la diastole au stade systolique.

b) PAR L'INTERMÉDIAIRE DU SYSTÈME NERVEUX. — α. *Par le nerf pneumogastrique.* — Traube (*Ueb. de Veranderung Berl. Klin. Wochens.*, 17-18) a fait de nombreuses expériences sur le chien, et avait cru d'abord pouvoir en conclure que la digitale agit primitivement sur les centres nerveux: moelle allongée et origine des nerfs pneumogastriques. A petites doses, le médicament produit d'abord une excitation du nerf vague, modérateur du cœur, d'où ralentissement du pouls; à dose élevée, il paralyse le nerf, d'où accélération des battements. Pour lui, cette action nerveuse découlait d'une longue série d'expériences pouvant être résumées dans cette proposition: la section du pneumogastrique chez l'animal digitalisé fait disparaître le ralentissement obtenu par la digitale ; donc, ce n'est pas en agissant sur le myocarde que la digitale ralentit les battements cardiaques, puisqu'il suffit d'interrompre l'action du pneumogastrique sur le cœur, pour que le ralentissement ne se produise pas.

D'autres expériences semblent encore appuyer l'importance du rôle du nerf vague : après la section de la moelle, si le pneumogastrique reste intact, la digitale ralentit le pouls.

Ackermann (*Ueb. die physiolog. Wirkung des Digital.; Deutsch. Arch. f. Klin. Med.*, XI, V, 3ᵉ partie, déc. 1872), s'appuyant sur le fait établi par Traube et Blœbaum, que l'atropine paralyse les pneumogastriques, a montré que la digitale ne ralentit plus le pouls, chez un animal dont le nerf vague a été paralysé par l'atropine. Koehler (*Ueb. d. Antagonism. der physiol. Wirkung des Sapon. und Digit. Anal. f. exper. Pathol. und Pharmak.*, n° 2, 1873) a observé que la digitaline est antagoniste de la saponine qui agit sur le pneumogastrique en le paralysant. Ainsi, pour lui, la digitaline active ou fait renaître les battements du cœur retardés ou suspendus par l'action de la saponine, et cette dernière active ou fait renaître les battements du cœur, retardés ou suspendus par la digitaline.

La digitaline empêche, pendant quelque temps, la paralysie des nerfs modérateurs du cœur provoquée par la saponine, et, pendant un temps plus long, l'abaissement de la tension artérielle et la paralysie des centres respiratoires.

Cependant, à la théorie de Traube, on peut faire l'objection que, en même temps que le cœur se ralentit, la tension artérielle s'élève. Or, l'excitation du pneumogastrique par de faibles courants (action qu'on peut comparer à celle de la digitale), élève la tension, mais, en même temps, accélère les battements du cœur (Schiff et Moleschott), alors que, d'un autre côté, une excitation forte ralentit le cœur et diminue la tension (Arloing et Tripier). C'est alors que Traube, modifiant son opinion première, prétendit que la digitale agissait à la fois directement sur le pneumogastrique, les nerfs moteurs du cœur, et aussi sur le centre vaso-moteur de la moelle, et qu'en définitive l'élévation de la tension artérielle était due à l'excitation de ce dernier.

β. *Par le grand sympathique.* — Fothergill (*On digitalis, its mode of action,* etc., *Brit. med. Journ.,* juillet 1871) a combattu la théorie de Traube et n'admet pas que la digitale agisse sur le cœur par l'intermédiaire du pneumogastrique, parce que la section de celui-ci n'empêche point les effets de la digitale : ceux-ci seraient dûs à l'action du grand sympathique. D'après lui, l'excitation de ce nerf serait démontrée :

1° Parce que les manifestations qui précèdent l'arrêt du cœur dans l'empoisonnement par la digitale ressemblent exactement à celles que produit la faradisation du sympathique, et non à celles qui suivent la section du vague;

2° Par ce second fait que la digitale peut combattre l'arrêt du cœur que détermine l'aconit, lequel n'agit point sur le nerf pneumogastrique;

3° Par ce dernier fait enfin que la digitale détermine aussi la contraction des artérioles, comme le fait l'excitation du grand sympathique.

Cette opinion, d'ailleurs, n'était point neuve, car Legroux déjà, dans sa thèse (*Essai sur la digitajine,* etc., 1867), insista très vivement sur le rôle

important que joue le sympathique dans l'action de
la digitale sur les organes de la circulation. Cette
théorie fut reprise et développée plus tard par
Gourvat (*Act. physiol. de la digitale et de la digitaline*,
th. 1870) qui admet que la digitaline agit directement sur le grand sympathique, dont elle est un
stimulant ; par son intermédiaire, la digitaline
donnée à petite dose dilate la pupille, fait contracter le système artériel, et par là, fortifie, régularise
et en même temps ralentit les mouvements cardiaques. Nous verrons tout à l'heure que le rôle du
sympathique est en effet considérable et qu'il nous
explique l'action manifeste de la digitale sur les
vaisseaux périphériques par l'intermédiaire des
nerfs vaso-moteurs.

z. Par l'intermédiaire des ganglions intra-cardiaques.
— Cette opinion a été soutenue autrefois par G. Sée,
qui depuis l'a sensiblement modifiée ; il regardait les
ganglions de la base du cœur comme le centre d'action de la digitale ; celle-ci ralentit les mouvements
du cœur en excitant les nerfs modérateurs, et surtout le ganglion d'arrêt du cœur. Quand on sectionne les nerfs pneumogastriques, l'action de la
digitale ne se produit pas, et on n'observe point de
ralentissement des battements du cœur.

Mégevand (*Etud. de physiolog. expér. ; act. de la digitale*, th. 1872), dans un travail déjà ancien, admet-
tait une action complexe du système nerveux, dans
laquelle les ganglions intra-cardiaques jouent le rôle
prépondérant : pour lui, à dose thérapeutique, la
digitale et la digitaline sont des médicaments névro-
cardiaques, qui ralentissent les mouvements du
cœur en agissant sur l'origine bulbaire du pneumogastrique, accroissent l'énergie de ces mouvements

par leur action sur les ganglions de Remak, élèvent la tension vasculaire en agissant sur les ganglions intra-cardiaques et les vaso-moteurs, à leur origine bulbaire. Ces actions combinées concourent à une sédation fonctionnelle générale.

3° ACTION SUR LES VAISSEAUX PÉRIPHÉRIQUES ET LES VASO-MOTEURS. — Dès l'année 1827, Hutchinson avait entrevu l'action de la digitale sur les rameaux vasculaires de la périphérie ; Duncalfe (1859) soutint plus tard une opinion identique, mais pensait que cette action digitalique se résumait dans une sédation de la circulation capillaire, alors que la plupart des auteurs attribuaient à la digitale une action stimulante sur les muscles vasculaires (Briquet, Beau, Lelion). Un peu plus tard, Galan (*Cons. physiol. sur l'act. de la digit.*, th. n° 172, 1862) constatait, par des expériences multiples, que la digitale produit, chez la grenouille, une contraction des parois des vaisseaux capillaires et veineux. Plus tard encore, Legroux ayant administré un centigramme de digitaline à un lapin, constatait que l'artère centrale de l'oreille était devenue filiforme ; il en avait conclu que la digitale agit d'abord sur le grand sympathique ; puis il terminait par cette conclusion si importante : « A dose thérapeutique, la digitale excite primitivement la contractilité des vaisseaux capillaires, et n'influence que secondairement le centre circulatoire, en rétablissant l'équilibre de la circulation. » Plus loin, il ajoutait encore que l'influence de la digitale sur la température, les sécrétions, la nutrition, les hémorrhagies, ne peut s'expliquer que par son action excitante sur les filets terminaux du grand sympathique.

Gourvat (*loc. cit.*) a fait, dans le même sens, une

série de recherches expérimentales très intéressantes.

Il constate que, sous l'influence de la digitale, les
artérioles et les capillaires de la membrane interdi-
gitale de la grenouille deviennent le siège de petits
mouvements saccadés, comme spasmodiques : ils se
resserrent d'abord au point de réduire du tiers ou de
la moitié le calibre des vaisseaux. Puis cet état de
resserrement est suivi d'un relâchement qui redonne
au vaisseau son calibre primitif; plus tard, la contraction se produit de nouveau. A la fin cependant,
le vaisseau reste largement dilaté, il est comme paralysé.

L'action vaso-motrice de la digitale a été admise
également par Hirtz (*Nouv. Dict. de Méd. et Chirurg.
pratiq.*, 1892) et par Klug (*loc. cit.*), qui croit que la
digitaline augmente la tension artérielle et l'excitabilité des centres vaso-moteurs. Ringer et Sainsbury
(1883) se sont efforcés d'établir, par l'expérience suivante, que la digitale fait contracter les vaisseaux. Ils
décapitent une tortue, introduisent dans l'aorte abdominale une canule communiquant avec un réservoir
contenant une solution de chlorure de sodium, et la
solution qui s'écoule à travers les artères et les tissus
des membres postérieurs est recueillie et mesurée à la
sortie des veines abdominales. Or, en ajoutant de la
digitale en faible quantité à la solution, on fait
écouler des veines abdominales un quart seulement
du liquide qui s'en écoulait avant (Courtade, *Contrib.
à l'ét. thér. de la digitale*. Th. 1888.).

Kaufmann (*Eff. phys. de la digit. amorphe*, etc.
Rev. de Méd. p. 381, 1884) admet également cette
action vaso-constrictive de la digitale. Cet effet est
rendu évident chez les mammifères atropinisés, ou

à pneumogastriques sectionnés, par l'élévation de
la tension artérielle, sans modifications cardiaques.
Sur des animaux ainsi préparés, le nombre des
battements du cœur ne se modifie pas, et cependant la tension s'élève, il faut donc admettre une
action vaso-constrictive périphérique. Mais ce resserrement vasculaire se produit-il par action sur
le centre vaso-moteur, ou par action sur les vaisseaux eux-mêmes? Cette question est difficile à résoudre. Dans l'expérience suivante, Kaufmann a
cherché à démontrer que la digitale a surtout une
action périphérique. Sur plusieurs chiens, il détruit
l'action du centre vaso-moteur bulbaire par la section
de la moelle entre l'occipital et l'atlas; il se produit
immédiatement une chute considérable de la tension
artérielle, qui se relève de suite si on pratique une
injection intra-veineuse de digitaline. Cette expérience serait très concluante si le centre vaso-moteur
bulbaire était unique; mais on a démontré l'existence
d'autres centres vaso-moteurs, moins importants, il
est vrai, qui se trouvent échelonnés sur toute la
longueur de la moelle; pour rendre la démonstra-
tion décisive, il faudrait, ce qui est impossible, dé-
truire tous ces centres. « Il est donc probable que la
contraction vasculaire est produite par une action à
la fois centrale et périphérique. »

A vrai dire, cette action de la digitale a été très vivement discutée et combattue par plusieurs auteurs :
Bernheim (*Étude sur le mécan. de l'act. de la digit.*, etc.;
Rev. méd. de l'Est, 1875) a déclaré nettement qu'il
« n'est pas établi que la digitale agisse, soit sur les
vaso-moteurs, soit sur les muscles vasculaires ».
Bohm et Williams ont soutenu la même opinion. Le
premier a montré qu'on peut sectionner les pneu-

mogastriques, dilacérer le cerveau et la moelle chez l'animal empoisonné par la digitaline, sans produire de changements dans les phénomènes qu'on observe sans pratiquer ces mutilations. Dans un travail important Rummo et Ferrannini ont montré, après destruction préalable de la plus grande partie des centres vaso-moteurs, que la digitale, pas plus que les autres agents cardiaques, n'élève la pression sanguine, en excitant directement les nerfs vaso-constricteurs périphériques ou les parois vasculaires elles-mêmes; et que l'augmentation de la pression artérielle résulte de l'action combinée du myocarde et des centres vaso-constricteurs bulbaires.

Résumé. — Comme on le voit, malgré la simplicité apparente des phénomènes observés du côté du cœur, et de l'appareil circulatoire tout entier, sous l'influence de la digitale, le mode d'action de ce puissant médicament est encore controversé sur plusieurs des points; aussi nous paraît-il nécessaire, avant de tirer de toutes ces discussions une conclusion pratique, de résumer en quelques mots les principales théories que nous avons passées en revue.

La digitale est un hyposthénisant du cœur. — La digitale produit le ralentissement du cœur par une sorte d'action hyposthénisante, paralytique, sur celui-ci (Bouillaud, Stannius). Théorie fausse, puisque le cœur, tout en se ralentissant, augmente d'énergie, et que, d'autre part, la tension artérielle est accrue.

La digitale est un tonique du centre moteur de la circulation (Hutchinson, Beau). Elle régularise et exagère les forces des contractions cardiaques, excite la contractilité des artères, et par suite élève la tension artérielle.

La digitale n'est point un hyposthénisant de la circulation centrale, elle en est plutôt le régulateur et le tonique. Par suite, la digitale est moins l'opium du cœur (Bouillaud, Gubler (*Comment. thérap. du Codex*, p. 121, 1874) qu'elle n'en est le quinquina (Beau).

La digitale agit primitivement sur les vaso-moteurs. (Legroux, Marey, Hirtz). — La digitale n'agit sur le cœur que secondairement ; il y a d'abord contraction des capillaires périphériques, d'où augmentation de la tension vasculaire et résistance au cours du sang, enfin, par suite de cet obstacle mécanique, le cœur se ralentit et ses battements augmentent de force. D'après cette théorie, l'action de la digitale serait primitivement périphérique, et non centrale ; son action sur le cœur ne se manifesterait qu'après avoir agi préalablement sur les vaisseaux de la périphérie.

Fr. Franck (*in* Potain, *Clin. Méd. de la Charité* 1894) n'admet point cette manière de voir, et fait remarquer que les effets de la digitale sur un cœur complètement isolé expérimentalement du système artériel, sont identiquement les mêmes que si le cœur reste en communication directe avec ce dernier.

La digitale agit sur les ganglions automoteurs du cœur (G. Sée, Mégevand). — L'action de la digitale serait due à la modification fonctionnelle qu'elle produit sur les ganglions cardiaques.

La digitale agit directement sur le muscle cardiaque (Vulpian, Schmiedeberg, C. Paul). — La digitale est un poison du cœur qui porte son effet directement sur le muscle cardiaque. Or les recherches modernes semblent avoir démontré que le rythme cardiaque échappe à l'action des centres nerveux, et dépend seulement du myocarde qui travaille par sa

propre force, sans recevoir aucune excitation nerveuse. A ce sujet, G. Sée (*Thérap. physiolog. du cœur*,
p. 151, 1893) admet que la digitale agit moins sur la
contractilité du muscle que sur l'*élasticité*; c'est celle-
ci qui a été modifiée, qui augmente d'énergie, et favorise « le renforcement de la diastole..., qui fait
sortir plus de sang du cœur, pendant la systole suivante ». Pour cet auteur, à cause de ses effets sur
l'élasticité du cœur, sur l'ampliation du pouls, sur
la « prolongation de la systole après celle de la diastole », la digitale est bien plutôt un *régulateur* de la
circulation, un *compensateur*, qu'un tonique du cœur
musculaire. La digitale, dit-il, est le type complet
du médicament cardiaque régulateur, agissant très
peu sur la vaso-motricité et la pression, mais déterminant d'abord une légère diastole par l'intermédiaire de l'élasticité, puis une forte systole du ventricule rempli. Son action se porterait principalement sur le ventricule droit, dont elle «augmente le
ressort ».

*L'action de la digitale apparaît primitivement sur le
cœur lui-même, quand elle est donnée en une dose élevée
et unique; au contraire, la circulation générale est primitivement atteinte et le cœur secondairement, quand la digitale est prise à doses fractionnées* (Bordier, *Des nerfs
vaso-mot. gangl.* Th. 1868).

*La digitale agit à la fois sur le cœur et sur le pneumo-
gastrique* (Bernheim).

Cette théorie éclectique admet une action simultanée
de la digitale sur le muscle cardiaque et sur les filets
modérateurs du pneumogastrique, en outre l'action
sur le cœur est variable suivant la dose employée:
à dose moyenne, la digitale ralentit les battements
en excitant l'action modératrice des nerfs vagues, et,

stimule en même temps la fibre musculaire du cœur. À dose toxique, le cœur meurt en diastole ou en systole suivant que l'excitation digitalique des nerfs vagues l'emporte sur celle du muscle cardiaque, ou que l'inverse se produit.

La digitale est un galvanisant du système nerveux cardiaque et vaso-moteur, et un excitant du myocarde lui-même, agissant à la fois sur les nerfs du cœur et sur son muscle (Dujardin-Beaumetz, 1885).

CONCLUSION. — Les recherches physiologiques les plus récentes ont établi que *la digitale est un médicament cardio-vasculaire; elle agit, à la fois, sur le cœur* (1° par action directe sur le myocarde, 2° par l'intermédiaire du système nerveux) *et sur les vaisseaux.*

L'action directe sur le *myocarde* est démontrée par l'expérience qui consiste à séparer de la base du cœur la région de la pointe, constituée par des fibres musculaires privées d'éléments nerveux ganglionnaires; celle-ci passe rapidement de la diastole à la systole dès qu'on l'imprègne de sang chargé de digitale. Cet agent augmente donc l'énergie contractile du muscle cardiaque.

La digitale agit sur le système nerveux du cœur, surtout en excitant le pneumogastrique et le grand sympathique.

La digitale agit sur les vaisseaux périphériques, dont elle excite la contractilité; *elle élève ainsi la tension artérielle* et augmente la résistance au-devant du cœur, entraînant comme conséquence l'augmentation d'énergie systolique des ventricules.

L'action *physiologique totale* de la digitale peut se résumer ainsi :

1° Allongement de la période diastolique (excitation du pneumogastrique), d'où réplétion sanguine plus considérable des ventricules.

2° Augmentation de l'énergie contractile des ventricules (par excitation du myocarde et du grand sympathique), d'où évacuation ventriculaire plus complète et par suite pénétration d'une plus grande quantité de sang dans l'appareil circulatoire.

3° Enfin, diminution dans le volume des cœurs dilatés, qui tendent à revenir à l'état physiologique par excitation du grand sympathique (Fr. Franck).

A *doses modérées*, la digitale est sans conteste un agent de régularisation et de ralentissement des battements du cœur (Bouillaud, Chauveau, Siredey, Legroux, Gubler), soit d'emblée, soit après une période d'accélération préalable (Laënnec, Hirtz). En même temps, elle accroît l'énergie des contractions cardiaques et augmente la tension artérielle ; cette dernière résulte à la fois de l'augmentation d'énergie du muscle cardiaque et de la contraction des artérioles et des capillaires périphériques.

A *doses toxiques*, ou lorsque son action est trop longtemps continuée, la digitale détermine d'abord un ralentissement extrême des battements du cœur, avec une arythmie toute particulière que nous avons signalée antérieurement (*voir page* 10), sous le nom de pouls *géminé*, *bigéminé*, etc. A une phase plus avancée, la digitale, loin de ralentir, ramène la précipitation et l'arythmie dans les battements cardiaques par suppression d'action des nerfs pneumogastriques modérateurs du cœur ; plus tard elle provoque une véritable paralysie circulatoire, primitive pour les uns (Stannius), secondaire pour les autres (Bouley et Reynal), et le cœur s'arrête en systole, par l'action du grand sympathique.

C. **Effets sur la sécrétion urinaire.** — Contrairement à ce que croyaient Withering, Hutchinson,
Bouillaud, Murray et Trousseau, *la digitale n'active
point la diurèse chez l'homme en bonne santé.* Bien
plus, quelques auteurs ont prétendu que, si on donne
ce médicament à dose élevée, on note une diminution très sensible dans la quantité des urines ; mais
cette déclaration est trop exclusive, et Fonssagrives
(*Dict. encyclop. scienc. méd.*, p 417, t. XXIX, 1884) a
fait remarquer avec juste raison que les observations
d'empoisonnement accidentel par de fortes doses de
digitale signalent toutes l'abondance des urines
comme un symptôme constant. Quoi qu'il en soit,
si à l'état physiologique l'action diurétique de la
digitale est nulle (Traube, Hirtz), celle-ci, *à l'état
pathologique, est un des diurétiques les plus puissants,*
ainsi que l'ont établi Neumann, Vassal (*Dissert.
sur les eff. de la digit. pourpr. dans l'hydropisie,*
1809), Strohl (*Gaz. méd.*, Strasbourg, 1849) et surtout
Lorain et Lozes (*Contrib. à l'act phys. et thérap. de la
digit.*, 1875). Mais comment la digitale produit-elle
la diurèse ? La digitale est sans action sur le rein,
déclare Hirtz (*Nouv. Dict. méd. et chirurg. prat.*, t. XI,
p. 538, 1872), et d'ailleurs la digitale est trop diluée
pour exercer une action irritante sur cet organe
(Gubler). Legroux et Trousseau pensent que cette
action est due à une modification dans la circulation
intra-rénale. Mais si on se rappelle qu'un des effets
les plus certains de la digitale est d'élever la tension
artérielle, et que, d'autre part, toute augmentation
de pression vasculaire, ainsi que l'a montré Ludwig,
est une cause de diurèse, on peut expliquer aisément l'action diurétique de la digitale ; c'est ainsi
que Vulpian l'avait compris.

Cependant ce n'est là qu'une raison de second plan, et la condition vraiment essentielle de la diurèse digitalique, c'est, comme nous le dirons plus loin, l'existence nécessaire d'une hydropisie, d'œdème périphériques, préexistants. D'ailleurs la diurèse n'est nullement proportionnelle à l'exagération de la tension artérielle, comme l'ont prouvé Lauder Brunton et Power, de Londres (*Diuretisch. Wirk. der Digit. Centralbl.*, n° 32, 1874), dans une curieuse expérience. Ils introduisent une sonde dans l'urèthre d'un chien, puis lui injectent une certaine quantité de digitaline ; ils constatent alors que la diurèse ne survient pas immédiatement alors que la pression artérielle s'élève, mais quelques heures après, au moment où celle-ci commence à baisser. Il y aurait même, au début, une diminution de la sécrétion urinaire, que ces auteurs attribuent au spasme artériel général auquel prennent part les artérioles du glomérule de Malpighi ; dans la suite, ce spasme disparait, les artérioles se relâchent, et c'est alors que se produit la diurèse.

La diurèse digitalique s'établit en général du deuxième au troisième jour après l'administration du médicament ; le plus souvent elle *apparait rapidement* sous forme d'une *véritable débâcle* : la quantité de liquide peut atteindre journellement la proportion de 4, 6 et 8 litres, et persister durant huit, dix, douze jours, à un chiffre bien au-dessus de la normale. Par ce caractère important, la digitale se sépare d'autres médicaments cardiaques, tels que la caféine et le strophantus, qui produisent également de la diurèse, mais d'une façon continue, régulière, sans passer par cette sorte de débâcle.

Après la cessation du médicament, la diurèse digi-

talique persiste encore durant **2, 4 jours** et plus.

D'après Lorain, la quantité d'urée éliminée en 24 heures ne varie point, quelle que soit la quantité d'urine excrétée, mais ici les résultats sont fort variables et dépendent, d'après Van Bœck, des effets produits sur la circulation : quand la pression est élevée, l'urée augmente pour diminuer dès que la tension sanguine commence à s'abaisser. Ainsi se comprend sans doute pourquoi Mégevand (*loc. cit.*, et *Act. de la digit. sur la nutrition, Gaz. hebdomad.*, p. 500, t. VII, 1870) a noté, avec la diurèse, une diminution dans la densité de l'urine et dans le taux de l'urée (9 à 20 0/0 environ), alors que, dans d'autres cas, on a vu la densité (Gubler, Homolle) et l'urée s'élever avec la diurèse. Notons encore que, dans ces variations dans la quantité d'urée excrétée, on a relevé, d'après Stadion (*Act. phys. de la digit. dans ses rapp. avec la quant. et la comp. des urines.* Prague, 1862) une augmentation de l'acide urique.

Hirtz, qui ne regarde pas la digitale comme un diurétique direct, capable, dans l'état de santé, d'augmenter la sécrétion urinaire, a déclaré encore qu'elle ne produit la diurèse ni dans l'ascite symptomatique d'une lésion du foie, ni dans l'anasarque brightique, et que l'hydropisie dépendant d'une maladie du cœur est seule justiciable de son action. Fonssagrives s'est élevé contre cette opinion qu'il regarde comme « plus ingénieuse que fondée »; il est d'avis que l'effet de la digitale, incontestable dans les hydropisies cardiaques, est très réel « dans toutes les autres formes d'hydropisie, et cite, à ce propos, plusieurs cas d'épanchements séreux, d'ascites, empruntés à Cruveilhier, Christison, Falot, etc., guéris par la digitale. Malgré cette affirmation, il est incontestable, ainsi que Lorain l'a établi d'une façon très nette, que c'est chez les cardiaques que la diurèse digitalique s'observe d'une façon réelle, et cela, avec une intensité vraiment remarquable.

Un point extrêmement important du mécanisme de la diurèse digitalique a été établi par Sidney Ringer (*On employm. of digit. in dis. of the heart. Pract.* 1, p. 14; *Canstatt*, 1, p. 359, 1870), qui a montré que l'hydropisie est une condition indispensable à sa production, car, lorsqu'elle n'existe pas, l'action diurétique de la digitale ne se montre point. Lorain et Lozes ont étudié avec beaucoup de soin ce problème de cardiothérapie; ce dernier a pu établir, par des pesées successives chez les malades, que le poids d'un hydropique varie en raison inverse du volume de l'urine qu'il émet, c'est-à-dire qu'il perd en poids ce que la diurèse a gagné; un malade de Lorain a perdu ainsi en cinq jours près de vingt livres. Chez les cardiaques hydropiques, les urines sont rares; c'est que les malades retiennent dans leurs tissus l'eau de l'urine qu'ils n'excrètent pas; on pourrait dire avec quelque raison que les hydropiques urinent dans leur tissu cellulaire, ou encore avec Lorain : « C'est parce qu'ils ne pissent pas que les malades deviennent hydropiques. » Cependant la réciproque est vraie, et on pourrait avec Potain retourner la proposition et déclarer, avec non moins de justesse, qu'on n'urine pas assez parce qu'on est hydropique. Quoi qu'il en soit, en cette circonstance, la digitale est d'un effet considérable, elle n'exerce point son action diurétique sur le rein, mais elle agit sur la circulation périphérique; elle va véritablement recueillir le liquide partout où il est infiltré, dans le tissu cellulaire et dans les séreuses, et le fait rentrer dans le courant sanguin. La digitale, a dit Potain, est un « diurétique indirect, dont l'action consiste à faire rentrer dans la circulation, pour les éliminer par les reins, les liquides des hydropisies ou des œdèmes. »

Dans l'asystolie, tant qu'il y a de la sérosité hydro-pique à vider, la digitale n'agit que peu ou pas sur le cœur; mais, *dès que le liquide est évacué,* de suite *l'ac-tion sur le cœur se fait sentir, et le pouls commence à se ralentir.* Cette action si curieuse est un argument de valeur pour la théorie qui veut que l'action pre-mière du médicament soit périphérique et non cen-trale.

Sous l'influence de la diurèse digitalique, on voit disparaitre en quelques jours des infiltrations, des hydropisies, souvent considérables; mais, dès que l'œdème a disparu, il faut songer à supprimer ou tout au moins à diminuer la dose prescrite, à cause du *pouvoir accumulatif* (Mégevand) du médicament, et des accidents d'intolérance digitalique qui en pour-raient résulter; nous insisterons plus longuement sur ce point de pratique, quand nous étudierons le mode d'emploi de la digitale.

Si *l'action de la digitale sur les œdèmes cardiaques est* particulièrement *nette* et *active,* il faut savoir, par contre, que son action est à peine appréciable et même souvent *nulle* dans le cas d'œdème énorme, d'*anasarque* (Lozes). C'est que, dans ces cas, les vais-seaux largement distendus et encombrés, de même que les capillaires comprimés de toute part, par l'in-filtration séreuse, ont perdu leur contractilité et ne répondent plus à l'action du médicament; dans ce cas, il faut pour que la digitale reprenne son action, pratiquer quelquefois au préalable une déplétion veineuse, par une saignée, ou ce qui suffit souvent, diminuer les résistances périphériques par une série de mouchetures sur les membres infiltrés.

Action dissociée de la digitale. — Nous avons vu que l'action de la digitale se manifeste habituellement par le *ralentissement* et la *régularisation du pouls*, par une *diurèse abondante*, par un retrait dans le volume du cœur dilaté et l'accroissement de son énergie contractile. Or, cette *action* est parfois incomplète, *dissociée* pour ainsi dire, et cette dissociation s'observe surtout dans deux circonstances différentes (Merklen, 1896). On peut observer :

1° *La diurèse sans ralentissement du pouls.* — On sait que la digitale ralentit le pouls en agissant sur les pneumogastriques, nerfs modérateurs du cœur; or, cette action, ne se manifeste pas quand ces nerfs sont comprimés dans le médiastin par des adénopathies tuberculeuses, par exemple. D'autre part, la diurèse persiste, par suite de l'action vaso-constrictive de la digitale et, d'un autre côté, par l'augmentation d'énergie contractile du myocarde sous l'influence de l'action tonique du grand sympathique dont l'action accélératrice se poursuit même quand les pneumogastriques sont annihilés.

2° *Le ralentissement du pouls sans diurèse* s'observe, lorsque le cœur est dilaté et que les vaisseaux sont trop profondément altérés pour ressentir l'action tonique de la digitale, alors que les pneumogastriques ont conservé sur le myocarde toute leur action modératrice.

D. **Effets sur le système nerveux.** — A dose thérapeutique, la digitale, surtout si elle est continuée pendant un court laps de temps, ne produit aucune modification appréciable. Mais, si la dose est forte, ou que le médicament soit continué pendant une période trop longue, on ne tarde pas à voir survenir des *accidents d'intolérance*. On observe ainsi de la céphalalgie, des vertiges, des hallucinations, des bourdonnements d'oreille, des troubles de la vue avec ou sans dilatation de la pupille, des fourmillements des extrémités, du délire nocturne, des syncopes et du coma. Bouillaud (*Trait. clin. des malad. du cœur*, t. II, p. 591) est un des premiers qui aient observé du délire et des hallucinations chez un jeune rhumatisant atteint d'endopéricardite; il a fait remarquer qu'il faut, dans ces cas, « suspendre l'administration de la digitale jusqu'à ce que l'accident ait disparu ».

Le délire nocturne digitalique, étudié par Duroziez (*Gaz. hebd. de Méd. et de Chirurg.*, n. 49, 1874), puis par Clœtta, de Zurich (*Corr. Bl. f. Schweiz. Aerz*, p. 481, n° 16, août 1875), offre mainte ressemblance avec le délire alcoolique. Ce dernier auteur en rapporte quatre curieux exemples dont le suivant est le plus intéressant. Un homme de 58 ans, atteint d'insuffisance mitrale, prend durant quinze jours 50 centigrammes de poudre de digitale en infusion. Une nuit, il est pris brusquement de délire aigu avec agitation maniaque. Le pouls, la veille encore à 90 ou 100 pulsations, tombe tout à coup à 48-52. Le malade présente du refroidissement de la peau, de la dilatation de la pupille, pas de vomissements. Après quatre jours, il revient peu à peu à lui et présente une diurèse abondante.

Galan a signalé encore (1865) une diminution ou même la perte totale de la propriété excito-motrice de la moelle, avant que les muscles soient frappés de paralysie. Ceux-ci répondent encore à l'excitation galvanique alors que « la moelle, et les nerfs qui en émergent, sont frappés de paralysie ».

E. **Effets sur la température.** — A dose thérapeutique, *la digitale abaisse la température* (Schwilgué); l'abaissement se produit en effet, au fur et à mesure que la circulation périphérique diminue. Il commence au bout de 24 à 48 heures, et précède quelquefois le ralentissement du pouls (Trousseau).

Cette action antipyrétique de la digitale a été mise à profit depuis longtemps dans les maladies aiguës, dans l'espoir de diminuer la phlegmasie, en abaissant la température. C'est pourquoi, depuis Rasori, la digitale a été préconisée, dans le traitement de la pneumonie (Traube, Wunderlich, Hirtz), de la fièvre typhoïde, de l'érysipèle, du rhumatisme articulaire aigu. Sans doute la digitale a pu abaisser la température et ralentir le pouls, mais il ne paraît pas que la marche et la durée de ces maladies, pas plus que la moyenne de la mortalité, aient été modifiées sensiblement par son action. D'ailleurs, depuis que l'origine microbienne de ces affections a été établie, la digitale a été délaissée en tant qu'agent antipyrétique, et n'est plus employée que pour soutenir l'énergie contractile du muscle cardiaque, si fréquemment amoindrie dans le cours de ces maladies infectieuses.

F. **Effets sur la vision.** — Ils ne se font sentir que si le médicament est donné à doses toxiques; on note alors de la *dilatation de la pupille*, de l'injection des conjonctives et des *troubles de la vision* pouvant aller jusqu'à la cécité, ce dernier effet explique l'appellation vulgaire de *berlue* qu'on a donnée quelquefois à la digitale.

G. **Effets sur les organes génitaux.** — La digitale provoque la *contraction des capillaires utérins* : elle est, par cela même, un hémostatique puissant, capable, ainsi que l'ergot de seigle, d'arrêter les métrorrhagies abondantes. Dickinson, le premier en Angleterre, en a rapporté des exemples nombreux. Trousseau, Lasègue et Delpech l'ont vue, chez des femmes en travail, provoquer des contractions utérines, et Tardieu déclare que cette propriété a été quelquefois mise en œuvre pour provoquer des avortements.

Enfin, d'après Brughmann, Giacomini et Legroux, la digitale serait anaphrodisiaque.

Accidents toxiques produits par la digitale. — Lorsqu'on a soin d'observer les précautions que nous indiquerons plus loin à l'occasion des modes d'emploi de la digitale, il est rare de voir survenir des accidents de *digitalisme*. On s'expose, au contraire, à les faire naître par l'usage immodéré ou mal réglé du médicament. On a parlé depuis longtemps des faits d'accumulation de la digitale, dans lesquels le médicament, donné déjà depuis plusieurs jours sans aucun résultat, pourrait tout d'un coup, agir avec brusquerie comme si les doses antérieures s'étaient réunies en une seule dose massive. Or, c'est ici qu'il faut, suivant Gubler, distinguer, dans l'administration des médicaments, l'*accumulation d'action*, de l'*accumulation des doses*. Dans ce dernier cas, la médication quotidienne peut ne produire d'abord aucun effet et la raison en est qu'elle est tenue « en réserve dans un organe » (Gubler, *Comment. thérap. du Codex*, 2ᵉ édit. p. 121, 1874). C'est ainsi que la digitale prescrite depuis une série de jours sous forme pilulaire peut rester inerte, non dissoute, dans un repli de la muqueuse stomacale, puis être reprise tout à coup et produire des effets toxiques brusques, inattendus. L'*accumulation d'action* suppose, au contraire, que le médicament est absorbé quotidiennement et que l'élimination en est régulière; mais, celle-ci étant de beaucoup inférieure à l'absorption, l'organisme se trouve peu à peu imprégné, puis saturé, de l'agent médicamenteux, dès lors des signes d'intoxication peuvent se produire.

A vrai dire, ces accidents d'accumulation de la digitale sont assez rares et cessent rapidement, si on a soin de la suspendre de suite, dès l'apparition des premiers symptômes.

Quoi qu'il en soit, les accidents d'intoxication portent à la fois sur le *tube digestif, l'appareil circulatoire* et le *système nerveux*.

a. Troubles digestifs. — Le malade accuse des douleurs épigastriques, il éprouve de violentes nausées, des vomissements bilieux très pénibles, de la diarrhée avec coliques intestinales parfois très aiguës. D'après Hirtz, l'apparition des nausées est un des meilleurs signes du début, car il indique une forte imprégnation; quand il y a vomissement, c'est que déjà il y a saturation.

b. Troubles circulatoires. — Le pouls, d'abord très ralenti, ne tarde pas à présenter une accélération avec des irrégularités, des intermittences et une petitesse caractéristiques, accompagnées d'angoisse précordiale, avec tendance syncopale.

c. Troubles nerveux. — On note une céphalalgie très violente, des vertiges, des hallucinations et du délire nocturne (Duroziez), des troubles visuels avec dilatation extrême de la pupille, du refroidissement de la peau qui est pâle et couverte de sueurs, de la diminution des urines, du hoquet, et parfois des mouvements convulsifs, ou bien une prostration extrême avec état comateux. Otto (*Ueb. die physiol. Wirkung des Digit.; Deutsch. Arch. f. Klin. Med.* 1875), à la suite d'une injection d'un milligramme et demi de digitaline, a vu survenir une véritable fièvre digitalique, avec 40° de température, pouls 120, pupilles dilatées, pâleur de la face et chair de poule; le lendemain, tout avait disparu.

Dans quelques cas exceptionnels, et chez des individus évidemment prédisposés, ces accidents digitaliques peuvent se produire brusquement : Potain a vu une malade, atteinte d'une affection organique du cœur avec œdème considérable, tomber tout à coup dans le coma après un traitement très court par la digitale à dose thérapeutique, sans que l'état du pouls ni troubles d'aucune sorte aient pu faire soupçonner, un seul instant, le début d'une intoxication. Duroziez a vu des faits identiques; mais, encore une fois, ce sont là des cas heureusement très rares.

Malgré la gravité apparente de ces accidents, la guérison n'est point rare, et, sur un ensemble de 28 cas d'empoisonnement grave par la digitale, Tardieu n'a relevé qu'un tiers de cas terminés par la mort. Lorsqu'elle survient, elle résulte de troubles profonds dans l'innervation cardio-vasculaire : à l'autopsie, les ventricules sont vides et rigides, les oreillettes distendues et gorgées de sang.

Le *traitement de l'intoxication par la digitale* consiste d'abord à faire évacuer rapidement le contenu de l'estomac en provoquant des vomissements, soit en titillant la luette avec le doigt, soit par une injection sous-cutanée d'un centigramme de chlorhydrate d'apomorphine; si l'état du sujet le permet, on pratiquera le lavage de l'estomac. Pour ranimer le malade et exciter le cœur, on aura recours au café à hautes doses, à l'alcool, aux stimulants diffusibles, à l'acétate d'ammoniaque, à la liqueur d'Hoffmann, à la chaleur et aux frictions sèches, à l'opium, et surtout aux injections sous-cutanées d'éther qui raniment si vivement la circulation. D'après Pereira, le tannin serait le contrepoison de la digitale (2 grammes dans du thé ou du café chaud).

Les graves accidents d'intoxication digitalique que nous venons de signaler sont ceux qu'on observe surtout dans les cas d'empoisonnement volontaire ou homicide; en clinique, il est exceptionnel que les symptômes observés aillent jusque-là. Le plus souvent, tout se borne à des troubles dits d'intolérance; ce qu'on observe alors, ce sont surtout des nausées, des vomissements et de la diarrhée; si on a soin alors de cesser le médicament d'une façon immédiate, tout ne tarde pas à rentrer dans l'ordre.

MODES D'ADMINISTRATION DE LA DIGITALE

Principes généraux. — Il faut reconnaître que, malgré les travaux et les nombreuses recherches expérimentales que nous avons exposés précédemment, l'action de la digitale reste encore, en quelques points, sujette à des controverses; en clinique, c'est surtout l'examen attentif et suivi du malade, qui doit régler l'emploi et le moment de la cessation du médicament. D'autre part, dans les maladies d'ordre général, l'effet de celui-ci se manifeste d'une façon différente chez l'homme, suivant qu'il est apyrétique ou fébricitant; enfin, pour ce qui nous regarde particulièrement, dans les affections du cœur, les effets de la digitale ne sont point identiquement les mêmes chez un cardiaque, dans les premières périodes de la maladie, à la phase d'hyposystolie et dans le stade d'asystolie ultime (1).

L'emploi de la digitale comporte encore quelques indications particulières, suivant que le malade est un enfant, un vieillard, un alcoolique, etc.

a. Chez les *enfants*, la digitale est assez bien tolérée; d'après J. Simon (*Confér. thérapeut. et clin. sur les malad. des enf.*, 1882), on devra, dans les affections du cœur, la prescrire à faibles doses : 5 à 10 gouttes de teinture alcoolique « également réparties sur les 24 heures, et suspendues au bout de 3 à 4 jours ». Mais, en même temps, il faudra user de tous les moyens propres à soutenir les forces du malade, et recourir aux préparations toniques, non excitantes du cœur : la bière d'extrait de malt, l'huile de foie de morue durant l'hiver, l'arsenic, les phosphates, les frictions stimulantes sur la peau, de façon à entretenir la vitalité des tissus et du cœur tout à la fois.

Nous indiquons plus loin les principales prépara-

---

(1) L'action de la digitale n'est pas moins variable suivant les différentes espèces animales.

La grenouille, de tous les animaux, est le plus sensible à l'effet de la digitale; après elle, viennent le lapin et le cobaye; par contre, le crapaud est absolument réfractaire (Vulpian). Les oiseaux sont très peu influencés, et Schiemann, ayant administré à une grosse poule 500 grammes de teinture de digitale en 46 jours, observa seulement que ce gallinacé souffrait de la soif, refusait souvent de manger, et avait de la diarrhée; peu à peu, elle changea de plume, et ce furent là les seuls effets du poison. Chez les grands mammifères, le bœuf, le cheval, etc., la digitale augmente le nombre des pulsations au lieu de les diminuer. Lorsque la mort survient, le cœur des animaux à sang chaud est mou, flasque arrêté en diastole; au contraire, chez les grenouilles et les animaux à sang froid, le cœur est dur, rigide, rétracté par la systole terminale.

tions de digitale auxquelles on s'adressera de préférence, chez les enfants (*voir page* 73).

b. Chez les *vieillards*, les *athéromateux*, les *artérioscléreux*, la digitale est supportée parfois avec peine, sans doute parce qu'elle exagère la tension artérielle déjà grande chez eux, et aussi parce que, chez beaucoup de ces sujets, les reins fonctionnent d'une façon défectueuse ; c'est pour les mêmes raisons que le médicament devra être surveillé avec soin dans la néphrite interstitielle : l'élimination étant moindre, les accidents toxiques seront plus prompts.

c. Les *alcooliques* présentent une résistance considérable à la digitale. Jones, de Jersey, a proposé de traiter le delirium tremens par la teinture de digitale à la dose de 15 grammes par jour, et l'expérience des médecins anglais aurait montré que cette dose, loin d'être toxique, est « souvent insuffisante ». Malgré cette affirmation, et tout en tenant compte de la tolérance particulière des éthyliques pour la digitale, nous contestons l'utilité de pareilles doses.

d. Les *fébricitants* supportent sans danger des doses élevées de digitale ; c'est que, dans les pyrexies, les conditions d'absorption et d'élimination des agents médicamenteux sont profondément modifiées ; de plus, chez ces malades, le cœur, épuisé, a besoin d'une stimulation énergique. La dose élevée du médicament est ici nécessaire, à peine suffisante souvent, pour restituer à la fibre épuisée sa contractilité.

La digitale, étant un médicament dont l'absorption et l'élimination sont lentes, possède une *propriété accumulatrice* très marquée, que le clinicien ne doit jamais perdre de vue : l'effet du médicament ne se fait guère sentir qu'un, ou le plus souvent, deux jours après son administration, et persiste encore quatre, six, huit, dix jours après sa suppression ; aussi doit-on en surveiller l'action avec prudence. Dans un travail récent, Pech (*Th. Lyon*, 1893) a cherché à préciser avec détail le début et la durée d'action de la digitale ; les expériences ont été faites avec la digitale en infusion. Voici quelles sont ses conclusions, que nous donnons à titre de renseignement, sans en garantir l'exactitude.

A petite dose (10 centigrammes), pendant un seul ou même plusieurs jours, la digitale n'agit pas ; ses effets ne deviennent perceptibles que le quatrième ou le cinquième jour, si l'on a eu soin de continuer son administration ; ils sont lents et progressifs, il semble qu'il soit nécessaire au médicament d'être dans l'organisme sous une certaine quantité pour que des résultats positifs se montrent.

A la dose de 20 centigrammes, la digitale n'agit qu'au bout du troisième jour d'administration.

A la dose de 50 centigrammes, la digitale produit ses effets dans les douze heures qui suivent son emploi ; sa prolongation d'action est alors en moyenne de cinq jours dans les cardiopathies parvenues à la période moyenne ; continuée pendant quatre ou cinq jours, sa prolongation d'action est de dix-huit jours environ, et approximativement de vingt-cinq, si la digitale est donnée pendant six à huit jours.

D'*une façon générale*, lorsqu'on prescrit la digitale, on fera bien, pour éviter l'accumulation d'action, de se conformer à la pratique de Gubler, qui est devenue celle de la plupart des médecins, et qui consiste à *ne pas continuer l'usage du médicament au delà de cinq à six jours consécutifs*; puis, après une période de

repos variable, on revient au médicament si besoin
est. Pendant la période de repos, pour prolonger
l'effet diurétique obtenu, on pourra recourir vers le
quatrième ou le cinquième jour de la cessation de la
digitale, au vin diurétique de la Charité (qui ne
renferme pas de digitale) à la dose de deux à trois
cuillerées à soupe par jour, pendant une semaine
environ.

Durant la période d'administration, quelques médecins suivent le précepte de Richard Pfaff (*L'empl.
et la val. de la digit. Bullet. de thérap.*, LX, 1861) qui
consiste à donner la digitale à dose quotidienne décroissante, puis à cesser brusquement. Lorsqu'on
reprend le médicament après un stade de repos, on
se souviendra que, contrairement à un grand nombre
d'agents thérapeutiques, *il n'y a pas d'accoutumance
de l'organisme pour la digitale* : c'est pourquoi il faut
ne point la prescrire à doses croissantes chez les
malades qui en ont absorbé antérieurement des
quantités plus ou moins considérables, et répétées
à diverses reprises.

D'après Dujardin-Beaumetz, Jaccoud et Bucquoy
(*Soc. de thérapeut.*, 23 nov. 1878), la mesure de l'action
du médicament se fait par la régularisation du pouls
et par la quantité des urines éliminées dans les
vingt-quatre heures; pour C. Paul, c'est l'état du
pouls qui règle la durée de l'administration du médicament : il pense qu'on peut le poursuivre jusqu'à
ce que la pulsation radiale soit descendue à 60 ou
70 par minute; mais en généralisant ce précepte on
s'exposerait, dans quelques cas, à prolonger la digitale au delà de l'effet utile et on pourrait provoquer
des accidents d'intolérance.

Le professeur Potain a fait, au sujet de l'administration de la digitale, une remarque pratique du plus haut intérêt : chez les cardiaques hydropiques, on peut continuer sans danger l'usage de la digitale tant que l'œdème persiste et que le malade n'a pas vidé toute la sérosité infiltrée; mais dès que celle-ci a disparu, si on continue le médicament, on voit survenir plus ou moins rapidement, les symptômes de l'intolérance digitalique : nausées, vomissements, vertiges, etc. Cette observation est d'une justesse absolue et j'ai eu l'occasion de la vérifier maintes fois avec Potain, lorsque j'avais l'honneur d'être son Chef de clinique. Ainsi donc, dans l'administration de la digitale, *le point capital qui règle la continuation ou la suppression du traitement, c'est la persistance ou la disparition de l'œdème;* d'autres considérations secondaires sont encore utiles à connaître, car leur non-observation expose aux insuccès du traitement digitalique. Nous les indiquerons bientôt en étudiant les causes diverses qui font échouer le traitement par la digitale : disons seulement qu'en prolongeant outre mesure l'action du médicament, non seulement on court le risque de faire naître des accidents d'intoxication, mais on produit une fatigue exagérée du cœur, capable de déterminer une véritable « asystolie thérapeutique » avec les nombreuses manifestations morbides qui caractérisent cet état. Une action nuisible pourrait se produire également chez le cheval : Rabuteau déclare, en effet, que l'action digitalique trop prolongée peut amener chez cet animal une dégénérescence graisseuse du cœur.

Le mode d'emploi de la digitale que nous venons d'indiquer, doit être complété par quelques *recommandations pratiques, qui s'appliquent à tous les cas.*

Lorsqu'on se propose de prescrire la digitale à un *malade*, celui-ci *doit garder le lit absolument*; de plus, il est nécessaire avant toute médication, de délivrer le système circulatoire des entraves qu'il présente, en diminuant le trop-plein vasculaire et les résistances périphériques : congestions viscérales, hydropisies, etc., qui sont une cause de surcroît de travail pour le cœur. On y arrivera par l'usage d'un *purgatif salin*, tel que le sulfate de soude ou de magnésie ou encore de certaines eaux naturelles purgatives. Il sera préférable souvent de recourir à un *drastique*: la scammonée, la teinture de jalap composée, etc. Par ce moyen, non seulement on produit une déplétion utile du système circulatoire, mais, de plus, on facilite l'absorption du médicament par les voies digestives et on augmente ainsi son effet utile.

Enfin, pendant la durée de la médication, le malade doit s'abstenir de toute espèce d'alimentation et *se soumettre au régime lacté absolu* (2 à 3 litres par jour).

Voies d'introduction de la digitale. — Les préparations de digitale doivent être données, dans la très grande majorité des cas, par la *voie stomacale*; celles qu'on choisira *de préférence* sont les préparations liquides et surtout la *macération*, l'*infusion* et la *teinture alcoolique;* exceptionnellement on a pu faire prendre les tisanes digitaliques par le *rectum*, à l'aide de lavements dont nous donnerons la formule. Bouillaud avait tenté, sans résultat appréciable, la voie d'introduction par la *peau* : il faisait placer sur la région du cœur un large vésicatoire et saupoudrer le derme dénudé avec de la poudre de feuilles de digitale pour augmenter l'irritation cutanée. Brown et Reynolds (1869) prétendent avoir obtenu une action diurétique et un abaissement notable du pouls, en appliquant sur l'abdomen un cataplasme de farine de lin, additionné de teinture alcoolique de digitale, ou mieux encore, des cataplasmes préparés avec des feuilles fraîches et de l'eau bouillante. Dujardin-Beaumetz a obtenu quelques résultats assez nets avec cette médication, mais seulement chez les jeunes sujets dont la peau est fine et délicate; ces cataplasmes doivent rester en place de six à douze heures et plus.

L'injection sous-cutanée de digitale serait bien à désirer, mais la digitaline est à peine soluble dans l'eau; elle l'est, il est vrai, dans l'alcool, mais cette solution alcoolique est douloureuse en injections. Dans plusieurs cas d'affections cardiaques rebelles à tout traitement et où la digitale prise par la bouche s'était montrée impuissante, Zienetz (*Med. observ.*, p. 922, 1892) eut recours à la digitale en injections sous-cutanées avec quelque succès; nous verrons plus loin qu'on a cherché à remplacer, dans le même but, la digitale par la digitaline.

PHARMACOLOGIE. — POSOLOGIE. — Les *seules parties employées de la digitale pourprée sont les feuilles.* Les racines, la tige, les pétioles et les nervures renferment peu de principes actifs; les fleurs en contiennent une petite quantité; cependant les semences contiendraient une quantité de digitaline supérieure à celle renfermée dans les feuilles (Büchner). En France, *tous les produits digitaliques dérivent des feuilles.* D'après Schneider, les plus actives sont celles qu'on récolte, en août et en septembre pendant la première année de végétation, sur les rosettes, qui l'année suivante porteront la tige florifère. Cependant telle n'est point la pratique généralement acceptée, et on procède presque toujours en suivant les indications données avec le plus grand soin par Hepp (de Strasbourg). (*Notions pharmaceut. sur la digit. Bullet. de thérap.*, t. LXII, 1862.) On doit *cueillir les feuilles de la seconde année* un peu avant la floraison, on les fait sécher à l'ombre d'abord, puis dans une étuve à 40°. On les choisit soigneusement à la main, puis, après enlèvement des nervures médianes, on les conserve dans des boîtes de fer-blanc, ou des bocaux de verre bien bouchés, à l'abri de l'air, de la lumière et de l'humidité. On ne doit ensuite les réduire en poudre qu'au fur et à mesure des besoins de la consommation. Hepp renouvelait sa provision tous les ans, et n'employait jamais de feuilles ayant plus d'une année; dans de semblables conditions, il estimait que les feuilles renferment 5 grammes de digitaline par kilogr., ce qui revient à dire qu'un gramme de poudre de feuilles représente environ 5 milligrammes de digitaline.

La digitale est un médicament héroïque s'il est bien préparé, nul ou insuffisant dans le cas contraire, a dit Hirtz, et rien n'est plus vrai. Il importe donc de bien connaître les meilleures préparations de ce précieux médicament, et d'en régler l'emploi et les doses d'une façon judicieuse.

Il est incontestable que les préparations liquides sont de beaucoup préférables à la forme pilulaire. En effet, les pilules, préparées avec la poudre de feuilles, sont en général mal tolérées par l'estomac à cause de l'action irritante du médicament; de plus, elles peuvent s'accumuler dans l'organisme et produire à un moment donné, par accumulation de doses, des accidents toxiques, que le médecin n'a pas toujours pu prévoir.

Les préparations liquides de digitale sont les *tisanes*, l'*alcoolature*, les *teintures*, les *sirops*, et certaines *préparations composées* dans lesquelles la digitale occupe une des places les plus importantes.

A. Tisanes.

1° La plupart des médecins s'accordent à reconnaître que la *macération de feuilles* est la meilleure des préparations de digitale (Hérard, Dujardin-Beaumetz). Elle sera préparée, ou bien avec des feuilles choisies avec soin, privées de leurs nervures et conservées suivant le procédé de Hepp, ou le plus souvent, avec des feuilles réduites en poudre par contusion dans un mortier de fer, peu d'instants avant de les employer, et passées au tamis. Bouillaud, qui avait reconnu le pouvoir diurétique de cette préparation, faisait macérer pendant douze heures, 30 centigrammes de poudre de feuilles dans 1 litre d'eau, et le faisait boire comme tisane. Mais c'est là une quantité de liquide bien considérable à absorber, et il est préférable de recourir à la préparation suivante :

Macération de digitale.

Feuilles de digitale privées de leurs
    nervures, ou poudre de feuilles de
    digitale fraîchement préparée...... 0 gr. 25 à 0 gr. 50
Eau froide........................ 200

Faire macérer pendant 12 heures, filtrer pour empêcher que les parcelles de poudre restent en suspension et produisent, par leur action locale sur la muqueuse gastrique,

*des nausées et des vomissements. A prendre en 5 ou 6 fois
dans la journée.*

Hérard employait d'abord 50 à 75 centigrammes
de feuilles dans 200 grammes d'eau; plus tard il re-
connut qu'il obtenait le même effet avec 25 centigrammes seulement. Bucquoy prescrit pendant 5 à
6 jours, de 50 à 75 centigrammes de poudre de
feuilles dans 200 grammes d'eau. C. Paul conseille
une dose plus faible, et administre 30 à 50 centigrammes de feuilles dans un litre d'eau à prendre
dans la journée.

A mon avis, la dose de 50 centigrammes est un
peu forte; depuis longtemps je m'arrête à 40 et
souvent encore à 30 centigrammes dans 150 à
200 grammes de véhicule; c'est pourquoi je ne
saurais accepter sans protester l'opinion de Pe-
tresco (de Bucharest) qui conseillait récemment
les doses de 10 à 12 grammes de feuilles de digitale en infusion, et celle de Masius qui adopte couramment celle de 5 à 6 grammes.

Chez le cheval (Trasbot, *Soc. thérap.*, avril 1893),
il est nuisible de dépasser la dose de 4 à 5 grammes
qui représente la quantité maximum. Pour cet
animal d'ailleurs comme pour l'homme, la tolérance varie pour l'animal sain et pour l'animal malade.

La macération de digitale a un goût fort désagréable, aussi pourra-t-on la sucrer avec un sirop
diurétique tel que le sirop d'uva-ursi par exemple,
ou bien le sirop des cinq racines que j'emploie de
préférence. On pourrait encore, à l'exemple de Bouillaud, ajouter des tranches de citron à la macération,
ou plus simplement quelques gouttes de jus de ce

fruit au moment de boire. Suivant le conseil d'Hérard, on fera boire le tout en cinq à six fois, dans les
24 heures, ou par gorgée de temps en temps (Mou-
tard-Martin). D'après Potain, *l'action* serait *plus intense* en la prenant *en deux fois* seulement, le *matin
à jeun*.

Quelques médecins pensent qu'il est préférable de
faire prendre le médicament à *doses décroissantes*.
Dujardin-Beaumetz donne une macération avec
75 centigrammes le premier jour (ce qui semble une
dose trop forte), 50 centigrammes le second jour, et
25 centigrammes le troisième et les jours suivants.
Il me semble préférable, si l'on suit cette méthode, de prescrire seulement 40 centigrammes le
premier jour, 30 centigrammes le second, 20 centigrammes le troisième, 10 centigrammes le quatrième, c'est-à-dire en diminuant de 10 centigrammes par jour.

Cette manière de donner la digitale, à doses décroissantes, présente des avantages incontestables ;
je la recommande intentionnellement.

Blondeau et E. Labbée (*Soc. de thérap.*, nov. et déc.
1877) pensent que l'administration du médicament
au moment des repas n'a aucun inconvénient et favoriserait même la tolérance ; il vaut beaucoup
mieux, au contraire, que la digitale, à cause
de son action nauséeuse, soit prise de préférence en dehors des repas. Quel que soit le mode
d'administration, on cessera en moyenne le médicament de toute façon du quatrième au sixième
jour.

La *macération de digitale*, prescrite et préparée de
la façon qui vient d'être indiquée, *est un médicament
excellent* qui trompe rarement l'espérance du mé-

decin; son action diurétique est extrêmement puissante.

2° *L'infusion de poudre de feuilles* est encore une préparation très recommandable. Richard Pfaff déclare même que « la meilleure forme pharmaceutique de la digitale est l'infusion; Fraenkel (*Ueb. digit. præpar. Charité-Annal.*, 1881) et Jaccoud (*Leç. clin. méd. de la Pitié*, 1885-1886) partagent cet avis. Ce dernier déclare même que, pour l'accroissement de la tension artérielle, l'infusion l'emporte sur toutes les autres préparations ». De même, Potain déclarait, dans ses leçons cliniques de l'hôpital Necker (1879-1880), que l'infusion est la meilleure préparation de digitale. Voici la formule proposée par Jaccoud :

Infusion de digitale.

Poudre de feuilles de digitale ou feuilles
    concassées de digitale............... 0 gr. 20 à 0,50
Eau chaude à 70°.................... 120

Faire infuser durant une demi-heure; filtrer et édulcorer avec :

Sirop de sucre, ou sirop d'écorces d'o-
    ranges amères, ou sirop de digitale.. 30 gr.

A prendre dans les vingt-quatre heures, pendant cinq jours, en diminuant la dose chaque jour.

JACCOUD.

Hirtz a proposé la formule suivante :

Infusion de digitale.

Poudre de feuilles de digitale......... 0 gr. 75
Eau chaude à 70°.................. 1000

Faire infuser pendant une demi-heure.

HIRTZ.

Fernet (*Soc. de thérapeut.*, 1882) donne également la préférence à l'infusion, et prescrit :

Infusion de digitale.

Poudre de feuilles de digitale.........	0 gr. 20
Eau chaude........................	150 à 200 gr.

Edulcorer avec sirop de menthe ou d'écorces d'oranges amères.

A prendre, en 3 ou 4 fois dans les vingt-quatre heures, une demi-heure ou une heure avant les repas.

FERNET.

Duguet prescrit également l'infusion, mais il la fait prendre à la dose de 10 centigrammes seulement par jour, mais pendant une période de dix jours consécutifs, et recommence de la même façon, si besoin est, après dix jours de repos. Cette méthode permet de tenir le cœur sous l'influence digitalique pendant un temps assez long sans danger, mais elle agit trop lentement dans les cas urgents. On pourrait cependant prescrire la digitale de cette façon chez les vieillards chez lesquels l'imperméabilité du rein prédispose aux accidents toxiques.

L'infusion de digitale présente l'avantage de pouvoir être préparée et administrée de suite, alors que la *macération demande au moins douze heures de préparation.* C'est incontestablement une façon excellente de faire prendre la digitale, cependant elle offre quelques inconvénients sérieux. Il m'a paru en effet que son pouvoir diurétique était moindre que celui de la macération ; de plus, elle est assez mal déterminée, avec elle on ne sait point exactement la dose que le malade a absorbée, parce que le principe actif du médicament, la digitaline, est presque insoluble dans l'eau chaude. Gubler remarque toutefois que la solubilité arrive à se produire « grâce à l'intervention d'autres principes immédiats de la plante ». Pour lui cependant, l'infusion, très nauséeuse, serait peu recommandable dans le traitement des affections du cœur, alors que son application serait d'une heureuse intervention dans la médication antiphlogistique de la pneumonie ou du rhumatisme articulaire aigu.

B. Teintures et Alcoolature.

La digitaline est peu soluble dans l'eau chaude, elle l'est au contraire manifestement dans l'alcool; c'est pourquoi certains auteurs, Gubler entre autres, recommandent tout particulièrement l'usage de la *teinture alcoolique de digitale;* voici la formule qu'en donne le Codex :

Teinture alcoolique de digitale.

Feuilles sèches de digitale en poudre grossière .... 100 gr.
Alcool à 60°............................ 500

Faire macérer en vase clos, pendant dix jours, en agitant de temps en temps; passer avec expression et filtrer.

6 parties de teinture représentent 1 partie de feuilles sèches. (CODEX.)

Pour établir avec une rigueur suffisante la posologie de la teinture alcoolique de digitale, laquelle est ordinairement administrée par gouttes, il importe de connaître exactement le poids des gouttes de teinture et l'équivalence de la teinture relativement à la préparation de digitale qu'on prendra pour type. Le moyen le plus simple d'apprécier la valeur de la teinture serait de déterminer la quantité de digitaline qu'elle contient. Mais, d'une part, ce dosage est extrêmement difficile, et, de l'autre, la digitaline elle-même est d'activité si inégale suivant sa provenance, suivant les procédés employés pour l'extraire et les soins apportés à sa préparation, qu'il est plus simple, et au moins aussi exact, de présumer l'activité de la teinture d'après la quantité de poudre qui a servi à sa préparation.

Tous les formulaires indiquent d'employer une partie de feuilles et 5 parties d'alcool à 60°, de faire macérer pendant dix jours, et de traiter ensuite par expression et filtrage. Dans ces conditions, on doit admettre que les parties de la digitale solubles dans l'alcool se sont réparties également dans toute la masse, et que cette masse étant égale à six fois le poids de la poudre employée, un poids donné de teinture contient la sixième partie de la digitaline contenue dans un pareil poids de poudre. Si on procède, suivant le conseil donné par Soubeiran, par lixiviation et déplacement, on peut supposer que la poudre est plus complètement épuisée et qu'elle cède à la teinture une proportion plus considérable de son principe actif. Mais si nous voulons apprécier le médicament habituellement employé, nous devons supposer qu'il a été préparé suivant les prescriptions du Codex.

Or, dans ces conditions, l'équivalence est représentée par un sixième, c'est-à-dire qu'*il faut* 60 *centigrammes de teinture pour représenter* 10 *centigrammes de feuilles.*

Quant à ce qui concerne la détermination du poids des gouttes de la teinture de digitale, on trouve dans les traités de pharmacologie des indications si peu concordantes, qu'on doit présumer que toutes les teintures ne sont pas identiques sous ce rapport.

Afin de nous édifier définitivement sur ce sujet, nous avons fait, avec M. le professeur Potain, une série de *recherches expérimentales*. Dans ce but, nous nous sommes procuré de la teinture de digitale dans quatre des principales pharmacies de la ville, pour la comparer avec celle que nous fournit la Pharmacie centrale des hôpitaux de Paris. Nous avons eu ainsi cinq échantillons, et, de chacun d'eux, ont été pesées 20 gouttes sur une balance d'une grande précision, et avec toutes les précautions requises pour une pesée rigoureuse. La pesée de chaque échantillon a été répétée trois fois avec des gouttes comptées chaque fois à nouveau. Enfin, le compte-goutte a été vérifié en prenant, avec les mêmes précautions, le poids de 20 gouttes d'eau distillée.

De cette façon, on a pu voir que le compte-goutte n'était pas rigoureusement exact, et que les 20 gouttes d'eau distillée fournies par lui dépassaient légèrement 1 gramme; il a fallu alors ramener par le calcul le poids des gouttes de teinture à ce qu'il eût été, avec un instrument qui donnerait des gouttes d'eau distillée pesant rigoureusement 5 centigrammes.

Voici, avec cette correction, les chiffres qu'ont fournis ces pesées comparatives :

Echantillon de la Pharmacie des hôpitaux :
20 gouttes pèsent...................... 0gr379
Echantillon A, d'une pharmacie de la ville :
20 gouttes pèsent...................... 0gr373
Echantillon B, d'une pharmacie de la ville :
20 gouttes pèsent...................... 0gr373
Echantillon C, d'une pharmacie de la ville :
20 gouttes pèsent...................... 0gr348
Echantillon D, d'une pharmacie de la ville :
20 gouttes pèsent...................... 0gr382

On voit que l'écart est assez notable, puisqu'il va de 348 à 382 milligrammes ; le chiffre 348 est fort au-dessous de la moyenne des autres ; mais, comme il a été donné par un échantillon d'une des pharmacies où les préparations sont le plus consciencieusement faites, on doit en tenir grand compte (1). La moyenne du poids de 20 gouttes de teinture est ainsi 0gr. 371, c'est-à-dire qu'une goutte pèse 0 gr. 0185 ou 18 milligrammes et demi.

Quant aux *causes qui peuvent faire varier* ainsi le *poids* d'une préparation faite dans des conditions qui doivent être identiques, il peut y en avoir trois : 1° la dessiccation plus ou moins complète des feuilles employées ; 2° l'évaporation lente de la teinture dans les flacons où elle est longtemps conservée ; 3° l'emploi d'alcool de titre inégal. Certaines pharmacopées prescrivent de l'alcool à 60°, d'autres conseillent de l'alcool à 80°, il est évident que, dans ces conditions, le poids des gouttes doit varier indépendamment de toute autre circonstance.

Quoi qu'il en soit, *nous adoptons* le chiffre de 0 *gr. 0185 comme poids moyen d'une goutte de la teinture alcoolique de digitale* qu'on trouve dans les pharmacies.

D'après cela, *il faut 54 gouttes pour faire un poids de 1 gramme (0 gr. 999 exactement) de teinture de digitale*, et 32 gouttes, qui pèsent 0 gr. 60 (0 gr. 592 exactement) représentent 0 gr. 10 de feuilles sèches de digitale.

(1) Dans son article : *Formulaire* du *Diction. encyclop. des scienc. médicales*, Vidau donne les chiffres suivants : une goutte de teinture alcoolique de digitale pèse 0 gr. 0192 ; 20 gouttes pèsent 0 gr. 344, et il faudrait 58 gouttes pour faire un poids de 1 gramme.

Ces expériences nous montrent que les doses de 12, 20, 25 gouttes de teinture alcoolique de digitale, prescrites couramment pour une journée, sont tout à fait insuffisantes chez l'adulte. On prescrira d'emblée : 32 gouttes (ou en poids 0 gr. 60 environ) de teinture représentant 0 gr. 10 de feuilles; 54 gouttes (en poids, 1 gramme) de teinture, qui représentent 0 gr. 17 environ de feuilles.

Bien que Gubler et Potain accordent à la teinture alcoolique une puissance diurétique très manifeste, il nous a paru que son action sur la diurèse était inférieure à celle de la macération; d'après cela, on voit à quel nombre considérable de gouttes il faudrait porter la teinture, pour égaler en poids les doses de poudre de feuilles qui provoquent la diurèse, puisque 30 ou 40 centigrammes de feuilles, prescrits journellement en macération, sont l'équivalent de 96 ou de 128 gouttes de teinture alcoolique de digitale.

Pour toutes ces raisons, on ne s'adressera à la teinture que si le malade supporte mal la macération ou l'infusion, ou encore dans les cas où l'on cherche à obtenir seulement un *effet sédatif* du cœur; si l'on veut provoquer un *effet diurétique* puissant, la macération de feuilles reste le médicament de choix.

A côté de la teinture alcoolique se place la teinture éthérée. Cette préparation est abandonnée de la plupart des cliniciens, parce que l'éther pur dissout la digitoxine, et, par contre, ne dissout pas la digitaline. Si l'éther est impur et retient un peu d'alcool, il dissout une certaine quantité de principe actif; cette teinture varie donc en énergie, suivant la qualité de l'éther employé.

Teinture éthérée de digitale.

Poudre de feuilles de digitale.......... 100 gr.
Ether à 0,758...................... 500

Opérer par lixiviation dans l'appareil à déplacement fermé; déplacer par l'eau la partie de teinture qui reste dans la poudre, et conserver dans des flacons bien bouchés.

(CODEX.)

74 gouttes de cette teinture pèsent 1 gramme (Fonssagrives); d'après Vidau (*loc. cit.*), ce poids ne serait atteint qu'avec 82 gouttes.

Nous avons encore à signaler l'alcoolature de digitale, préparé avec des feuilles *fraîches*.

Alcoolature de digitale.

Feuilles fraîches de digitale.......... ⎰ ȧȧ 500 gr.
Alcool à 90°....................... ⎱

Contuser les feuilles de digitale; faire macérer en vase clos dans l'alcool en agitant de temps en temps. Après dix jours de contact, passer avec expression, puis filtrer.

De X à XXX gouttes.

D'après Soubeiran, cette préparation est *moins active que la teinture,* car, en tenant compte de l'eau que renferme la plante fraîche, le rapport de la plante sèche au véhicule n'est dans l'alcoolature que de 1 à 9 au lieu de 1 è 6.

C. Sirops.

Sirop de digitale.

Teinture de digitale.................. 25 gr.
Sirop de sucre..................... 975
Mélanger.

Une cuillerée à bouche, ou 20 grammes de ce sirop, correspond à 0 gr. 50 de teinture de digitale et à 0 gr. 085 de poudre de feuilles environ.

Sirop de digitale.

Feuilles de digitale......................	2 gr.
Eau bouillante.........................	100
Sucre blanc..........................	Q. s.

On fait infuser les feuilles dans l'eau, on passe avec expression. On filtre, et on ajoute à 100 parties de liqueur. 90 parties de sucre qu'on fait fondre au bain-marie.

30 grammes de ce sirop correspondent à 20 centigrammes de feuilles sèches.

SOUBEIRAN.

Sirop de digitale.

Extrait hydro-alcoolique de feuilles sèches de digitale.........................	2 gr.
Sirop de sucre........................	1200

30 grammes contiennent 5 centigrammes d'extrait alcoolique.

LABÉLONYE.

D. Vins.

Vin diurétique de Trousseau ou de l'Hôtel-Dieu.

Feuilles sèches de digitale en poudre....	5 gr.
Squames de scille.....................	15
Baies de genièvre.....................	75
Acétate de potasse sec................	50
Alcool à 90°........................	100
Vin blanc à 10° d'alcool..............	900

Contuser les squames de scille et les baies de genièvre, les faire macérer avec la digitale, en vase clos, durant 10 jours dans le vin blanc additionné d'alcool, en agitant de temps en temps. Passer avec expression, puis dissoudre l'acétate de potasse dans le liquide obtenu et filtrer.

Ce vin, qu'il faut distinguer du *Vin diurétique amer de la Charité, qui ne renferme point de digitale,* doit se prescrire avec soin.

Vingt grammes de vin diurétique de Trousseau correspondent à 10 centigrammes de poudre de digitale, à 30 centigrammes de scille et à 1 gramme d'acétate de potasse. On le prescrit, en moyenne, à la dose d'une à deux et même trois cuillerées à soupe par jour.

Il existe encore d'autres vins de digitale, moins employés que celui de Trousseau ; ce sont :

Vin diurétique.

Feuilles sèches de digitale............	10 gr.
Feuilles sèches de diosma crenata (rutacée diurétique)...................	30
Acétate de potasse...................	30
Vin blanc........................	1000

Faire macérer les feuilles dans le vin blanc durant huit jours, passer avec expression, puis faire dissoudre l'acétate de potasse dans le liquide obtenu et filtrer.

De 1 à 3 cuillerées à soupe dans de l'eau.

GALLOIS.

Vin diurétique.

Feuilles de digitale................. ⎫	ââ 8 gr.
Squames de scille................... ⎰	
Cannelle fine......................	12
Acétate de potasse.................	15
Vin de Madère....................	500

De 1 à 4 cuillerées à bouche, le matin à jeun.

GRANEL.

Vin antihydropique.

Feuilles sèches de digitale.............	8 gr.
Écorces moyennes de sureau...........	50
Acétate de potasse..................	15

Faire macérer 48 heures ; ajouter ensuite :

Vin blanc................................... 800 gr.
Alcool .... Q. s.

Clarifier, filtrer et ajouter :

Sirop des cinq racines................. 130 gr.

De 2 à 6 cuillerées à soupe dans la journée.

BOUYER.

E. Oxymels.

Gubler, ayant cru trouver des inconvénients sérieux au vin diurétique de Trousseau chez les cardiaques atteints de congestion rénale, a imaginé la préparation suivante de laquelle il a exclu les diurétiques excitants, et où il a réuni « les principaux types de substance capables de resserrer les capillaires et d'agir sur les vaisseaux et le cœur de manière à accroître la tension vasculaire ». Voici sa formule :

Oxymel diurétique de l'hôpital Beaujon ou de Gubler.

Teinture alcoolique de digitale.......... 10 gr.
Extrait aqueux d'ergot de seigle......... 10
Acide gallique 5
Bromure de potassium................... 30
Eau de laurier-cerise................... 30
Sirop de groseille ou de cerise......... 400
Oxymel scillitique..................... 515

2 à 4 cuillerées à soupe, par jour, dans une tasse d'infusion diurétique.

F. Vinaigres.

Vinaigre de digitale.

Feuilles sèches de digitale............. 10 gr.
Vinaigre fort.......................... 120

Faire digérer trois jours et filtrer. Prescrire 25 à

100 *gouttes. Avec une partie et demie de sucre, on a le sirop acétique de digitale, peu employé.*

NASSE.

Vinaigre de digitale.

Feuilles de digitale...................... 30 gr.
Vinaigre fort.......................... 250

Faire digérer 3 jours et filtrer. Prendre 10 à 60 goutles.

BORUSS.

G. Lavements.

Leur action est bien incertaine ; Chrestien (de Montpellier) cite cependant un fait dans lequel l'anasarque et l'ascite auraient disparu momentanément sous l'influence de cette médication.

Lavement de digitale.

Poudre de digitale...................... 0 gr. 25 à 2 gr.
Eau bouillante........................ Q. s.

Faire infuser une demi-heure.

Lavement de digitale.

Poudre de digitale...................... ⎫
Poudre de scille........................ ⎬ àà 2 gr.
Eau bouillante........................ ⎭ Q. s.

Faire bouillir durant 10 minutes et ajouter :

Laudanum de Rousseau............... VI goutles

Lavement de digitale.

Poudre de feuilles de digitale........... 8 à 15 gr.
Eau............................. 150

CAZIN.

H. Préparations liquides de digitale composées.

La digitale est assez souvent associée aux teintures de scille, de colchique, d'opium, et au séné ;

de ces préparations, nous indiquerons seulement celles qui peuvent trouver leur emploi dans le traitement des affections du cœur.

Potion sédative.

Teinture de digitale................... X à XXX gouttes
Teinture d'opium.................... X à XV
Sirop de fleurs d'oranger .... 30 gr.
Infusion de tilleul 120

Par cuillerées à soupe.

Potion diurétique.

Feuilles de digitale.................. 2 gr.
Eau................................ 200

Faire infuser, passer et ajouter :

Nitrate de potasse.................. 4 gr.
Teinture de bulbes de colchique........ 8
Sirop des cinq racines............... 30

Par cuillerées à soupe.

On peut encore s'adresser aux formules suivantes, très recommandées par leurs auteurs.

Potion diurétique.

Feuilles de digitale................. 1 gr. 50

Faire infuser dans :

Eau bouillante..................... 150 gr.

Passer et ajouter :

Nitrate de potasse................. 5 gr.
Sirop de framboises................ 50

Dose : 1 cuillerée toutes les deux heures.

TRAUBE.

Potion diurétique.

Teinture de digitale..................... XXV gouttes
Oxymel scillitique...................... 30 gr.
Infusion de raifort..................... 150

En 2 ou 3 fois dans la journée.

Potion diurétique.

Poudre de feuilles de digitale........... 0 gr. 50
Eau tiède.............................. 120

Faire macérer pendant 12 heures, filtrer et ajouter :

Oxymel scillitique..................... 25 gr.
Acétate de potasse.... 4

A prendre par cuillerées à soupe.

Sirop de digitale et de scille.

Sirop de digitale...................... 4 gr.
Oxymel scillitique..................... 3

Mêler dans une tasse d'infusion, après avoir fait dissoudre dans un litre de celle-ci : 1 gramme de nitrate de potasse. H. ROGER.

Potion diurétique et sédative.

Digitale pourprée...................... 5 gr.
Eau bouillante......................... 200

Faire infuser, passer et ajouter :

Nitrate de potasse..................... 8 gr.
Eau de laurier-cerise.................. 10
Sirop de guimauve..................... 40

Une cuillerée toutes les deux heures. BOUCHARDAT.

Tisane diurétique.

Espèces aromatiques (thym, hysope, menthe poivrée, romarin)......... } àà 50 gr.
Feuilles de digitale................... 0 gr. 30
Séné.................................. 1
Eau................................... 1000

Dose pour une journée. C. PAUL.

I. Préparations solides.

Elles ont pour base la poudre de feuilles de digitale ; la préparation la plus simple consiste à la donner sous forme pilulaire.

Pilules de digitale.

Faire des pilules de 5 à 10 centigrammes. De 1 à 3 par jour.

C'est une assez bonne préparation, commode à employer, mais il faut que la masse pilulaire soit fraîchement préparée.

Extrait aqueux de digitale.

On humecte la poudre de feuilles avec la moitié de son poids d'eau distillée à 20°, et on la traite dans l'appareil à déplacement. La liqueur est ensuite évaporée en consistance d'extrait.   (CODEX DE 1884.)

Cette préparation, qu'on prescrit à la dose de 10 à 30 centigrammes, est peu sûre, au dire de Hepp; on doit lui préférer la suivante :

Extrait alcoolique de digitale.

Feuilles sèches de digitale............... 125 gr.
Alcool à 60°......................... 750

Introduire la poudre dans un appareil à déplacement; on y verse ensuite une petite quantité d'alcool, puis au bout d'un certain temps on y ajoute le reste. On évapore en consistance d'extrait mou.

Dose : de 0 gr. 05 à 0 gr. 20.

(CODEX DE 1884.)

La poudre de digitale est fréquemment associée en thérapie cardiaque à des substances *laxatives* ou *diurétiques;* je citerai seulement les préparations les plus employées.

Poudre diurétique.

Poudre de scille....................... ⎫
Poudre de digitale.................. ⎬ àà 0 gr. 05
Calomel .... ⎭

Mêler et diviser en 3 paquets à donner à une heure d'intervalle. PETER.

Cette préparation, qui s'adresse à la fois au cœur, au foie et au rein, trouve surtout son indication dans les cas de congestions viscérales passives.

Poudre diurétique.

Poudre de digitale................. ⎫
Poudre de scille................... ⎬ àà 1 gr. 50
Nitrate de potasse................. 20

Mêler et diviser en 15 paquets; un paquet ou deux par jour.

Poudre diurétique.

Poudre de feuilles de digitale.......... 0 gr. 05
Squames de scille..................... 0 gr. 10
Crème de tartre....................... 2

Pulvériser et mêler pour un paquet. En prendre 3 par jour. OSIANDER.

Il est souvent préférable de prescrire ces différentes substances sous forme pilulaire; les préparations les meilleures sont alors les suivantes ;

Pilules diurétiques et purgatives.

Poudre de digitale.................. ⎫
Poudre de scille.................... ⎬ àà 0 gr. 05
Poudre de scammonée............... ⎭

Pour une pilule; dose de 1 à 6 par jour.

Lorsqu'il y a indication, cette dernière *préparation excellente* mérite d'être recommandée ; elle est à la fois *diurétique, purgative* et *tonique* pour le myocarde.

Pilules diurétiques.

Poudre de digitale.................. \
Poudre de scille.................. } àà 2 gr. \
Extrait de genièvre............... /

Faire 40 pilules ; dose 2 à 6 par jour.

Voici encore quelques formules recommandables de pilules diurétiques à base de digitale :

Pilules diurétiques et purgatives.

Poudre de digitale................ } àà 2 gr. \
Poudre de scille................ } \
Extrait de coloquinte.............. 0 gr. 40 \
Extrait de rhubarbe............... Q. s.

Pour 50 pilules; dose : 1 à 3, matin et soir.

EWALD.

Pilules diurétiques.

Poudre de digitale................ 1 gr. \
Nitrate de potasse................ 2 \
Extrait de scille................ 0 gr. 50 \
Extrait de genièvre............... Q. s.

Faire 20 pilules, à prendre en 3 ou 4 jours.

Quand les affections organiques du cœur se compliquent de congestion hépatique, on pourrait, d'après Huchard, faire usage des pilules suivantes :

Poudre de digitale................ 1 gr. \
Calomel .... 2 \
Poudre de scille................ 3 \
Extrait aqueux d'ergot de seigle......... 4

Pour 40 pilules ; dose : 3 à 4 par jour.

Pilules sédatives.

Poudre de digitale......................	} àà 5 gr.
Pilules de cynoglosse................	

Faire 50 pilules ; dose : 1 à 3 par jour.

BOUCHARDAT.

Ces pilules auraient, dit-on, un effet utile contre les palpitations qu'on observe quelquefois chez les pléthoriques ; je ne les ai jamais employées. C'est également contre les *palpitations* cardiaques, mais *d'origine nerveuse*, qu'on a proposé la formule suivante :

Poudre de digitale.....................	} àà 5 gr.
Poudre d'asa fœtida.................	
Sirop des cinq racines...............	Q. s.

Faire 100 pilules ; on les prescrit à la dose de 1 à 4 par jour. WITHERING.

J. Préparations pour l'usage externe.

Quelques auteurs ont encore recours aux applications de digitale, en onctions ou en frictions sur la peau des membres œdématiés, et prétendent avoir obtenu des effets diurétiques fort nets, avec disparition des œdèmes et un ralentissement notable du pouls. Ces moyens m'ont paru très infidèles. Voici néanmoins quelques-uns de ces liniments les plus connus.

Liniment.

Teinture de digitale.................	{ àà 50 gr.
Teinture de scille....................	

En frictions sur les membres et sur l'abdomen.

En faisant pratiquer deux fois par jour une large

friction sur la région précordiale avec le mélange
ci-dessus, C. Paul a vu se calmer plusieurs fois
l'agitation cardiaque.

Voici encore un autre liniment :

Teinture alcoolique de digitale......... } ăă 50 gr.
Teinture éthérée de digitale...........

Imbiber des compresses et les appliquer sur les membres.

Liniment.

Teinture alcoolique ou éthérée de digitale } ăă 10 gr.
Chloroforme.........................

Imbiber des compresses et les maintenir sur les mem-
bres ; elles produisent une sensation de brûlure.

R. PFAFF.

On pourra recourir à cet autre liniment :

Teinture de digitale................... } ăă 50 gr.
Teinture de savon...................

Pour frictions sur l'abdomen.

CHRISTISON.

Bain de siège de digitale.

Feuilles fraîches de digitale........... 60 gr.
Eau.... 1000

CAZIN.

Emplâtre de digitale.

Extrait alcoolique de digitale......... 90 gr.
Résine élémi purifiée................. 10
Emplâtre diachylon gommé 20

(CODEX DE 1884.)

Faire fondre la résine et l'emplâtre à une douce chaleur
et incorporer l'extrait de digitale.

Emploi de la digitale chez les enfants.

Les affections cardiaques sont d'une fréquence assez grande chez les enfants qui, en général, supportent bien des lésions même considérables. Pendant fort longtemps, chez eux, les troubles fonctionnels sont nuls, ou restent très atténués, et les hydropisies notamment, y sont particulièrement rares ou, tout au moins, beaucoup plus tardives que chez l'adulte. Cependant, on devra donner la digitale « chaque fois que le cœur s'agite, précipite ses battements d'une façon désordonnée, et qu'il en résulte de la dyspnée ou de l'angoisse cardiaque ». Les indications de la digitale dans les maladies du cœur, chez les enfants, sont très voisines de celles que nous décrirons chez l'adulte (*voir page* 95); ajoutons cependant qu'elle doit être, en général, donnée à faible dose. Voici ce qu'on pourra prescrire :

Teinture alcoolique de digitale.

5 à 10 gouttes............	au-dessous de 3 ans,
10 à 15 —	de 3 à 5 ans,
20 —	au-dessus de 5 ans,

également réparties en 24 heures et suspendues au bout de 3 à 4 jours.

J. SIMON.

Extrait de digitale.

De 0 gr. 01 à 0 gr. 02 jusqu'à 3 ans.

BAGINSKY.

Infusion de digitale.

De 0 gr. 05 à 0 gr. 10 suivant l'âge, dans 150 gr. d'eau, édulcorée de sirop de framboises.

Sirop de digitale.

2 cuill. à café.............. au-dessous de 3 ans,
3 à 4 cuill. à café.......... au-dessus de cet âge.

Causes d'insuccès de la digitale. — Elles sont de plusieurs sortes :

a) Voici par exemple le cas d'un malade présentant de l'infiltration œdémateuse, des congestions viscérales, des urines rares et de l'arythmie cardiaque ; la digitale, absolument indiquée en pareille circonstance, semblerait devoir réussir, et cependant son action reste nulle ou à peine marquée. C'est que le *malade* est *atteint d'embarras gastrique* depuis quelque temps déjà, qu'il a perdu tout appétit, se plaint de nausées, de vomissements peut-être. Ce qui s'impose en pareil cas, c'est une purgation énergique qui doit marquer le début du traitement ; dès que la voie gastro-intestinale sera déblayée, la digitale reprendra toute son action.

b) Une seconde cause d'insuccès de la digitale peut être la suivante : On se trouve en face d'un malade présentant un œdème énorme des membres inférieurs, du scrotum, de la paroi abdominale et de la région lombaire, de l'ascite, de l'hydrothorax et des congestions viscérales multiples. Dans ce cas, la stase veineuse est considérable, les vaisseaux sont distendus et encombrés par la masse sanguine de retour, et les capillaires comprimés par l'infiltration séreuse (Bernheim). En pareil cas, le cœur s'épuise en vain à lutter contre cet obstacle périphérique formé de *barrages* circulatoires partiels et multiples (Peter) insurmontables, et la digitale perd toute action sur la contractilité cardio-vasculaire. Bien plus, si la diurèse ne s'établit pas et qu'on persiste à donner la digitale, on produira des accidents d'intoxication, car en agissant ainsi c'est, suivant l'heureuse comparaison de C. Paul, comme si on bourrait de charbon, à la faire éclater, une machine à vapeur dont les tuyaux d'échappement seraient obstrués. Ce qu'il faut ici, c'est faire d'emblée une large déplétion du système veineux en pratiquant une saignée de 200 à 300 grammes, et de la faire suivre le lendemain ou le surlendemain, d'une révulsion énergique sur les voies digestives par les drastiques. D'autre part, en cas d'œdème énorme des extrémités, on diminuera la résistance périphérique par quelques mouchetures disséminées sur les membres inférieurs et pratiquées avec une antisepsie parfaite. S'il y a de l'ascite ou de l'hydrothorax, même en quantité médiocre, on évacuera le liquide. Après avoir agi ainsi, c'est-à-dire en amoindrissant les obstacles qui exigent de la part du cœur un surcroît de travail énorme, on prescrira la digitale, et il est rare alors qu'elle ne produise pas les effets attendus.

c) La digitale est encore *impuissante dans les accidents ultimes de l'asystolie.* Dans ce cas, il s'agit presque toujours de cardiaques malades depuis de longues années et ayant présenté, à des intervalles plus ou moins rapprochés, des attaques d'asystolie dont la digitale avait triomphé jusqu'alors. Cependant, peu à peu, le myocarde, épuisé par cette lutte incessante, finit par succomber, et cela d'autant plus qu'il a subi graduellement une désorganisation profonde dans sa musculature. Du côté des vaisseaux périphériques l'affaiblissement n'est pas moins grand, en sorte que le malade présente un véritable état de *cachexie cardiaque*, par asthénie cardio-vasculaire profonde. La digitale ne peut rien contre cet état; le seul médicament qui puisse encore agir, et cela d'une façon relative et toute précaire, c'est la caféine.

A un autre point de vue, l'impuissance digitalique, en pareil cas, sert en quelque sorte de *pierre de touche* au pronostic, en ce sens qu'elle montre que le malade est arrivé à la cardioplégie finale, et que ses jours sont comptés.

d) Il existe une variété d'*affections du cœur droit* pouvant aboutir à l'insuffisance tricuspidienne, signalée par le Pr Potain et que nous avons, avec lui, longuement étudiée ailleurs (E. Barié. *Rech. sur les accid. card.-pulm. consécut. aux troub. gastr.-hépatiq. Revue de Médecine* 1883); *elle reconnait pour cause des troubles fonctionnels de l'estomac et du foie.* Donner la digitale d'emblée dans des cas pareils, ce serait exposer le malade à une recrudescence d'accidents dyspeptiques: vomissements, diarrhée, etc., alors que le repos et la diète lactée, véritables moyens de traitement, feront disparaitre rapidement tous les accidents.

e) Dans les *accidents gravido-cardiaques*, la digitale présente parfois des contre-indications absolues qui seront étudiées ultérieurement (*voir page* 438).

f) De même, dans certains cas de *palpitations nerveuses ou toxiques*, de tachycardies secondaires, la digitale échouera parce qu'elle n'est point indiquée, et que son action peut même être nuisible.

g) D'autres causes d'insuccès peuvent tenir encore aux *doses insuffisantes ou trop élevées*, aux modes d'administration mal choisis ou mal réglés: doses croissantes, doses continues, doses décroissantes, doses massives, etc.

h) Enfin, pour se mettre à l'abri des insuccès thérapeutiques, il faut éviter d'administrer avec la digitale les médicaments regardés comme *antago-nistes :* tels sont le tannin, les iodures, l'ammo-niaque, l'opium, l'alcool et les stimulants diffusibles.

Mort subite ou rapide. — Chez certains malades at-teints de dégénérescence profonde du myocarde, l'administration de la digitale fut suivie de mort su-bite ou rapide (Huchard).

Elle semble imputable à la dilatation excessive du cœur, résultant de la prolongation des diastoles. Chez ces malades, on avait observé au cœur le rythme couplé et tricouplé alternant (*voir page* 11), véritable « signe de saturation digitalique » ; aussi cet auteur déclare-t-il que ce signe est, pour tous les cas, une contre-indication formelle à l'emploi de la digitale.

PRINCIPES ACTIFS DE LA DIGITALE

Digitaline

HISTORIQUE. — Caractères généraux.

La digitale pourprée renferme un grand nombre de principes immédiats qui sont la source de ses propriétés physiologiques et thérapeutiques. De nombreuses recherches ont isolé plusieurs de ces substances, mais la communauté apparente de leurs propriétés a fait croire longtemps qu'il ne s'agissait là que d'un principe actif unique, toujours identique à lui-même, et auquel Homolle et Quévenne, qui crurent l'avoir isolé, donnèrent le nom de *digitaline.*

Cependant, avant eux, d'autres produits digita-liques avaient déjà été portés à la connaissance du public médical. Leroyer, pharmacien de Genève, en

1824, aurait retiré des feuilles de digitale une substance brune, poisseuse, amère, alcaline, soluble
dans l'eau et dans l'éther. Magendie, qui l'expéri-
menta, vit qu'un grain et demi (environ 78 milligrammes), mis en solution dans l'eau et injecté
dans les veines, suffit à tuer un chien de taille
moyenne en 50 minutes environ.

Vers la même époque, Dulong isola une autre
substance, amère, non alcaline, insoluble dans
l'éther, mais soluble dans l'eau et dans l'alcool, et
Pauquy prépara une digitaline se présentant sous la
forme d'aiguilles blanches, alcaline, d'une saveur
amère, insoluble dans l'eau, soluble dans l'alcool et
l'éther. Ces diverses substances étaient probablement mal déterminées au point de vue chimique.

En 1844, Homolle et Quévenne parvinrent à séparer de la digitale un principe actif qu'ils appelèrent
digitaline, et la Société de Pharmacie, qui avait mis
la question au concours, leur accorda le prix. Cette
substance était retirée de la macération aqueuse de
poudre de feuilles de digitale, puis reprise en dernier lieu, après quelques manipulations que nous
n'avons pas à décrire, par l'alcool et l'éther concentré.

Ils obtinrent ainsi une substance blanchâtre,
amorphe, friable, d'une amertume extrême, presque
insoluble dans l'eau froide, un peu plus soluble
dans l'eau bouillante, peu soluble dans l'éther et
dans la benzine, très soluble dans l'alcool et surtout
dans le chloroforme. Elle donne une belle couleur
vert-émeraude au contact de l'acide chlorhydrique.
Expérimentée bientôt par Bouchardat, Bouillaud et
Andral, cette substance, reconnue comme très
active, se substitua peu à peu à la digitale.

En 1864, Homolle et Quévenne apportèrent une très

importante modification à leur procédé, en purifiant la digitaline par le chloroforme; cette dernière substance est désignée sous le nom de *digitaline chloroformique* pour la distinguer du produit que ces chimistes obtenaient avec leur premier procédé. La digitaline chloroformique de Homolle et Quévenne, définitivement adoptée par le *Codex* de 1866, est entrée depuis cette époque dans la pharmacopée française.

En 1871, Nativelle vint modifier profondément la composition de la digitaline. Celle-ci, d'après le procédé de Homolle et Quévenne, provenait, nous l'avons dit, de la macération aqueuse de la digitale; quant au résidu poisseux, il était rejeté comme sans emploi. Or, d'après Nativelle, c'est précisément ce résidu qui renferme la presque totalité du principe actif et cristallisable de la digitale; lui seul serait de la *digitaline.* Quant à la macération aqueuse, le produit amorphe qu'elle renferme ne serait pas de la digitaline, mais de la *digitaléine.*

Le produit cristallisé ainsi obtenu par Nativelle (*digitaline cristallisée*), essayé par Gubler, Vulpian, fut reconnu comme beaucoup plus actif que la digitaline amorphe de Homolle et Quévenne, et Marotte estimait qu'elle ne devait être prescrite que par fractions de milligramme. Sa préparation est compliquée et ne comprend pas moins de 6 distillations, 2 ébullitions et traitement par différents menstrues. Elle se présente sous forme d'une substance blanche, inodore, montrant au microscope de petits cristaux lamellaires prismatiques; sa réaction avec l'acide chlorhydrique est la même que celle de la digitaline amorphe.

Quatre ans environ après la découverte de Nativelle, Schmiedeberg (*Neues Repert. Repertor. f.*

Pharm., p. 89, 1875) revint mettre tout en question, et prétendit que la digitaline de Nativelle n'est point un produit défini et qu'elle se compose d'une digitaline amorphe insoluble, et de deux autres principes dont l'un, la digitoxine, est une substance extrêmement active. Mais ces recherches ne sauraient modifier ce que nous venons de dire, et les produits obtenus par Schmiedeberg ne sont point comparables à ceux découverts par Homolle et Quévenne et par Nativelle, car ces derniers ont été extraits des feuilles de digitale, tandis que les premiers proviennent de la digitale commerciale de Wöhrling, préparée non avec des feuilles, mais avec des semences de digitale.

A côté des digitalines amorphes et cristallisées, il faut signaler encore la *digitaline cristallisée de Blaquart*, très voisine de celle de Nativelle, mais que son auteur (*Étude crit. sur la digitaline*, etc., Paris, 1872) considère comme plus active; puis la *digitaline allemande de Merck*, très soluble dans l'eau et qui est retirée des semences de la digitale; enfin, des digitalines commerciales mal dosées, renfermant des substances actives en quantité extrêmement variable, et par cela même différentes comme effet, sur lesquelles le clinicien ne saurait compter.

Résumé. — Il existe dans le commerce un certain nombre de produits extraits de la digitale, et désignés sous le nom général de *digitalines;* ces produits comprennent deux groupes :

A. Dans le premier groupe, qui renferme les *digitalines solubles en totalité dans le chloroforme et insolubles dans l'eau,* se rencontrent la *digitaline cristallisée chloroformique,* la *digitaline amorphe chloroformique,* et la *digitoxine.*

On a prétendu que ces trois produits, à l'état de pureté, possèdent la même activité : mais le fait n'est pas établi (Bousquet, 1895), d'une façon indiscutable ; de ces trois agents, le dernier est encore peu employé en France, à cause de la difficulté de l'avoir entièrement pur, mais en Belgique, sous l'influence de Masius et de Van Aubel (*voir page* 92), la digitoxine paraît devoir entrer dans la thérapeutique des maladies du cœur.

La digitaline amorphe et surtout la digitaline cristallisée restent encore jusqu'ici, en France, les médicaments de choix.

B. Le second groupe comprend les *digitalines insolubles dans le chloroforme et solubles dans l'eau :* ce sont la *digitaléine* et la *digitaline allemande.*

La première est un produit peu actif ; elle représente la partie soluble de l'ancien type de digitaline de Homolle et Quévenne (car leur produit actuel est une digitaline chloroformique). Quant à la digitaline allemande, elle est analogue sinon identique à la digitaléine, mais sa composition est variable. Comme cette dernière, elle doit son action à la quantité plus ou moins grande de digitaline chloroformique qu'elle renferme.

Comme *conclusion pratique*, nous dirons donc que s'il ne veut pas s'exposer à des déboires, le clinicien ne devra s'adresser qu'aux digitalines chloroformiques, et *de préférence à la digitaline cristallisée de Nativelle*, chimiquement définie et toujours identique à elle-même (Arnaud).

ACTION PHYSIOLOGIQUE.

La digitaline n'est pas éliminée par les reins, c'est pourquoi on ne la retrouve pas dans les urines.

On admet qu'elle est probablement décomposée dans le sang, aussi ne la retrouve-t-on pas davantage dans les organes sanguins. On la cherchera seulement dans les vomissements, les déjections alvines, ainsi que dans l'estomac et dans l'intestin.

Les longs détails dans lesquels nous sommes entré à propos de la digitale nous permettent d'être bref sur l'action physiologique de la digitaline (1). Il est probable qu'il y a quelques différences entre les effets de ces deux substances, car, outre la digitaline, d'autres principes actifs sont encore renfermés dans la digitale : digitalose, digitoxine, digitalin, acides digitalique et digitaléique, dont l'action individuelle, quoique certaine, est encore mal connue.

Quoi qu'il en soit, la digitaline agit sur le cœur d'une façon qui ne diffère pas sensiblement de ce que l'on observe avec la digitale. Comme celle-ci, la *digitaline ralentit, régularise les battements du cœur et ralentit le pouls*; à doses toxiques, au contraire, elle produit l'accélération et l'arythmie des pulsations. De même que pour la digitale, il faut un certain temps pour que la digitaline agisse sur le pouls, et cette action persiste encore quelque temps après la cessation du médicament; enfin la digitaline agit sur le tube digestif en produisant, comme la digitale, des nausées, des vomissements, etc.

----

(1) Les digitalines françaises, *amorphe* ou *cristallisée*, solubles dans le chloroforme, donnent avec l'acide chlorhydrique une coloration vert-émeraude ; avec l'acide sulfurique alcoolisé et une trace de perchlorure de fer, une coloration bleu verdâtre. Ces réactions ne se rencontrent pas avec la digitaline allemande qui correspond à notre *digitaléine*; elle est soluble dans l'eau et donne avec l'acide chlorhydrique une coloration jaune vert fauve. (P. Lafon. *Etud. pharmacol. et tox. de la digitale. Ann. d'hyg. publiq. et de méd. légale.* nov.-déc. 1886.)

Cependant, si on se rappelle que la digitaline est presque insoluble dans l'eau, et que par conséquent il ne doit s'en dissoudre qu'une très faible quantité dans la macération de digitale éminemment diurétique, on peut croire qu'un principe autre que la digitaline est doué de cette propriété (Huchard). Il s'ensuivrait donc que la digitaline aurait un pouvoir diurétique moindre que la digitale. Il n'en est rien cependant, et Potain a montré que la *digitaline cristallisée*, prescrite *sous forme de solution alcoolique au millième*, possède sur la diurèse une action au moins égale à celle de la digitale ; cette opinion est acceptée aujourd'hui par le plus grand nombre des cliniciens.

Si donc la digitale et la digitaline ont une ressemblance si grande dans leurs effets thérapeutiques, y a-t-il des raisons qui font préférer la digitaline à la digitale ?

On ne peut, dit Fonssagrives, invoquer ni l'avantage d'une énergie plus puissante, ni la facilité plus grande d'administration, ni une activité plus régulière; aussi faut-il s'en tenir à la digitale plutôt qu'à la digitaline.

Nothnagel et Rossbach (*Etude de mat. médicale*, trad. franç., 1880) sont du même avis. Regnault également rejette la digitaline comme infidèle et souvent inactive. Pour d'autres, il vaut mieux conseiller l'usage de la plante mère à cause de la complexité chimique de ses composés et leur action physiologique variable.

Cependant, comme nous venons de le dire, tel n'est point l'avis de Potain, qui recommande vivement l'emploi de la digitaline; de même Dujardin-Beaumetz, qui autrefois prescrivait surtout la digitale, et s'adresse maintenant à la digitaline; de même encore Hayem (*Leç. de thérapeut.*, p. 356, t. III, 1891), qui, après avoir donné pendant longtemps la préférence aux préparations aqueuses de digitale, n'emploie plus guère que la digitaline.

Cette substitution de la digitaline à la digitale tend, avec raison, à se généraliser de plus en plus ; toutefois on ne devra avoir recours le plus souvent qu'à la *digitaline cristallisée*, toujours identique à elle-même ; c'est dans ce but que la *Société de thérapeutique* (janvier 1895) a émis ce vœu : que le « Codex français supprime la digitaline amorphe et n'admette que la digitaline cristallisée chloroformique ».

Résumé pratique. — Si on veut obtenir un effet diurétique abondant et certain, on l'obtiendra sûrement avec les tisanes de digitale (macération ou infusion) et peut-être même aussi, quoique plus faiblement, avec la teinture alcoolique. Dans les cas où on pourra mettre en œuvre cette préparation fixe et bien dosée, connue sous le nom de *solution alcoolique de digitaline cristallisée au millième*, préparée par Petit-Mialhe suivant les indications de Potain, ou tout aussi bien, cette même solution alcoolique au millième, obtenue par Nativelle, on constatera une *diurèse abondante et rapide* ; c'est là une préparation excellente qu'on ne saurait trop recommander.

Lorsqu'on cherche seulement, dans le cas de cardiopathie chronique, à produire un *état sédatif* et à tenir en bride, pour ainsi dire, le cœur prêt à échapper, la digitaline cristallisée chloroformique, à très faible dose, et continuée pendant quelques jours, paraîtra préférable à la digitale.

PHARMACOLOGIE. — POSOLOGIE

A. Granules.

A. — Digitaline amorphe chloroformique

Préparée sous forme de granules de 1 milligramme, représentant 10 centigrammes de poudre de feuilles de digitale, dose : de 1 à 3 ou même 4 par jour.

C'est le produit accepté par le *Codex*, désigné encore sous le nom de *Digitaline amorphe chloroformique* du *Codex*.

B. — Digitaline cristallisée

Préparée sous forme de granules de 1/4 de milligramme; dose : de 1 à 4 par jour, par dose progressive.

NATIVELLE.

Il existe sous cette même forme, à 1/4 de milligr., des granules de digitaline cristallisée de H. Duquesnel, et également ceux préparés par Adrian; la dose est la même que précédemment.

On prépare, encore, des granules de *digitaline cristallisée* à 1/10 de milligramme. BÉRAL.

Le *Codex* indique la formule suivante :

Granules de digitaline cristallisée.

Digitaline cristallisée.........	0 gr. 10
Sucre de lait pulvérisé.................	3 gr.
Gomme arabique pulvérisée...........	1
Mellite simple......................	Q. s.

(CODEX DE 1895.)

Faire 100 granules. — Chaque granule est d'un milligramme.

Remarque très importante. — Nous avons dit déjà

que la digitaline amorphe chloroformique du Codex,
d'après les recherches modernes (Bardet, Hoppe, Fouquet, etc., contrôlées depuis par d'autres auteurs),
posséderait une activité et une intensité d'action
identiques à celles de la digitaline cristallisée chloroformique du Codex. Ce fait peut paraître paradoxal,
mais il s'explique en ce que la digitaline amorphe du
Codex diffère essentiellement de l'*ancienne digitaline
amorphe* des formulaires, qui n'était composée que
d'un peu de digitaline cristallisée et de beaucoup de
digitaléine, produit peu actif; par suite, elle n'avait
qu'une action d'un cinquième à un dixième plus
faible que celle de la digitaline cristallisée. Telle était
l'explication admise encore dans ces derniers temps,
mais qui ne semble plus prévaloir, car, d'après les
recherches rigoureuses et toutes récentes de Fr.
Franck, l'*action des digitalines cristallisées* chloro-
miques *serait trois ou quatre fois plus active* que *celle
de la digitaline amorphe* chloroformique.

D'un autre côté, comme le produit donné dans le
commerce sous le nom de *digitaline amorphe chloroformique du Codex* n'est pas toujours bien purifié,
ni entièrement soluble dans le chloroforme, il sera
préférable de prescrire toujours la *digitaline cristallisée chloroformique du Codex*, ou *mieux* celle de Nativelle, chimiquement définie ($C^{31}H^{50}O^{19}$) et d'un dosage rigoureux. On la donnera à la *dose d'un quart
ou d'un demi-milligramme*, pour arriver rapidement au
milligramme, s'il y a lieu.

B. Sirops :

Sirop de digitaline.

Digitaline amorphe..................	0 gr. 10
Alcool pour dissoudre...............	Q. s.
Sirop de sucre	1500 gr.

Une cuillerée à soupe contient 1 milligramme de digitaline ; dose : 2 à 3 cuillerées par jour.

HOMOLLE ET QUÉVENNE.

Sirop de digitaline cristallisée

Une cuillerée à café équivaut à un granule et contient 1/4 de milligramme de digitaline cristallisée.

NATIVELLE.

C. Solutions :

Solution titrée de digitaline

Dix gouttes représentent exactement 1 milligramme de digitaline. HOMOLLE ET QUÉVENNE.

Le professeur Potain a donné définitivement la préférence à la préparation suivante de digitaline cristallisée :

Solution alcoolique de digitaline cristallisée.

à 1/1000 (au millième).

50 gouttes de cette solution correspondent à un milligramme de digitaline cristallisée. POTAIN.

Potain déclare obtenir, avec cette préparation, un effet diurétique aussi puissant que celui produit par la macération ou l'infusion de digitale. Il prescrit à dose massive : 50 gouttes, à prendre en une ou deux fois dans un peu d'eau ou d'infusion aromatique, pendant un jour seulement. Puis, après trois à cinq jours de repos, on reprend le médicament, si besoin est, à la même dose ou à une dose plus faible : 30 gouttes par exemple. Dans les jours intercalaires, le malade reste soumis au régime lacté exclusif. Cette préparation excellente a l'inconvénient, pour quelques médecins, d'exiger que le malade compte un trop grand nombre de gouttes, même en employant le *compte-goutte officiel calibré à 3 millimètres de diamètre au bec;* c'est pourquoi quelques-uns préféreraient voir prescrire la solution par centimètre cube. Mais il y a là une cause d'erreur, car si un centimètre cube d'eau distillée fait théoriquement 50 gouttes, il n'en est pas de même du mélange d'eau et d'alcool qui sert à faire la solution; il est donc nécessaire de se procurer des solutions d'une pureté, et d'une fixité indiscutables. Petit-Mialhe, qui prépare depuis longtemps cette solution, est arrivé à obtenir un mélange ayant sensiblement là même densité que l'eau. Pour cela il fait un mélange à parties égales d'eau, d'alcool et de glycérine à 30 degrés. La glycérine est plus dense que l'eau, l'alcool l'est moins, mais les deux écarts en plus et en moins se compensant exactement, on obtient au total la densité de l'eau; cette solution donne exactement 50 gouttes au compte-goutte officiel; d'ailleurs il n'y aurait pas une très grande importance à ce que le malade fît une erreur de 2 ou 3 gouttes, en plus ou en moins. La solution obtenue par ce procédé est absolument permanente et ne précipite jamais, bien que la digitaline soit peu soluble. Cette préparation d'une conservation indéfinie donne des résultats certains.

Voici exactement la formule, donnée par Petit, telle qu'elle a été insérée dans le *Supplément du Codex* (1895) :

Digitaline cristallisée chloroformique...............	1 gr.
Glycérine à 1,25	333 c. c.
Eau...................	116 c. c.
Alcool à 90°...........	Q. s. pour compléter 1000 c. c.

PETIT.

Pour les médecins qui persisteraient à formuler la solution par centimètre cube, on pourrait recourir à la formule indiquée par Fouquet :

Digitaline cristallisée............   0 gr. 10
Glycérine neutre à 30°.........   33 c. c. 3
Eau distillée.................   14 c. c. 6
Alcool à 95°................   Q. s. pour faire 100 c. c.

Dose : 40 gouttes en une fois.

Solution alcoolique de digitaline.

Digitaline.......   0 gr. 005
Alcool.........   100 c. c.

Prendre chaque jour, matin et soir, une cuillerée à dessert.

G. Sée.

On a administré quelquefois la digitaline en *injections hypodermiques;* en voici une formule empruntée à Gubler :

Solution de digitaline pour injections hypodermiques.

Alcool........ .... ⎫
Eau distillée........... .... ⎬ āā 250 gr.
Digitaline...................... ⎭ 1

Gubler.

La seringue de Pravaz tout entière représente 2 milligrammes de digitaline. On pratique une fois par jour, ou deux fois (le matin et le soir), une injection sous-cutanée avec une demi-seringue (1 milligramme) dans la région dorsale. A la suite de cette médication, l'état des malades a pu se relever d'une façon rapide « alors que la digitale donnée à l'intérieur n'avait pas donné d'action » (Gubler, *Soc. de thérap.* 1878).

Après lui, Chappet (*Contrib. à l'hist. de la digit. Th.* Lyon 1879) a proposé une solution au millième. A l'étranger, Otto et Witkoski (1875-1876) avaient

déjà employé les injections hypodermiques, en se
servant d'une solution de digitaline de Merck dans
l'eau glycérinée. Mais ces injections, outre qu'elles
sont douloureuses, provoquent quelquefois des accidents graves au niveau de la piqûre : du sphacèle
(Luton), et des phlegmons; on ne saurait donc les
conseiller. Si cependant, pour des raisons particulières, la digitale ne pouvait être prescrite par la voie
stomacale, on pourrait tenter l'essai d'une injection
sous-cutanée de digitaline, avec la formule que
signale Fonssagrives d'après Bourneville et Bricon :

Solution de digitaline pour injection sous-cutanée.

Eau distillée.........................	āā 25 gr.
Alcool..............................	
Digitaline de Homolle et Quévenne...	0 gr. 10

*Chaque demi-seringue (10 gouttes) représente 1 milli-
gramme de digitaline; dose 10 à 20 gouttes.*

Enfin la digitaline est quelquefois associée avec
succès à d'autres substances diurétiques et laxatives,
comme dans la formule suivante :

Pilules de digitaline, de scille et de scammonée.

Digitaline amorphe..................	0 gr. 05
Poudre de scille....................	āā 5
Poudre de scammonée...............	
Sirop de gomme....................	Q. s.

Faire 100 pilules.
Chaque pilule représente 0 gr. 0005 de digitaline.
*On donne 2 pilules le premier jour, puis 4 pilules
(2 milligrammes) si cela est nécessaire.*

Pour se rendre compte de la valeur thérapeutique
des diverses préparations de digitale ou de digitaline qu'il veut employer, le clinicien doit connaître

exactement leur équivalence. Nous l'avons résumée d'une façon claire et succincte dans le tableau suivant :

ÉQUIVALENCE DES DIVERSES PRÉPARATIONS DE DIGITALE ET DE DIGITALINE

1° Digitaline.

1 milligr. de digitaline cristallisée de Nativelle équivant à

0 gr. 40 de feuilles de digitale.
0 gr. 45 d'extrait aqueux de digitale.
2 gr. 40 ou 128 gouttes de teinture alcoolique de digitale.
0 gr. 006 de digitaline chloroformique du Codex.
50 gouttes de solution alcoolique au millième de digitaline cristallisée.

2° Digitale.

0 gr. 10 de feuilles de digitale équivalent à

0 gr. 60 ou 32 gouttes de teinture alcoolique de digitale.
0 gr. 0015 de digitaline chloroformique du Codex.
0 gr. 00025 de digitaline cristallisée de Nativelle.
13 gouttes environ de solution alcoolique au millième de digitaline cristallisée.

AUTRES PRINCIPES ACTIFS DE LA DIGITALE

Outre la digitaline, principe actif par excellence de la digitale, on trouve encore dans celle-ci un grand nombre de *glucosides* (1) que nous avons déjà signalés et dont la composition chimique et l'action physiologique sont encore mal déterminées.

Dès l'année 1844, en extrayant la digitaline de la digitale, Homolle et Quévenne avaient reconnu dans cette dernière la présence de principes multiples désignés sous les noms de digitalose, de digitalin, digi-

(1) On donne le nom de *glucosides* à des produits naturels du régime végétal, qui, mis en présence d'un acide minéral faible, ou d'un ferment, donnent naissance à du glucose.

talide, acide digitalique, acide digitaléique, puis du tannin, du sucre, de l'amidon, de la matière colorante, etc.

En 1875 Schmiedeberg, de Strasbourg, a repris la question, et pour lui la digitale renferme, outre le tannin, le sucre, l'amidon et la chlorophylle, plusieurs principes actifs : la digitonine, la digitine, la digitaline, la digitaléine et la digitoxine.

Plus récemment encore, Kiliani (1891–1895), de Munich, et vers la même époque, Houdas, en France, ont insisté avec détail sur les propriétés de ces glucosides.

a. La *digitonine* agit comme la saponine ; elle déprime l'activité cardiaque, paralyse le système nerveux du cœur et le myocarde. D'après Houdas, cette substance serait la même que la digitaléine.

b. La *digitine* est inerte.

c. La *digitaléine* est une masse blanc jaunâtre, très peu soluble dans le chloroforme ; elle est désignée par les Allemands sous le nom de *digitaline*, et on la trouve, chez eux, sous l'aspect amorphe et sous la forme cristallisée. La première est une poudre blanche, amère, inodore, très soluble dans l'eau, peu soluble dans l'alcool, insoluble dans l'éther.

Houdas, qui l'a obtenue, à l'état pur, cristallisée, a montré qu'elle possède une activité beaucoup plus faible que celle de la digitaline.

d. Le plus important de ces glucosides est la *digitoxine*.

Digitoxine.

La digitoxine, insoluble dans l'eau et la benzine, soluble dans l'alcool et le chloroforme, serait extrêmement active. Chez l'homme, 2 milligrammes suffiraient à provoquer des accidents graves durant plusieurs jours (Hoppe). Tel n'est pas l'avis de M. Masius; dans le débat sur les principes actifs de la digitale, poursuivi devant l'Académie royale de Belgique (1893), il a préconisé vivement l'emploi de la *digitoxine* dont il a obtenu d'excellents résultats thérapeutiques. A la dose de 1 milligramme à 1 milligramme 1/2 par jour, en prises de 1/2 milligramme, la digitoxine donnerait rapidement les effets de la digitale sans effets secondaires fâcheux, surtout sur le tube digestif. A ce propos, M. Van Aubel a donné quelques explications.

Il s'est assuré d'abord par des expériences multiples sur des chiens que 1 milligramme de digitoxine en injection sous-cutanée ne provoque ni irritation ni inflammation. C'est ce qui le porte à croire que, dans des cas graves et lorsqu'il est urgent d'intervenir, on pourrait se servir chez l'homme d'*injections sous-cutanées* d'après la formule suivante :

Digitoxine......................	20 milligr.
Chloroforme......................	2 gr.
Alcool à 94 degrés centigrades.......	26.5
Eau distillée......................	48

pour 80 *injections sous-cutanées.*

On injectera 3 seringues de 1 gramme par jour, à 3 heures de distance, soit 3/4 de milligramme dans toute la journée.

Telle est la technique de l'auteur que je signale sous sa responsabilité.

La *digitoxine* est un produit pur, cristallisé, assez facile à préparer, peut-être le plus actif des principes de la digitale. Son prix est tellement minime qu'un malade en consomme à peine pour 3 centimes par jour. Il est probable qu'elle constitue avec la digitonine la plus grande partie des principes actifs de la plupart des digitalines du commerce.

Masius a montré (et le fait a été vérifié entièrement par la commission expérimentale de la Société de Thérapeutique (1895), et plus tard par Fr.-Franck) que la *digitoxine allemande* de Merck (de Darmstadt) *possède une activité trois fois plus grande* que celle de la digitaline cristallisée chloroformique française. Houdas a expliqué le fait en déclarant que la digitoxine n'est point un produit constant, mais un mélange de digitaline cristallisée et d'un principe, non encore isolé, mais d'une activité supérieure à celle de notre digitaline cristallisée.

Quoi qu'il en soit, Masius donne le médicament à la dose de *trois à quatre milligrammes* par jour, et l'administre dans une infusion de café noir, pour en faciliter la tolérance, car elle est parfois nauséeuse. Elle provoque la diurèse, régularise le pouls et en augmente l'amplitude. Il est donc possible que lorsque les propriétés de la digitoxine seront mieux connues, on fasse appel à cet agent thérapeutique dans tous les cas pressants, par exemple dans les accidents de collapsus qui surviennent parfois dans le cours des cardiopathies; jusqu'ici il ne me semble pas que la digitoxine allemande présente une supériorité réellement établie sur notre digitaline cristallisée française (1).

(1) Sous le nom de *digitaline vraie*, Schmiedeberg a préparé une sorte de digitoxine, dont les effets sont restés inférieurs à ceux de la digitale, ainsi que Deucher l'a établi dans une série d'expériences intéressantes (1896).

INDICATIONS DE LA DIGITALE DANS LES MALADIES DU CŒUR

1° Affections valvulaires chroniques du cœur.

Il est de règle aujourd'hui de considérer dans l'évolution des maladies organiques du cœur *quatre périodes* distinctes :

a. Dans la première période, la maladie est récente encore ; les lésions organiques sont constituées, mais les troubles fonctionnels font encore défaut et la santé du sujet n'est point altérée. Ainsi qu'on l'a dit, il y a *lésion*, mais pas encore *maladie* du cœur ; c'est la période d'*eusystolie*.

b. Dans la seconde période (*hypersystolie*), les effets nuisibles des lésions anatomiques sont encore atténués ; ils sont *compensés*, comme on a pris l'habitude de le dire, par l'accroissement de l'énergie contractile de la cavité cardiaque située en arrière de l'obstacle, ainsi que par un état de tonicité suffisant des capillaires qui se trouvent en avant. Durant cette période, qui dure le plus souvent pendant de longues années, on ne relève que des troubles momentanés, un peu d'oppression, quelques palpitations passagères à l'occasion d'un exercice violent, d'une course rapide, d'un effort exagéré. En se soumettant à quelques précautions hygiéniques, en n'exposant son cœur à aucun surmenage, le patient conserve un état de santé relatif. Il est bien évident ici que le cœur, dont les systoles continuent à être parfaitement régulières, ne réclame aucunement l'intervention de la digitale ; le traitement sera donc purement hygiénique.

Cependant, la persistance de l'obstacle entraîne

pour le cœur un surcroît de travail permanent ; le
cœur y répond par la dilatation hypertrophique de
la cavité en amont de la lésion, il bat avec violence
dans la poitrine, le choc de la pointe est plus vigoureux, plus impulsif. La compensation dépasse parfois
le but, il se produit des poussées congestives vers la
face, les yeux sont injectés, il survient des épistaxis,
le malade accuse de la céphalalgie, des bourdonnements d'oreille, des battements violents dans la région temporale, etc. Dans ce cas encore, la digitale
est contre-indiquée, c'est aux modérateurs du cœur
qu'il faudra recourir.

c. Peu à peu, cependant, le muscle cardiaque, épuisé
par ce surcroît incessant d'activité, ne tarde pas à
fléchir, ses cavités se laissent distendre, ses contractions sont affaiblies, les bruits mollement frappés
deviennent arythmiques, le pouls est petit et irrégulier. Bientôt, le système circulatoire tout entier participe à ce désordre, et la tension artérielle diminue
progressivement, pendant que la tension veineuse
s'élève ; déjà on observe, principalement à la fin de
la journée, un peu d'œdème des membres inférieurs,
ou seulement localisé autour des malléoles, de même
on voit survenir des congestions viscérales : les poumons présentent des signes de congestion œdémateuse des bases, avec ses conséquences : oppression,
toux, etc., le foie augmente de volume, les urines
sont rares, sédimenteuses, et renferment quelquefois un peu d'albumine.

Cet ensemble morbide qui répond à une attaque
d'*asystolie temporaire* constitue la période dite d'*hyposystolie* de certains auteurs. C'est ici que la digitale
présente son indication formelle ; grâce à elle, le
muscle cardiaque va retrouver son énergie et la ré-

gularité de ses contractions, la tension artérielle va
se relever, la diurèse se produire, et, comme conséquence, les hydropisies, les œdèmes périphériques
vont disparaître ; *la digitale est donc le médicament de
choix de l'hyposystolie, ou si l'on aime mieux, de l'asystolie
temporaire.*

d) Malheureusement, ce retour à la santé n'est que
passager, et au bout d'un temps variable, une nouvelle attaque hyposystolique se montre avec ses
accidents habituels. La digitale en triomphera encore, de même que des trois ou quatre attaques qui
pourront survenir dans la suite ; mais, à chaque reprise, l'action du médicament deviendra plus faible
et finira par perdre toute sa puissance. C'est alors que
commence la dernière période : *l'asystolie chronique,*
définitivement installée, et caractérisée par une altération profonde du myocarde avec état parétique de
ses fibres musculaires.

L'infiltration œdémateuse devient permanente, et
gagne peu à peu toute l'étendue des membres inférieurs, l'hydropisie s'étend aux séreuses, et les congestions viscérales gagnent en intensité et en étendue.
Les malades sont en proie à une dyspnée considérable, le sommeil est impossible, les urines rares et
albumineuses ; parfois surviennent des hémorrhagies bronchiques, le pouls est misérable et arythmique ; bref, on observe tout cet ensemble morbide
qui constitue *l'asthénie cardio-vasculaire.*

Cette période, si grave dans l'évolution des cardiopathies et caractérisée par deux états principaux,
d'après Gubler : l'ataxie du cœur (*cardiataxie*) et la
parésie du myocarde (*cardioplégie*), est rebelle à toute
action digitalique. *Donner la digitale à ce moment,*
constitue une *faute grave de thérapeutique,* car non

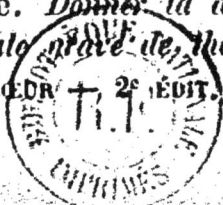

seulement elle est sans effet sur le cœur, mais de
plus, elle exagère la résistance en augmentant la
contractilité des capillaires périphériques. Malheureusement, il n'existe point cliniquement de signes
qui permettent de savoir avec certitude si le malade
est arrivé définitivement à cet état de cardioplégie
réfractaire à la digitale; ce n'est qu'en tâtonnant, et
avec prudence, qu'on peut essayer de donner de la
digitale au malade, car, tant qu'il existe quelques
fibres musculaires capables de répondre au médicament, son action peut être utile. Si le cœur et le
pouls ne répondent pas, si la quantité d'urine n'est
point augmentée, la non-efficacité de la digitale est
le véritable réactif thérapeutique : le cœur est profondément altéré dans sa musculature, il faut cesser
la digitale. C'est maintenant la *caféine* qui pourra
seule remédier à ce grave état asystolique, et cela
pour un temps limité.

On peut conclure de ce court exposé, que l'indication capitale de la digitale résulte bien moins dans la
localisation précise de la maladie vers tel orifice du
cœur, que dans l'état du muscle cardiaque. C'est le
muscle cardiaque qui est tout, a dit G. Sée (1893).
Stokes, avant lui (*Trait. des maladies du cœur et de
l'aorte*, traduct. Sénac, p. 135, 1864), a fait ressortir
ce point si important de la façon la plus nette. Dans
le traitement des affections valvulaires dit-il, nous
devons être guidés, moins par l'état des valvules,
que par celui du tissu musculaire cardiaque. Le médecin, dès qu'il est sûr qu'il existe une affection des
valvules, ne perdra pas trop de temps à s'assurer
minutieusement de sa nature; il examinera l'état
physique et vital de l'organe. A cet effet, il déter-
minera la force avec laquelle agit le cœur, et il re-

cherchera si cette force est supérieure ou inférieure à ce qu'elle est normalement.

La notion d'orifice ne joue qu'un rôle secondaire dans les indications de la digitale, et Peter limitait son utilité aux cas où il y a « irrégularité, tumulte et fréquence ». Teissier père, de Lyon (*loc. cit.*), généralisant davantage, a dit : La digitale est contre-indiquée dans les affections valvulaires, lorsque celles-ci sont suffisamment ou exagérément compensées ; elle est indiquée dans toutes les affections valvulaires lorsqu'elles sont insuffisamment compensées.

Résumé. — *La digitale,* médicament par excellence de l'asthénie cardio-vasculaire, *est contre-indiquée lorsque la contraction cardiaque est suffisante et régulière. Elle est indiquée,* au contraire, *lorsqu'il y a affaiblissement de la contraction du myocarde,* avec *arythmie, abaissement de la tension artérielle avec augmentation de la tension veineuse,* et que ces troubles s'accompagnent de *stase* et d'*œdème périphériques,* d'*hydropisie des séreuses,* de *congestions viscérales* et de *diminution notable dans la quantité des urines.* Toutefois, dans cet état, pour que l'*effet* de la digitale soit *utile,* il faut que le muscle cardiaque, troublé seulement dans son fonctionnement (arythmie ataxique), soit encore en état de répondre à la stimulation de ce tonique cardio-vasculaire.

Au contraire, l'*effet* de la digitale est *nul* lorsque le myocarde est altéré profondément dans sa nutrition (ataxie paralytique) ; son action est *nuisible* lorsqu'elle s'exerce exclusivement ou d'une façon trop prédominante sur la périphérie vasculaire.

Cependant, si la notion d'orifice n'est que secondaire, il n'en est pas moins vrai que la digitale ne

répond pas de la même manière à toutes les affections organiques du cœur ; quelques considérations
pratiques sont utiles à mettre en relief à ce sujet.

1° AFFECTIONS MITRALES.

La digitale dans l'insuffisance mitrale.

Dans l'insuffisance mitrale, le rythme cardiaque
est notablement troublé, l'arythmie y est précoce. En
effet, à chaque diastole, une colonne sanguine reflue
dans l'oreillette gauche, et se joint à celle des veines
pulmonaires. L'oreillette étant en repos n'offre
qu'une résistance passive à cet envahissement sanguin qui la distend de toute pièce, aussi ne tarde-t-elle
point à se dilater et à s'hypertrophier ensuite.
D'autre part, le ventricule qui reçoit de l'oreillette
une quantité considérable de liquide sanguin, ne
tarde pas non plus, devant cet excès de travail, à
entrer en dilatation et à s'hypertrophier consécutivement. Il en résulte que la colonne sanguine qu'il lan-
cerait tout entière dans l'aorte, s'il n'y avait pas insuffisance, reflue en partie dans l'oreillette et y élève la
tension, puis va repasser dans ce même ventricule
pendant la diastole suivante, par l'effet de la contraction de l'oreillette distendue et hypertrophiée. La
colonne sanguine décrit donc ainsi une sorte de *va-
et-vient incessant*, de l'oreillette vers le ventricule et
du ventricule vers l'oreillette, et, comme la valvule
mitrale devenue insuffisante, cesse d'être un point
d'appui au ventricule pour lui permettre de lancer et
de faire progresser régulièrement le sang dans
l'aorte, celui-ci ne circule plus que d'une façon mal
réglée, irrégulière, arythmique. Ces phénomènes si
fâcheux se trouvent encore exagérés par ce fait que
la dilatation ventriculaire devient bientôt une cause

nouvelle qui augmente l'insuffisance valvulaire, exagère par cela même le travail cardiaque et diminue l'effet utile de la contraction ventriculaire. Le muscle cardiaque ne va donc pas tarder à fléchir, et ses contractions seront faibles et ralenties.

Or, dans le cas d'insuffisance mitrale, une systole ventriculaire très lente, fera refluer la plus grande partie du sang vers l'oreillette, et une faible portion dans l'aorte, ce qui entrave singulièrement l'équilibre circulatoire ; au contraire, avec une systole brusque, la résistance au niveau de l'orifice mitral s'accroît proportionnellement à la vitesse et devient bientôt supérieure à celle de la pression aortique, et le sang passe dans l'aorte en proportion d'autant plus considérable, que la rapidité et l'énergie de la contraction sont plus grandes. Une contraction ventriculaire énergique est donc extrêmement favorable au bon fonctionnement du cœur dans l'insuffisance mitrale. C'est pourquoi *l'usage de la digitale y devient utile, indispensable même, aussitôt que la dilatation cardiaque atteint un certain degré et que l'arythmie est manifeste.*

Les effets de la digitale dans l'insuffisance mitrale sont les suivants :

a) Du côté des vaisseaux périphériques : 1° élévation de la tension artérielle, qui a pour effet de provoquer la diurèse, d'activer le courant circulatoire et, par suite, de ménager l'action du ventricule fatigué ; 2° diminution de la tension veineuse, ce qui favorise la disparition des œdèmes et des stases périphériques.

b) Du côté du cœur : 1° exagération des forces toniques de résistance à la dilatation ; 2° augmentation d'énergie de la contraction ventriculaire. Celle-ci va

augmenter, il est vrai, l'énergie du reflux vers l'oreillette, et par suite, l'intensité du bruit de souffle systolique, mais elle augmentera en même temps la
proportion de la colonne sanguine lancée dans
l'aorte qui s'accroît avec l'énergie de la systole.

La digitale dans le rétrécissement mitral.

Dans ce cas, l'arythmie est moindre et plus tardive que dans l'insuffisance mitrale.

En effet, ici l'obstacle est constant, toujours le
même, et non sujet à des variations comme ce qu'on
observe dans l'insuffisance mitrale. La quantité de
sang que reçoit le ventricule gauche est petite, il est
vrai, mais toujours la même et à la rigueur suffisante
pourvu qu'on ne demande pas au cœur un effort exagéré. C'est qu'en effet, dans le rétrécissement mitral,
le cœur est accommodé pour un petit travail, et fonctionne bien, pourvu qu'on n'exige de lui rien au delà
de ce qu'il peut donner (Potain).

La digitale en pareil cas ne ferait que provoquer
un fonctionnement excessif du cœur et l'épuiserait,
car il lui est impossible de faire passer à travers
l'orifice une quantité de sang plus grande que ne
permet l'obstacle invincible.

Contrairement à ce qui arrive dans l'insuffisance
mitrale, le ventricule gauche n'a aucune raison d'augmenter de volume, et la dilatation porte exclusivement sur l'oreillette ; il n'y a donc ici ni oscillation,
ni reflux de la colonne sanguine du ventricule vers
l'oreillette et *vice versa*. D'ailleurs, le degré de dilatation de l'oreillette a relativement peu d'importance,
le passage du sang dans le ventricule se faisant en
majeure partie par la *vis à tergo*. Augmenter l'énergie de l'oreillette gauche par la digitale n'aurait

qu'une influence médiocre sur le bon fonctionnement
du cœur, car les orifices veineux, étant sans valvules,
ne fournissent à l'oreillette aucun point d'appui pour
assurer le passage régulier du sang de sa cavité dans
celle du ventricule. Ici le point d'appui, c'est la
colonne sanguine contenue dans les veines pulmonaires, et il n'est pas sans danger d'exagérer la tension de ces veines.

Donc, *dans le rétrécissement mitral, la digitale est inutile, sinon nuisible, tant qu'il n'y a pas d'arythmie.*

A cette *dernière période seulement, elle est utile :*

a) Du côté du cœur, elle allonge la période diastolique nécessaire au passage du sang à travers
l'orifice rétréci.

b) Du côté des vaisseaux périphériques, elle élève la
tension artérielle trop faible, et diminue la pression
veineuse dont l'exagération est la cause des stases,
des œdèmes et des congestions passives.

2° AFFECTIONS DU CŒUR DROIT.

La digitale dans l'insuffisance tricuspidienne.

Ce que nous venons de dire de l'action de la digitale dans l'insuffisance mitrale pourrait s'appliquer
à l'insuffisance tricuspidienne ; d'où vient cependant
que ses effets y sont moins utiles ? C'est que l'insuffisance de la valvule tricuspide est une lésion secondaire et tardive ; lorsqu'elle se montre, le cœur lutte
depuis longtemps déjà, et son muscle altéré se contracte mal ; or nous avons montré combien,
dans de pareilles circonstances, les effets de la digitale étaient incertains. De plus, l'insuffisance tricuspidienne est une lésion de protection pour le poumon, elle joue véritablement le rôle d'une soupape
de sûreté ; elle s'oppose, en effet, à ce que le sang s'ac-

cumule vers le poumon dans le cas où il existe une
résistance considérable vers les cavités cardiaques
du côté gauche. Il peut donc être quelquefois utile
de conserver une insuffisance tricuspidienne et de se
borner à en surveiller les effets. Dans ces cas, si on
supprime l'insuffisance valvulaire, on provoque
rapidement une élévation de tension dans les vaisseaux pulmonaires capable de produire des accidents plus ou moins sérieux, tels que : congestion
pulmonaire, hémoptysies, etc.

3° AFFECTIONS AORTIQUES.

Dans les affections aortiques, la digitale a moins
souvent à intervenir que dans les lésions de l'orifice mitral. Les lésions aortiques, en effet, sont
généralement compensées par une hypertrophie régulièrement progressive, que la digitale exagérerait
d'une façon très fâcheuse.

La digitale dans le rétrécissement aortique.

Ici comme dans le rétrécissement mitral, le cœur
est réglé pour un petit travail et se contracte régulièrement, tant qu'on ne lui demande point un fonctionnement exagéré. L'hypertrophie du ventricule
gauche s'accuse proportionnellement au degré du
rétrécissement et de l'effort qu'il nécessite.

Dans le rétrécissement aortique, la digitale ne
devient utile que lorsque l'énergie cardiaque vient
à fléchir. On observe cet accident dans des conditions diverses, tantôt à la suite du surmènement du
cœur, ou dans le cours de phlegmasies cardiaques
intercurrentes, ou encore s'il survient une maladie
fébrile dans le cours du rétrécissement aortique. Il
peut se produire alors un certain degré d'arythmie

et de précipitation des battements du cœur avec systole incomplète, qui serait utilement modifié par la digitale. D'ailleurs, en augmentant dans ce cas la tension aortique, on ne commet aucune imprudence, car la plus grande partie de l'effort s'épuise sur le rétrécissement même. En outre, il faut remarquer que, pour le bon fonctionnement du cœur, l'augmentation de la pression vasculaire, d'une façon continue et régulière, est bien préférable aux oscillations variables et sans cesse renouvelées.

La digitale dans l'insuffisance aortique.

Dans l'insuffisance aortique, la compensation est durable et longtemps suffisante, et les battements cardiaques restent réguliers pendant une période fort longue, c'est pourquoi l'*usage de la digitale y est particulièrement défavorable*. En effet, dans l'insuffisance aortique, la période qui est spécialement fâcheuse est la diastole durant laquelle se produit le reflux du sang artériel dans le ventricule gauche ; or la digitale, allongeant la période diastolique, augmente le phénomène de la régurgitation, et par cela même la dilatation et l'affaiblissement du ventricule qui en sont la conséquence prochaine. De plus, par son action sur les vaisseaux de la périphérie, elle augmente la tension artérielle et cela sans bénéfice aucun, puisque cette tension plus forte exagère le reflux sanguin ; de même l'action contractile qu'elle exerce sur les capillaires augmente l'anémie périphérique, d'où pâleur des tissus, tendance aux vertiges, aux syncopes, etc.

En excitant l'énergie de la contraction ventriculaire, son action n'est pas plus utile, car elle augmente ainsi la brusquerie des oscillations de pression intraventriculaire, dangereuse pour la paroi des vaisseaux si souvent athéromateux chez les aortiques.

La digitale, dans l'insuffisance aortique, *ne sera utile que dans les périodes avancées de la maladie,* lorsque le cœur fatigué se contracte mollement et avec arythmie ; cependant on l'administrera toujours avec prudence.

4° Lésions cardiaques complexes.

Les indications de la digitale, dans ces cas, sont nécessairement des plus variables et dépendent de la prédominance des accidents imputables, soit aux affections mitrales, soit aux lésions d'origine aortique. D'une façon générale, l'arythmie, les œdèmes, la rareté des urines, les congestions viscérales, etc., sont des indications aux préparations digitaliques.

2° La digitale
dans les maladies aiguës du cœur.

1. **Endocardite.** — Lorsque l'endocardite était déclarée, Bouillaud préconisait les émissions sanguines, les larges vésicatoires sur la région précordiale, que l'on pansait ensuite avec vingt, trente ou quarante centigrammes de poudre de feuilles de digitale pour ralentir les battements du cœur. « Nous avons eu, dit-il (*Trait. clin. des malad. du cœur,* t. II, p. 386), recours à ce moyen dans un très grand nombre de cas, et nous avons toujours eu à nous en louer ; nous le recommandons avec la certitude expérimentale de ses bons effets. » La clinique journalière n'a pas ratifié cette déclaration, et, malgré la chaude recommandation de Bouillaud, ce moyen,

d'ailleurs fort douloureux dans certains cas, a été abandonné de tous les médecins.

On a proposé encore de larges frictions de teinture de digitale sur la région précordiale ; mais le meilleur moyen de donner la digitale serait encore, dans le cas d'agitation extrême du cœur, ce qui est assez rare dans l'endocardite aiguë, de recourir à la teinture par la voie stomacale, suivant les formules indiquées précédemment. On réduira le nombre des battements du cœur et, par suite, la somme de travail des appareils valvulaires et du muscle cardiaque. A un autre point de vue, la digitale sera prescrite encore pour relever l'énergie contractile du myocarde, lorsque la faiblesse de l'impulsion et des bruits cardiaques indiquera son état de souffrance.

2. **Péricardite.** — On relève quelquefois, dans la péricardite, une fréquence notable du pouls, et, pour quelques auteurs, ce serait l'indice d'une souffrance de la séreuse déterminant une action réflexe propagée au pneumogastrique et réfléchie sur le grand sympathique. Quelle que soit la valeur de l'explication, cet état peut être modifié par la digitale. De même, sous l'influence de la phlegmasie du péricarde, le muscle cardiaque sous-jacent, suivant la loi bien connue de Stokes, s'altère et perd ses propriétés contractiles, et arrive à un état de dilatation paralytique qui peut conduire à l'arythmie, à la cyanose et à un état voisin de l'asystolie. Dans ce cas également, la digitale, qui ranime le myocarde, va trouver son application. On administrera donc la digitale dans ces deux circonstances, suivant le conseil de Gendrin, c'est-à-dire à petites doses, parfaitement suffisantes : 10 à 20 centigrammes de poudre de

feuilles en macération ou infusion, sans recourir aux doses massives et dangereuses de 1 à 5 grammes proposées par Friedreich.

3. Myocardite. — Cette grave complication de la plupart des maladies infectieuses à marche aiguë réclame, au début même, l'emploi de la digitale, dès qu'on reconnaît, par la faiblesse des bruits ou par l'arythmie commençante, que le muscle cardiaque commence à faiblir. Nous verrons bientôt que la caféine peut suppléer la digitale en pareil cas.

3° La digitale dans les affections du cœur sans lésions d'orifice.

D'une façon générale, l'influence de la digitale y est moins favorable que dans les cardiopathies valvulaires.

Les troubles fonctionnels des affections du cœur sans lésions d'orifice sont nombreux et peuvent être classés en plusieurs groupes :

A. Les palpitations.

a) Palpitations des chlorotiques et des névropathes. — Elles sont très fréquentes. Ces malades accusent le plus souvent des points douloureux au niveau du cœur, et se plaignent de le sentir battre *fréquemment et douloureusement* dans la poitrine. Or l'auscultation démontre presque toujours, au moment même où les malades se plaignent le plus, une parfaite régularité des bruits, et tout se borne simplement à une hyperesthésie de la paroi thoracique. On conçoit de suite que la digitale est ici absolument inutile et que le traitement qui calmera ces pseudo-palpitations consiste en applications révulsives au niveau de la région malade : sinapismes, cataplasmes sinapisés, vésicatoires, injections sous-cutanées de chlorhydrate de morphine, pulvérisations au chlorure de méthyle, en même temps que l'usage des antispasmodiques : valériane, bromures, etc., et des toniques généraux : arsenic, fer, amers, quinquina, etc.

b) **Palpitations des dyspeptiques.** — Elles sont extrêmement fréquentes; ordonner la digitale en pareil cas, c'est augmenter encore les causes de la dyspepsie originelle. Ce qu'il faut ici, c'est un régime approprié : les antiseptiques de l'estomac, et en même temps le bicarbonate de soude, les amers, et la suppression des causes qui ont pu provoquer la dyspepsie : alcool, tabac, etc.

c) **Palpitations des fumeurs.** — Ici, de même, la digitale ne peut être d'aucune utilité; en laissant le tabac de côté, les palpitations diminueront, puis cesseront d'elles-mêmes le plus souvent.

d) **Palpitations dans les affections utérines et dans les troubles génitaux.** — C'est au traitement de l'affection causale qu'il faut s'adresser et non à la digitale.

B. Les tachycardies.

L'accélération des battements du cœur (tachycardie) reconnaît des causes nombreuses (*voir page* 425); nous ne parlerons ici que des principales et de l'action que produit sur elles la digitale.

Trousseau et plus tard Hirtz recommandaient la digitale comme pouvant calmer la tachycardie et l'état d'éréthisme du cœur et des artères dans le *goitre exophthalmique.* On ne saurait cependant la prescrire avec trop de prudence pendant la période d'état de la maladie, et il est mieux de lui préférer d'autres moyens (bromures et antispasmodiques).

Le nerf pneumogastrique peut être comprimé par des masses ganglionnaires, des *adénopathies trachéo-bronchiques;* dès lors il est comme parésié, et son action régulatrice sur les battements du cœur étant annihilée, ceux-ci s'accélèrent d'une façon insolite.

Dans cette circonstance, la digitale est impuissante puisque nous savons que son effet cesse d'agir après la section expérimentale du nerf vague.

Dans les tachycardies consécutives à c ' ͬnes *affections cardiaques :* myocardites infectieu.. ͭsions valvulaires, la digitale peut trouver son emploi.

Outre les indications spéciales, qui découlent de chacune de ces cardiopathies et qui seront étudiées ultérieurement, on remarquera que la digitale et ses dérivés peuvent être donnés encore à titre de simples *sédatifs du cœur*, de façon à tenir celui-ci en bride pour ainsi dire, alors que l'arythmie et les troubles généraux ont été enrayés. On prescrira alors la digitale à la dose de 10 à 15 gouttes de teinture alcoolique, pendant 5 à 6 jours, ou mieux 4 à 8 gouttes de la solution de digitaline cristallisée au millième, par jour, durant 4 à 5 jours, suivis de périodes plus ou moins longues de cessation absolue du médicament, qui pourra ensuite être repris plusieurs fois de la même façon.

C. Les hypertrophies cardiaques.

a) **Hypertrophie de croissance.** — **Richard Pfaff**

(*loc. cit.* 1860), le premier, a fait la remarque qu'à la puberté et dans le travail de développement qui la prépare, il se produit une véritable diathèse de maladies du cœur. « J'ai fait si souvent cette observation, dit-il, que je considère presque comme la règle à cette période de la vie la présence de l'hypertrophie du cœur, le plus souvent excentrique, à des degrés divers d'intensité, et je tiens pour une exception le fait d'un cœur entièrement normal à cette même époque. Dans ces circonstances, ajoute-t-il, on ne peut rien attendre d'utile de la digitale ; au contraire, elle est beaucoup plus nuisible qu'utile, et bien loin d'obtenir la sédation désirée du cœur et du système artériel, je n'ai pas rencontré dans les malades de cette catégorie moins de six cas dans lesquels, après l'administration de la digitale à dose élevée, il s'est produit une excitation du système artériel. »

Ces troubles cardiaques sont en effet assez fréquents à cette période de la vie, mais l'hypertrophie est plus apparente que réelle. En effet, au moment de la croissance, on observe quelquefois un allongement de la cavité thoracique avec diminution des diamètres transverse et antéro-postérieur, et le cœur, quoique d'un volume normal, opère un mouvement de descente et la pointe bat plus bas qu'à l'état normal, d'où fausse apparence d'hypertrophie.

Telle est l'explication, un peu hypothétique à vrai dire, proposée par quelques auteurs. Avec plus de vérité, on remarque que pendant la croissance et sous des influences diverses (surmenage, neurasthénie, etc.), on peut voir survenir de la céphalée, des palpitations, de l'essoufflement, et, sous ces mêmes influences, des dilatations passagères du cœur, mais « il n'existe pas d'hypertrophie réelle et permanente qu'on puisse légitimement attribuer à la croissance. » (Potain et Vaquez, 1895.)

Quoi qu'il en soit, la digitale ne ferait ici qu'exagérer fâcheusement l'énergie contractile du cœur; la médication qui s'impose doit être, au contraire, calmante, sédative; elle s'obtiendra par l'usage du valérianate d'ammoniaque et des bromures alcalins.

b) **Hypertrophie de la ménopause.** — En regard de l'hypertrophie du cœur due à la croissance, il y a lieu de signaler les troubles cardiaques de la ménopause (Clément, de Lyon), causés en partie par une hypertrophie véritable du cœur, due sans doute à l'accroissement de la tension artérielle par artériosclérose; la digitale, qui ne ferait qu'augmenter encore cette tension vasculaire, est contre-indiquée formellement.

c) **Hypertrophie des athéromateux.** — A moins d'arythmie, la digitale y est inutile pour les mêmes raisons que dans l'artériosclérose.

d) **Hypertrophie dans les anévrysmes de l'aorte.** — On a dit souvent : la digitale est utile dans le traitement des anévrysmes de l'aorte quand on cherche à obtenir un état sédatif du cœur. A vrai dire, elle élève la tension artérielle, mais, à tout prendre, l'excès permanent de tension artérielle est moins préjudiciable aux parois de l'anévrysme, que les grandes oscillations et la pression sans cesse variable qu'engendrerait l'arythmie cardiaque ; elles fatigueraient singulièrement la paroi vasculaire. En second lieu, en ralentissant les contractions cardiaques, on favorise la stagnation du sang dans la poche anévrys-

male, et, par suite, la formation de caillots oblitérants.

Malgré ces arguments qui ont une valeur réelle, je
crois qu'il faut être très circonspect dans l'emploi de
la digitale, car l'excès de tension artérielle qu'elle
produit expose certainement aux ruptures du vaisseau artériel.

e) **Hypertrophie du cœur dans le mal de Bright.** —
Pendant la période d'état de la maladie de Bright, la
tension artérielle est considérablement augmentée,
et le cœur gauche, dont l'hypertrophie est constante,
suffit amplement à sa besogne. Donner la digitale à
cette période serait exagérer encore l'élévation de
la tension vasculaire déjà trop élevée et, par suite,
augmenter le travail du cœur. Mais peu à peu, avec
les progrès de la maladie, le cœur s'affaiblit, et son
muscle a perdu de son énergie contractile. Déjà se
manifestent quelques symptômes d'hyposystolie :
léger œdème périmalléolaire, traces de congestion
œdémateuse des poumons, foie un peu gros, etc. ;
les malades à cette période sont moins des *rénaux*
proprement dits que des *cardiaques en imminence
d'asystolie;* dès lors, ils sont justiciables des bons
effets de la digitale.

D. **Les dilatations cardiaques.**

a) **Chez les surmenés.** — Associée au repos, la
digitale peut ici être utile; elle ranime l'énergie cardiaque et la circulation périphérique, elle diminue
le travail du cœur. Mais bientôt son action a besoin
d'être complétée par les toniques et les stimulants;
elle ne saurait être prescrite que pendant un temps,
en général assez court.

b) **Dilatation d'origine broncho-pulmonaire.** —

Dans ces affections cardiaques, la digitale est indiquée surtout lorsque les causes de dilatation (bronchite chronique, emphysème, sclérose pulmonaire, etc.) se montrent chez des individus dont le
muscle cardiaque est déjà affaibli par la sénilité ou
par le surmenage.

c) **Dilatation d'origine gastro-hépatique.** — La
digitale ne produit dans cette circonstance que des
effets nuisibles à cause de son action fâcheuse sur
l'estomac ; le traitement consiste surtout, ainsi que
nous le verrons plus loin, dans le régime lacté
exclusif d'abord, complété plus tard par un régime
alimentaire sévère.

E. Les myocardites scléreuses.

Le muscle cardiaque est ici considérablement affaibli, le pouls est petit, arythmique ; les attaques
d'asystolie fréquentes, et produites par des causes
occasionnelles souvent fort légères. Par leur répétition et par la marche même de l'affection, les malades arrivent peu à peu à un état d'affaiblissement
définitif du myocarde et à l'asthénie cardio-vasculaire. La digitale est ici indiquée absolument ; mais,
à un degré plus avancé de la maladie, le myocarde
profondément altéré et souvent en dégénérescence
graisseuse, cesse de répondre à l'action digitalique ; poursuivre l'emploi de la digitale deviendrait même un danger. Le mieux à faire est de
s'adresser à la caféine ; malheureusement son action
est précaire.

F. Adipose et dégénérescence graisseuse cardiaques.

a) Dans la *surcharge graisseuse* du cœur, la digitale

peut rendre des services dans les attaques d'hypo-systolie qui traversent la longue évolution de la maladie; à une période plus avancée, son action est souvent impuissante, et les insuccès sont fré-quents.

b) Dans la *dégénérescence graisseuse*, la digitale échoue, et cette absence d'effet peut servir jusqu'à un certain point de diagnostic anatomique; d'après Penzold, en effet, quand la digitale n'agit plus, dans les trois quarts des cas le cœur serait grais-seux. Cette proposition ne peut être prise dans un sens absolu, car nous avons vu précédemment que les cas d'insuccès de la digitale tenaient à des cau-ses multiples (*voir page* 74).

Caféine.

La caféine est un alcaloïde extrait du café et du thé; c'est une substance qui cristallise en aiguilles blanches, soyeuses et brillantes; elle est soluble dans l'eau et dans l'alcool.

ACTION PHYSIOLOGIQUE. — L'accord n'est point fait encore entre les auteurs au sujet de l'action physiologique du médicament, qui agit probable-ment à la fois sur l'appareil circulatoire et sur le système nerveux.

A. **Action sur la circulation.** — Elle se manifeste par des effets différents suivant les périodes durant lesquelles on l'étudie. Dans un *premier stade*, on ob-serve de l'accélération des battements du cœur (Leven, Bennett, Méplain). Pour Riegel (1884) et Le-blond (1886), Rummo et Ferrannini, au contraire, les battements cardiaques se ralentiraient en même temps que la pression sanguine deviendrait plus élevée. Le stade suivant serait marqué par un abaissement de la pression sanguine, par un affaiblissement avec irrégularités des battements du cœur.

Quant aux effets cardiaques proprement dits, ils ne sont pas mieux élucidés : la plupart des auteurs s'accordent à reconnaître que la *caféine a sur le cœur une action tonique et stimulante* bien manifeste ; chez les animaux, Leven a constaté une exagération évidente des contractions cardiaques. Dans des recherches récentes (1893), Pavinski, de Varsovie, a montré que la caféine administrée à haute dose a généralement pour effet d'augmenter l'énergie des contractions cardiaques.

On a comparé quelquefois la caféine à la spartéine ; mais, ainsi que nous le disons plus loin, la différence entre ces deux substances consiste surtout dans leur manière d'agir sur les nerfs et sur les muscles : tandis que la spartéine influence surtout l'excitabilité neuro-musculaire, la caféine porte ses effets sur la contractilité du muscle cardiaque.

B. **Action sur l'appareil musculaire strié.** — Après une injection de caféine chez la grenouille, on constate que les muscles striés voisins de la piqûre subissent une contraction énergique, deviennent rigides et se raccourcissent de presque la moitié de leur longueur.

C. **Action sur le système nerveux.** — Les auteurs accordent à la caféine une action sur les vaso-moteurs ; pour G. Sée, il y aurait vaso-dilatation des vaisseaux encéphaliques, mais la plupart des observateurs pensent qu'il s'agit plutôt d'une vaso-constriction par excitation du centre vaso-moteur lui-même. Quoi qu'il en soit, *à dose thérapeutique*, la caféine stimule le système nerveux et augmente l'activité cérébrale. *A haute dose*, elle détermine une excitation exagérée du système nerveux et de l'appareil vasculaire : en même temps qu'on observe de la tachycardie, de l'accélération et parfois de l'arythmie du pouls, on note de la céphalalgie, des vertiges, des bourdonnements d'oreille, de l'insomnie tenace, de l'excitation générale et du délire. A haute dose, la caféine est donc un dépresseur de l'activité cérébrale. Tous ces phénomènes pourraient être rapportés, pour G. Sée, à la vaso-dilatation encéphalique.

D. **Action sur la respiration**. — Au début, la respiration s'accélère sous l'influence de la caféine; plus tard elle se ralentit, et peut même se suspendre (Aubert).

E. **Action sur la sécrétion urinaire**. — Elle a été bien étudiée par Gubler (*Soc. de thérap.*, 1877). Cette diurèse est abondante et apparaît rapidement; elle se distingue donc de celle de la digitale qui ne survient que le deuxième et même le plus souvent le troisième jour. De plus, celle-ci se produit sous forme d'une véritable débâcle dans le cas d'hydropisie cardiaque, alors que la *diurèse par la caféine*, même sans accompagnement d'hydropisie, *s'exerce régulièrement* par action directe sur l'épithélium rénal.

La caféine est donc un diurétique véritable, quoique C. Paul ait récemment (*Soc thérap.*, novembre 1893) soutenu le contraire. Binz a prétendu que la diurèse caféique est due à une élévation de la pression sanguine, mais n'a pu en fournir la preuve; au contraire, Schrœder (*Arch. f. exp. path.*, 1886), ayant annulé la pression en injectant à un lapin une forte dose de chloral, dépresseur considérable, vit que la sécrétion urinaire n'était nullement diminuée, bien que la tension vasculaire fût considérablement abaissée. De même, cette diurèse est indépendante du système nerveux rénal, car le rein énervé continue encore à sécréter ; la diurèse caféine paraît donc produite directement par irritation de l'épithélium du rein.

Dans des recherches récentes sur l'élimination de la caféine, E. Rost (1895) a montré qu'à la suite de l'ingestion d'une dose moyenne de cette substance le quart, au maximum, s'élimine en nature par les urines.

F. **Action sur la température.** — A dose modérée, la caféine élève la température d'un demi-degré environ ; à dose toxique, la température augmente de plus d'un degré et demi, puis tend à tomber ; mais en même temps apparaissent les incidents d'intoxication surtout du côté du système nerveux.

Résumé. — L'action physiologique de la caféine nous explique maintenant son rôle d'*agent de soutien* musculaire dans la fatigue corporelle, et pourquoi le café est prescrit avec tant de succès dans les armées en campagne et rend de signalés services chez les ouvriers chargés de rudes travaux manuels. La caféine relève en effet l'excitabilité du système nerveux central, de la moelle et favorise dans les muscles le passage de la flaccidité à l'état de raccourcissement et de contraction.

INDICATIONS THÉRAPEUTIQUES. — Nous les avons laissé entrevoir déjà.

A. **Maladies organiques du cœur.** — Jaccoud, un des premiers (1866) appliqua la caféine dans les maladies du cœur, et montra que sous son influence

« l'impulsion du cœur prend de la force, les battements se régularisent et, par une conséquence nécessaire, la sécrétion de l'urine augmente ».

Mais où le succès de la caféine se montre manifestement, c'est dans le cas d'asystolie profonde, avec
anasarque, congestions viscérales, raréfaction des
urines, stases veineuses, faiblesse et arythmie cardiaque, et il est fréquent alors de relever le succès
médiocre ou même l'insuccès total de la digitale. Il
s'agit en général de sujets atteints de maladie du
cœur depuis de longues années et voici ce qui se
passe en pareil cas : déjà, à plusieurs reprises, le malade, à la suite de chaque crise d'hyposystolie s'est
soumis au traitement digitalique ; celui-ci, d'abord
héroïque, a fini par devenir de moins en moins actif, et lorsque l'asystolie véritable est survenue, le
muscle cardiaque, épuisé et dégénéré, a cessé définitivement de répondre à l'action de la digitale. C'est
alors que la caféine, qui élève la tension artérielle
et augmente la diurèse, vient au secours du malade :
son action est souvent assez rapide et son pouvoir
diurétique s'exerce dès les premières heures. Peut-
être même, son action est-elle plus active lorsqu'elle
est prescrite *après* un jour ou deux de digitale, que
lorsqu'elle est donnée seule d'emblée, mais on évitera de donner la caféine *avant* la digitale, ou *en
même temps* qu'elle, car l'effet digitalique se trouve
alors souvent diminué ou même annihilé (Potain).

D'après Pavinski, les indications de la caféine
seraient les suivantes :

1°. — Dans les lésions valvulaires de l'orifice mitral, la caféine n'est indiquée, dit-il, que lorsqu'il existe des troubles de la compensation. Même
alors — surtout s'il existe de l'arythmie du pouls,

— c'est à la digitale et au strophantus qu'on doit s'adresser en premier lieu. On n'aura recours à la caféine que lorsque les deux médicaments précités se seront montrés impuissants ou auront cessé d'agir.

Administrée dans ces conditions, pendant six à douze jours et à haute dose, la caféine a généralement pour effet d'augmenter l'énergie des contractions du cœur, de réduire l'étendue de la matité cardiaque et de diminuer les œdèmes en stimulant la diurèse. Comme antihydropique et diurétique, elle est ici même plus active que la digitale et le strophantus. Mais elle leur est de beaucoup inférieure au point de vue de l'action régulatrice du rythme cardiaque; en effet, elle n'exerce aucune influence appréciable sur le pneumogastrique.

2°. — Dans les lésions aortiques avec troubles de la compensation, il faut aussi commencer par donner la digitale et ne s'adresser à la caféine que lorsque la première a échoué.

Chez les sujets épuisés par une lésion valvulaire ancienne du cœur, ainsi que chez les vieillards, dont le système nerveux exige l'emploi d'un excitant, quelques auteurs administrent avec avantage la digitale associée à de petites doses de caféine; je crois bien préférable de les donner séparément, et en commençant toujours par la digitale.

3°. — Mais c'est surtout dans les diverses affections du myocarde (*myocardite chronique, dégénérescence graisseuse du cœur, sclérose des artères coronaires*) que la caféine donnera d'excellents résultats et trouve ses principales indications thérapeutiques.

Dans les myocardites chroniques, la caféine (Pavinski) est indiquée à la période où il n'y a pas encore d'œdème ni de dilatation du cœur, lorsque

les symptômes consistent en dyspnée, en sensations
d'angoisse ou en accès de palpitations. Dans ces conditions, il est souvent nécessaire de stimuler aussi
rapidement que possible le cœur défaillant, au
moyen de la caféine administrée par la bouche ou
en injections sous-cutanées. Si l'état du malade parait inquiétant, il ne faut pas hésiter à employer le
médicament à haute dose.

Cette pratique donne en effet des résultats satisfaisants, elle en donne encore, mais moins nets et
surtout moins persistants, à la période avancée des
myocardites chroniques.

**B. Cardiopathies secondaires des états adyna-
miques ou infectieux.** — La caféine est encore indiquée dans tous les cas où le cœur est en détresse :
dans le cours ou à la suite des maladies infectieuses, des états adynamiques, ou des intoxications aiguës. On la prescrira donc, non dans le but
de favoriser une diurèse, mais comme stimulant de
la circulation et tonique général, dans les endocardites malignes, dans la fièvre typhoïde, la
pneumonie, les fièvres éruptives, la diphtérie, la
grippe à forme cardiaque, la septicémie puerpérale,
l'infection cholérique, etc., etc.

PHARMACOLOGIE. POSOLOGIE. — La caféine est
un agent de stimulation générale, mais son *effet paraît passager*, peu durable. De plus, lorsqu'on donne
la caféine à petite dose, son action sur le cœur est
presque nulle ; c'est là un point fort important à
connaître si l'on ne veut pas s'exposer à des insuccès ; il a été bien établi à la fois par Huchard (1883)
et par Lépine (1884). Ils ont montré que la caféine
jouit d'une action puissante à condition d'être don-

née *à doses assez élevées.* De plus, si l'on veut obtenir un effet utile, *il ne faut faire usage que de la caféine seule,* et non des sels de caféine (bromhydrate, citrate, valérianate, etc.) peu stables et se décomposant dès qu'ils sont mis en présence de l'eau.

Quelle que soit la forme sous laquelle on administre la caféine, on se rappellera qu'elle s'élimine rapidement en nature, et qu'elle ne provoque point d'effets accumulatifs comme la digitale ; on peut donc en prolonger l'administration pendant un temps assez long, et à dose croissante si cela est nécessaire. Mais elle n'élève point la tension artérielle avec autant de netteté que la digitale, et ne produit pas, comme cette dernière, ces grandes débâcles urinaires chez les malades hydropiques ou infiltrés. On voit donc combien son action thérapeutique diffère de celle de la digitale.

La caféine est soluble dans l'eau : 93 grammes d'eau à 12° dissolvent un gramme de caféine. La forme liquide du médicament est la meilleure de toutes, lorsqu'on veut le faire prendre par la voie stomacale. On prescrira donc surtout la caféine sous forme de solution, de sirop, de potion, combinée, suivant le conseil de Tanret, à certains sels de soude : benzoate, salicylate, cinnamate, qui augmentent sa solubilité. Voici quelques-unes des meilleures formules à employer :

Solution de caféine.

Eau distillée........................ 250 gr.
Benzoate de soude.................. { áá 7
Caféine............................ {

Chaque cuillerée à soupe contient 50 *centigrammes de caféine.*

Dose: de 1 *à* 2 *par jour.* TANRET.

Solution de caféine.

Eau distillée......................	300 gr.
Benzoate de soude.................	} ăă 5
Caféine	

Chaque cuillerée à soupe contient 25 centigrammes de caféine.

Dose: de 2 à 4 par jour.

Potion de caféine.

Eau de laitue.......................	60 gr.
Eau de tilleul......................	30
Sirop des cinq racines..............	30
Benzoate de soude...................	1
Caféine.............................	0,75 à 1 gr.

A prendre dans la journée.

Potion de caféine.

Hydrolat de mélisse	90 gr.
Sirop de menthe....................	30
Caféine............................	0 gr. 50

Par cuillerées à soupe dans les 24 heures.

GUBLER.

ou plus simplement encore :

Potion de caféine.

Julep gommeux......................	125 gr.
Caféine............................	0,50 à 1 gr.

A prendre dans le courant de la journée.

Potion de caféine.

Caféine............................	2 gr.
Benzoate de soude..................	Q. s.

pour faire dissoudre dans :

Eau................................	150 gr.

Ajouter :

Sirop simple......................... 30 gr.

Prendre de 3 à 6 cuillerées à dessert par jour.

PAVINSKI.

Sirop de caféine.

Caféine............................ 5 gr.
Sirop de sucre alcoolisé.............. 120

Agiter. Par cuillerées à café.

BOUCHARDAT.

Sirop de caféine.

Caféine............................ 3 gr. 50
Benzoate de soude.................... 3 gr. 40
Sirop d'écorces d'oranges amères........ 250

J'ai prescrit avec avantage le sirop suivant, que les malades prennent sans difficulté aucune :

Sirop de caféine.

Caféine............................ 5 gr.
Benzoate de soude.................... 5 gr. 75
Eau distillée........................ 60 gr.
Sirop de framboises.................. 340

2 à 3 et 4 cuillerées à soupe dans les 24 heures.

Les sirops peuvent varier ; les plus employés sont ceux des cinq racines, d'uva-ursi, de cerises, de groseilles.

Vin de caféine.

Vin de Frontignan ou de Malaga..... 500 gr.
Caféine............................ } àà 2 gr. 50 à 5
Benzoate de soude...................

HUCHARD.

Lorsqu'il faut agir rapidement, dans le but de ranimer le cœur en détresse dans les états adynamiques

infectieux (fièvre typhoïde, pneumonie, fièvres éruptives, etc.), on aura recours aux *injections hypoder-*
miques; c'est là une supériorité de la caféine sur la
digitale. Ces injections, qu'on peut renouveler plusieurs fois par jour, ne sont point douloureuses
comme les injections d'éther. Nous recommandons
spécialement les formules suivantes :

Solution de caféine pour injections hypodermiques.

    Benzoate de soude....................... 3 gr.
    Caféine .... 2 gr. 50
    Eau distillée.......................... 6

Faire la solution à chaud.
Chaque seringue renferme 25 centigrammes de caféine;
dose : de 1 à 4 par jour.

TANRET.

Solution de caféine pour injections hypodermiques.

    Salicylate de soude................... 3 gr. 10
    Caféine..................... 4
    Eau distillée.......................... 6

Faire la solution à chaud.
Chaque seringue de Pravaz de 1 centimètre cube ren-
ferme 40 centigrammes de caféine; dose : 1 à 3 par jour.

TANRET.

Solution de caféine pour injections hypodermiques.

    Cinnamate de soude....... 2 gr.
    Caféine............. ... 2 gr. 50
    Eau distillée............ Q. s. pour 10 centim. cubes.

Dose : de 1 à 4 par jour.

Si l'on se propose d'agir sur le cœur d'une *façon*
lente mais continue en cherchant seulement l'action
tonique de la caféine, on prescrira celle-ci sous la
forme pilulaire :

Pilules toniques de caféine.

Extrait mou de quinquina.............   5 gr.
Benzoate de soude.................... } àà 2 gr. 50
Caféine.............................

Faire 50 pilules.
En prendre 2 au commencement de chaque repas.

Pilules toniques de caféine.

Benzoate de soude.................... } àà 3 gr.
Caféine.............................
Extrait de stigmates de maïs.........   6 gr.
Huile essentielle d'anis..............   III gouttes

Faire 60 pilules ; dose : 4 à 6 par jour.

Cachets de caféine.

de 0 gr. 25

De 1 à 3 dans les 24 heures.

Dans les cas où il faut agir vite et énergiquement, Pavinski a proposé l'association de la digitale, de la caféine et du camphre :

Cachets de caféine, de digitale et de camphre.

Caféine...........................   0 gr. 10 à 0 gr. 15
Poudre de feuilles de digitale.......   0 gr. 06
Camphre pulvérisé.................   0 gr. 03
Sucre........ ....   0 gr. 25

Mêler. Pour un cachet.
Faire 12 cachets semblables. En prendre 4 par jour.

PAVINSKI.

Chez les malades qui ont des vomissements ou qui supportent mal la caféine, on la prescrit sous forme de suppositoire.

Suppositoires de caféine.

Benzoate double de caféine et de soude.   0 gr. 25
Beurre de cacao......................   3

Pour 1 suppositoire.
2 à 4 par jour.

Remarque importante. — Chez les névropathes et les sujets à système nerveux irritable, la caféine produit souvent de l'*insomnie* et même de l'*excitation nocturne :* on évitera donc de donner le médicament le soir, et on le fera prendre le matin ou dans les premières heures de l'après-midi.

Emploi de la caféine chez les enfants. — De même que chez l'adulte, la caféine donne des résultats remarquables dans la thérapeutique infantile. On l'a surtout employée dans les cas d'affaiblissement du cœur survenus dans le cours des maladies infectieuses : fièvres éruptives, fièvre typhoïde, etc. La *dose* varie, suivant l'âge, de 0,15 à 0,25 ou 0,50 par jour; on prescrit le médicament en injections hypodermiques ou en potion; dans ce dernier cas, l'amertume de la caféine peut être masquée par du sirop de fleurs d'oranger, d'écorces d'oranges amères, etc. Dans la préparation suivante, l'amertume serait presque entièrement dissimulée :

Eau.............................   60 gr.
Rhum.......................... ...   10
Sirop de Tolu....................   50
Vanilline........................   0 gr. 03
Benzoate de soude.............. } ãã 1 gr. 60
Caféine........................ }

BRUNEAU.

Café.

A défaut de la caféine, mais avec une puissance d'action bien inférieure, on peut prescrire le café, qui est un tonique et un stimulant du cœur. Chez certaines personnes même, s'il est pris sans modération, il peut produire une excitation véritable avec exagération des contractions du muscle cardiaque. Dans un but thérapeutique, on pourra, par exemple, prescrire une infusion de café qu'on prendra par petites tasses dans la journée :

> Eau bouillante........................... 1 litre
> Café torréfié........................... 20 gr.

Faire infuser un quart d'heure et passer.

Le café torréfié possède une action stimulante bien supérieure au café vert (Gubler), qu'on peut prescrire cependant dans certaines circonstances.

C. Paul a soutenu que le café a une action très différente suivant son mode de préparation. La caféine, qui s'obtient en torréfiant le café, est diurétique et se trouve dans le café préparé par infusion, ou encore à la vapeur comme dans les cafetières russes. Au contraire, le café turc qui se fait par décoction, laisse évaporer la caféine : aussi peut-on, à l'exemple des Orientaux, en boire un grand nombre de tasses dans la journée.

Le *café vert* sera préparé et prescrit de la façon suivante :

> Café vert........................... 20 graines

Faire infuser dans une tasse d'eau bouillante qu'on ne conservera pas ; jeter sur le café une seconde tasse d'eau bouillante, et le malade boira cette infusion.

En fait, le café vert est peu diurétique, car son grain est très dur et se laisse difficilement pénétrer par l'eau en infusion (Crinon).

Kola.

La kola, originaire de la côte occidentale d'Afrique, dont la graine ou noix de kola a été introduite il y a quelques années dans la thérapeutique (G. Sée, Lapicque (1890), Combemale, etc.), est un tonique du cœur et un tonique général. Elle a été étudiée avec soin par Heckel (1893) un des premiers et, plus récemment, par David (*Th.* de Paris, 1894), qui a repris les travaux de ses devanciers. L'arbre qui la produit atteint de 10 à 20 mètres de haut et ressemble un peu à notre châtaignier ; la variété qu'on utilise est la *kola acuminata*, ou *kola vraie* ou *femelle*. La récolte se fait deux fois par an ; on enlève les graines à leurs gousses, on les dépouille de leur épisperme, et on les conserve à l'état frais dans des feuilles. La noix de kola renferme une grande quantité de caféine, une faible quantité de théobromine, du tannin, de l'amidon, et un produit particulier dit rouge de kola, ou kolanine, qui se dédouble en caféine et en glycose.

Un élève de Dujardin-Beaumetz, Monnet, a consacré à l'étude de la kola une thèse intéressante (1881) dont les conclusions établissent que la noix de kola agit par la caféine et la théobromine qu'elle contient ; c'est un tonique du cœur, dont elle accélère les battements et régularise les contractions ; elle relève le pouls et en augmente l'amplitude. Comme corollaire de son action sur la tension artérielle, on voit la diurèse augmenter, mais en faible quantité,

on pourrait donc l'employer utilement dans les cardiopathies avec hydropisie. Enfin la kola est un tonique général, véritable modérateur de la dénutrition.

La kola s'administre à l'état torréfié, en *infusion*
(1 gramme par tasse); en *teinture alcoolique* (à la
dose de 5 à 10 grammes par jour); en *alcoolature*; en
élixir (2 à 5 cuill. à soupe); en vin (2 à 4 cuill. à
soupe); en *extrait fluide* sous forme d'un liquide
rouge-brun foncé, dont le poid représente une
quantité égale de noix de kola, c'est-à-dire que
1 gramme de cet extrait fluide représente 1 gramme
de noix de kola; la dose est de 1 à 10 grammes par
jour.

Sous forme solide, la kola se prescrit en *pilules*
d'extrait hydro-alcoolique de 10 centigrammes, à la
dose de 2 à 10 par jour; on encore sous forme de
kola granulée (2 cuill. à café par jour). Enfin la kola
s'administre encore associée au chocolat, ou incor-
porée à certains biscuits.

Strophantus.

Le strophantus est un médicament cardiaque récemment étudié, que quelques-uns considèrent
comme l'émule de la digitale; c'est aller un peu loin
sans doute, et cela d'autant plus qu'il existe près de
vingt espèces de strophantus dont la composition et
les effets thérapeutiques sont mal séparés les uns
des autres.

Les strophantus (Apocynacées) viennent d'Afrique,
des Indes et de Java; ce sont des lianes de grande
hauteur croissant dans les fourrés épais; les fleurs
apparaissent plusieurs mois avant les graines. Quel-

ques variétés du strophantus produisent le poison des Pahouins, l'*inée* ou l'*ouage*, dont les naturels imprègnent l'extrémité de leurs flèches de guerre.

Les premiers travaux entrepris en France sur le strophantus sont dus à Pelikan (1865), puis à Vulpian, Polaillon et Carville (*Arch. de Physiolog.* 1871-72). Ces derniers auteurs paraissent avoir employé le *strophantus glabre* du Gabon ; il résulte de leurs recherches que le strophantus est un poison énergique qui paralyse le cœur. Fraser, d'Édimbourg (1885), qui a étudié le strophantus avec soin, désigne la variété dont il s'est servi sous l'épithète d'*hispidus*, alors que, d'après Hayem, il aurait employé probablement l'espèce la plus commune ou *strophantus kombé*.

La *partie employée* du strophantus est la *graine*. Les graines du strophantus, au nombre de deux à trois cents, sont renfermées dans deux follicules allongés et rigides, à paroi épaisse ; ces graines, de couleur brune, sont prolongées au sommet par une tige toute chargée de soies disposées en éventail.

Le principe actif du strophantus est la *strophantine* ; mais ici encore nous nous trouvons en présence de plusieurs espèces, et nous ne savons point encore celles qui doivent être employées de préférence dans la thérapeutique cardiaque.

On distingue en effet, à l'heure présente :

1° La strophantine de Fraser, très amère, très soluble dans l'eau, très peu dans l'alcool, insoluble dans l'éther et le chloroforme ; elle est extraite de la variété kombé ;

2° La strophantine de Hardy et Gallois, extraite des graines, qui ne serait, d'après eux, ni un glucoside, ni un alcaloïde ; elle a été récemment perfectionnée dans sa préparation par Catillon.

3º La strophantine cristallisée d'Arnaud, extraite du strophantus kombé ; c'est une substance blanche, amère, cristallisée en paillettes étoilées, peu soluble dans l'eau, très soluble dans l'alcool.

Enfin le principe actif, d'après Mairet, Combemale et Grognier (*Soc. de Biolog.* 1887), serait encore contenu dans l'extrait alcoolique et dans l'extrait aqueux.

ACTION PHYSIOLOGIQUE. — Le strophantus est un poison du cœur ; les travaux de Polaillon et Carville, de Fraser, et ceux plus récents de Paschkis et Zerner, ont montré que cette substance n'a point d'action sur le système nerveux et les vaso-moteurs, mais qu'elle abolit la contractilité des fibres musculaires striées ; le cœur, plus rapidement saisi par le toxique, est touché le premier, alors que les autres muscles conservent encore leur contractilité. D'après Gley et Lapicque (*Soc. de Biol.* 1887), la strophantine diminuerait le pouvoir réflexe de la moelle ainsi que l'excitabilité des nerfs et des muscles ; elle produirait encore une vaso-constriction généralisée, niée d'ailleurs par Polaillon, Fraser et Delsau. Outre son action paralytique incontestable sur le cœur, Langaard (*Therap. Monatsh.*, 1887) admet que le strophantus agit généralement sur le système nerveux.

Injectée à *forte dose* sous la peau d'une grenouille, la strophantine ralentit les pulsations du cœur, prolonge la systole ; mais bientôt les systoles deviennent incomplètes, le ventricule cesse d'agir et s'arrête en pleine contraction.

A *petite dose*, le strophantus ralentit le cœur, mais en prolongeant la diastole au lieu de la systole.

EFFETS THÉRAPEUTIQUES. — Ils ont été étudiés avec soin, d'abord par Fraser, qui a introduit le premier le strophantus dans le traitement des maladies du cœur; plus récemment, en France, Dujardin-Beaumetz et Bucquoy ont repris son étude et examiné son action sur le cœur et sur la diurèse (*Acad. de Méd.*, janvier 1889.) Citons encore les recherches de Catillon (1887), d'Arnaud et les recherches cliniques de David Evans (*Lancet*, 1888), les travaux de Rosenbusch (*Berlin. Klinik. Wochensc.* 1888), d'Egasse (*Bulletin de Thérap.* 1889), etc. Fraser, très enthousiaste, pense que le strophantus est aussi efficace que la digitale; d'après lui, cet agent médicamenteux régularise le pouls, relève la pression intravasculaire, active la diurèse, dissipe la dyspnée et les hydropisies. Il aurait même sur la digitale un quadruple avantage :

1° Il agirait avec une rapidité plus grande et d'une façon plus durable; 2° il n'exposerait pas aux accidents qui résultent de l'accumulation du médicament dans l'organisme ; 3° son administration, même prolongée, n'occasionnerait que très rarement des troubles gastro-intestinaux ; 4° le strophantus, enfin, ne provoquerait pas de contraction vaso-motrice, laquelle est nuisible au cœur, puisqu'elle augmente la résistance, et par conséquent l'effort que le myocarde est obligé de développer à chaque systole; ce serait donc par une action directe sur le cœur que le strophantus exercerait son action sur la circulation. En fait, le strophantus est un médicament de soutien pour l'action cardiaque, c'est un *tonique du cœur* dont il augmente l'énergie des systoles. Il est très bien supporté et ne produit pas d'effet accumulatif comme la digitale; le seul symptôme d'intolérance est parfois une diarrhée sans coliques, qui cesse dès que la médication est suspendue. On peut donner le médicament durant *dix à quinze jours consécutifs* et peut-être davantage sans inconvénient; de plus, l'accoutumance n'en détruit pas les effets, car l'action thérapeutique persiste assez longtemps encore après la cessation du médicament.

Lemoine, en employant des extraits ou de la teinture alcoolique, a constaté que le strophantus produit des *effets diurétiques*, niés à tort par G. Sée et sur lesquels Bucquoy et Dujardin-Beaumetz ont insisté avec juste raison. Toutefois la *diurèse* produite par le strophantus n'est point comparable aux véritables débâcles urinaires produites par la digitale; elle se manifeste par une émission d'urine *régulière*, *constante*, toujours à peu près de la même abondance journalière, pendant la durée de l'administration du médicament.

Enfin le strophantus élève la tension artérielle, mais non constamment; le pouls devient plus fort et plus plein, se ralentit et se régularise (Zerner et Low, *Wien. Med. Wochenschr.* 1887). De plus il possède cette propriété précieuse de calmer la dyspnée, si pénible habituellement dans les maladies du cœur.

C'est surtout dans les *affections mitrales* que le strophantus s'est montré un agent thérapeutique vraiment actif.

INDICATIONS THÉRAPEUTIQUES. — Dans les *lésions mitrales*, le strophantus relève l'énergie des contractions cardiaques, lorsque la compensation est rompue ou tout au moins insuffisante. Dans ce cas, c'est un excellent médicament pour *ralentir*, *renforcer* et *régulariser* le cœur. Le premier de ces effets est le plus rapide; le dernier demande quelques jours pour se produire; la dyspnée et les œdèmes sont promptem nt dissipés. La digitale, toutefois, est plus sûre, car dans la plupart des cas où le strophantus a échoué elle s'est encore montrée efficace.

Dans le *rétrécissement mitral*, Bucquoy le considère comme supérieur à tout autre médicament cardiaque lorsque le cœur commence à se fatiguer; il ferait notamment disparaître la dyspnée. Hochhaus, qui cependant n'est pas un enthousiaste du strophantus, reconnaît encore que dans les dégénérescences chroniques du myocarde avec pouls faible et irrégulier, oppression et œdème, le strophantus calme promptement la dyspnée et exerce sur le cœur son action tonique et régulatrice.

Dans les néphrites il est moins utile; il peut cependant calmer la dyspnée; il amende également les palpitations et la dyspnée nerveuses.

Dans les *lésions cardio-aortiques*, lorsque le cœur commence à faiblir, le strophantus peut être d'une grande utilité; son action cependant paraît moindre que dans les maladies mitrales.

Résumé. — Le strophantus est un précieux médicament cardiaque; j'en ai obtenu d'excellents effets; cependant, avec Fraenkel, il faut reconnaître qu'il est encore loin de la digitale, comme énergie d'action.

Voici comment on peut l'employer dans l'hyposystolie et dans les accidents asystoliques, à titre de continuateur des effets digitaliques:

On prescrit d'abord la digitale en macération ou en infusion pendant cinq à six jours consécutifs, ou encore la digitaline cristallisée en solution alcoolique au millième, pendant une journée, avec retour au médicament trois jours après, si besoin est, en diminuant la dose de moitié. C'est alors que, pour continuer l'action digitalique, on donne le strophantus durant dix à quinze jours consécutifs. La succession de ces deux médicaments m'a paru presque toujours extrêmement favorable.

CONTRE-INDICATIONS DU STROPHANTUS. — Elles sont encore mal connues; toutefois le strophantus, de même que la digitale, n'a plus d'action dans les périodes avancées des cardiopathies, alors que le muscle cardiaque est dégénéré. De même son effet est à peu près nul, ou tout au moins infidèle, lorsque avec une maladie du cœur il existe parallèlement de l'artério sclérose et des lésions rénales.

Dans l'angine de poitrine, son action est discutée : pour G. Sée, il aggraverait les accidents. Bucquoy dit, au contraire, en avoir obtenu d'assez bons résultats.

En résumé, les *contre-indications* du strophantus sont les *dégénérescences du myocarde*, l'*artério-sclérose* et les *albuminuries*.

PHARMACOLOGIE. POSOLOGIE. — La *poudre de semences*, la *teinture* et surtout l'*extrait de strophantus* sont les seules préparations employées; l'action diurétique des deux dernières est nettement établie.

Poudre de semences de strophantus.

Par prises de 0,05 centigr., renouvelées de quatre à cinq fois par jour.   C. PAUL.

Teinture alcoolique de strophantus.

Il en existe plusieurs sortes, titrées différemment. Fraser emploie la teinture à 1/20 et prescrit X à XXX gouttes par jour. En France, pour se conformer aux prescriptions du *Codex*, on a employé surtout la teinture à 1/5, qu'on donnera à la dose de VI à XII gouttes. Il existe encore une teinture à 1/8. Si l'on veut prescrire la teinture, on devra donc indiquer clairement le titre de celle-ci. Cependant, à cause de cette diversité même dans les différentes teintures employées, et aussi à cause de leur effet infidèle, on prescrit plus souvent aujourd'hui, non plus la teinture, mais l'

Extrait de strophantus
en granules de 1 milligramme.

Dose : le premier jour 2 granules, les autres jours 3 à 4, pris à intervalles égaux.

CATILLON.

C'est une excellente préparation.

STROPHANTINE

Laborde (*Soc. biolog.*, 1887) a beaucoup vanté la *strophantine*. Celle-ci cependant a donné des résultats inférieurs à l'extrait de strophantus; de plus, elle n'est point diurétique et exerce une action irritante sur le rein. Si on était amené à la prescrire, on pourrait choisir la

Strophantine cristallisée
en granules de 1/10 de milligramme.

De 1 à 3 *par jour.*

Il existe également des *strophantines* anglaises, celles d'Ellborne, de Helbing, de Gerrard, et une strophantine allemande, de Merck, poudre amorphe, soluble, devenant opalescente en solution; c'est un produit peu apprécié.

Muguet.

Le muguet e mai, *Convallaria maïalis* (Liliacées), était employé anciennement en médecine comme substance purgative. C'est vers la fin du xvi° siècle que Matthiole (1580) déclare que le muguet fortifie le cœur et est utile aux malades qui souffrent de cet organe. Beaucoup plus tard, Cartheuser (1745) reconnaît à cette plante la propriété de calmer les palpitations cardiaques. Malgré ces déclarations importantes, le muguet était tombé en désuétude lorsqu'il fut de nouveau utilisé empiriquement par les paysans russes, comme hydragogue et tonique du cœur. Ary, ayant eu connaissance de ces faits, entreprit quelques expériences avec la teinture de fleurs de muguet, et quelques médecins russes, Troitsky et Botkin notamment, firent, de leur côté, des recherches expérimentales importantes. En France, l'action thérapeutique du muguet a été étudiée par G. Sée (*Acad. de Méd.*, juillet 1882), qui a déclaré que cette plante pouvait remplir toutes les indications de la digitale dans les maladies du cœur, qu'elle n'avait point l'inconvénient de s'accumuler dans l'économie et ne présentait aucune contre-indication.

ACTION PHYSIOLOGIQUE. — Bien que discutée encore aujourd'hui, l'action du muguet, expérimentée sur le chien, serait la suivante. Au début, il y aurait ralentissement des mouvements du cœur, élévation de la tension sanguine et exagération de l'amplitude des mouvements respiratoires. Plus tard il survient de l'arythmie cardiaque et des vomissements. Enfin, dans une troisième période, la pression sanguine augmente pour s'abaisser bientôt, le pouls est arythmique et imperceptible ; les respirations, de plus en plus profondes, se ralentissent considérablement ; le cœur, affaibli progressivement, s'arrête ainsi que la respiration, et l'animal meurt.

Une goutte d'extrait de muguet déposée sur le cœur d'une grenouille agirait comme la digitaline : au bout d'une minute ou deux, le ventricule s'arrête en systole et les oreillettes en diastole. Chez le chien, quatre gouttes de ce même extrait, injectées dans les veines, amèneraient la mort au bout de dix minutes par arrêt du cœur.

Dans une communication déjà ancienne, C. Paul (*Soc. thérap.*, nov. 1893) a insisté beaucoup sur les excellents effets qu'il a obtenus du muguet, dans le traitement des maladies du cœur. Il constitue, pour lui, un tonique du myocarde dont l'efficacité se fait sentir dix à douze jours environ après le début de la médication.

Le muguet a une action diurétique (Peter, Dujardin-Beaumetz), mais elle est fort irrégulière, et trop souvent nulle : aussi ne peut-on compter sur ce médicament dans le traitement des hydropisies cardiaques.

PHARMACOLOGIE. POSOLOGIE. — Les parties employées du muguet de mai sont les fleurs et la plante tout entière. On regarde comme plus actifs : 1° l'extrait de fleurs, 2° l'extrait de la plante tout entière (fleurs, feuilles, racines) ; quant à l'extrait de feuilles seules, son action serait moindre que les autres.

Infusion de muguet.

Troitsky (*Allgem. Med. centr. Zeitung*, 1871) a préconisé l'infusion de fleurs et de tiges à la dose de 50 à 70 centigrammes; mais cette dose est insuffisante et le plus souvent il faut employer 3 à 7 grammes de muguet pour 120 à 180 grammes d'eau.

D'après Kislitchenkoff, les feuilles ont une action inférieure aux fleurs, mais elles seront mieux tolérées par l'estomac. D'ailleurs, il faut reconnaître que l'infusion du muguet, qui occasionne quelquefois de la diarrhée et des vomissements (action éméto-cathartique, connue des anciens), est presque toujours sans effet, même à doses élevées. C'est donc une préparation à laisser de côté.

On a préconisé alors des *extraits*; ils sont aqueux, alcooliques ou hydro-alcooliques.

Extrait aqueux de muguet.

Préparé (Langlebert, *Bull. thérap.*, 1882) avec les fleurs et les tiges, additionnées du 1/3 de leur poids de racines et de feuilles.

Dose : 1 à 2 grammes par jour, en pilules, ou dans une potion.

Cet extrait est constitué par une matière solide, noire, amère, d'une odeur agréable, et soluble dans l'eau et dans l'alcool.

D'après C. Paul (1893), l'extrait aqueux de muguet est la meilleure des préparations. Il le prescrit de la façon suivante :

Potion à l'extrait aqueux de muguet.

Thym .... 1 gr.

Faire infuser pendant cinq minutes dans :

Eau............................ 200 gr.

Ajouter :

Extrait aqueux de muguet.............. 10 gr.
Sirop d'écorces d'oranges amères........ 90

A prendre en six jours consécutifs, soit 50 grammes par jour.

L'extrait de muguet est donné également en sirop :

Sirop de convallaria maïalis.

Préparé à l'extrait aqueux, il représente par cuillerée 50 centigrammes d'extrait de muguet. Dose : 2 à 4 cuillerées à soupe par jour.

LANGLEBERT.

On peut encore prescrire le sirop sous les deux formes suivantes :

Sirop de convallaria maïalis.

Extrait de muguet..................... 10 gr.
Sirop diacode........................ 30
Sirop d'écorces d'oranges amères........ 200

Chaque cuillerée à soupe représente un peu moins de 1 gramme d'extrait de muguet. Dose : 1 à 2 cuillerées à soupe par jour.

Sirop de convallaria maïalis.

Extrait de fleurs et de feuilles de conval-
laria.............................. 7 gr.
Sirop des cinq racines................. 130
Sirop d'écorces d'oranges amères........ 120

Dose : 3 cuillerées à soupe par jour.

DUJARDIN-BEAUMETZ.

Alcoolature de convallaria.

Conseillée par Botkin (*Allg. Med. cent. Zeit.*, 1881), à la dose de 2 grammes par jour.

Insuffisante à cette dose, *elle doit être prescrite à celle de 2 à 8 grammes par jour.*

Le muguet peut être pris également sous la forme solide, poudre ou pilules :

Poudre de muguet.

Dose : *2 à 10 grammes par jour.*

Pilules de muguet.

Extrait de muguet...................... 10 gr.
Poudre de muguet...................... Q. s.

Faire 50 pilules ; chaque pilule renferme 20 centigrammes d'extrait de muguet. Dose : 5 par jour.

INDICATIONS THÉRAPEUTIQUES. — Le muguet est un tonique du cœur et spécialement du myocarde. Il possède certainement quelques propriétés qui le rapprochent de la digitale, et peut par cela même rendre des services dans les cardiopathies, mais de là en faire un médicament capable de remplir les mêmes indications que la digitale, il y a loin. « L'enthousiasme du premier moment s'est refroidi... et le muguet, essayé de tout côté, s'est montré souvent infidèle » (Hayem). D'après Eichhorst, ses effets seraient tellement inconstants, qu'il y aurait lieu de le laisser définitivement de côté. C'est évidemment aller trop loin.

Nous avons dit précédemment que lorsqu'on prescrit la digitale pendant quelques jours, il est bon d'interrompre ensuite le médicament pour le reprendre plus tard, si besoin est. Dans cette période de repos, on a conseillé de continuer la diurèse à l'aide du muguet ; je l'ai essayé plusieurs fois sans obtenir d'effet marqué, et je crois préférable, dans cette période intercalaire, de remplacer le muguet par le strophantus, ou bien encore par deux cuillerées à soupe de vin diurétique amer de la Charité.

CONTRE-INDICATIONS. — Il n'y en a pas, car le muguet est sans effet fâcheux sur le système nerveux et sur les organes digestifs (sauf l'infusion quelquefois vomitive) ; il ne présente ni effet accumulatif, ni effet posthume, comme la digitale, et ne séjourne pas longtemps dans l'économie.

CONVALLAMARINE

En 1865, S. Martin a extrait de la fleur du muguet des bois (*Bullet. thérap.*, t. II, p. 128) un alcaloïde qu'il a appelé la *Maïaline ;* plus récemment, Hardy et de son côté Tanret, par un autre procédé, ont retiré du muguet un principe actif, la *Convallamarine,* encore peu connue et qui n'est peut-être pas parfaitement pure. On la prescrit sous forme de solution alcoolique ou plus simplement de pilules. Le Formulaire pharmaceutique à l'usage des hôpitaux et hospices civils de Paris (1887) indique la dose de 1 à 2 centigrammes.

G. Sée recommande la formule suivante :

Solution alcoolique de convallamarine.

Convallamarine...................... 1 gr.
Alcool dilué........................ 120

Une à deux cuillerées à café par jour.

Spartéine.

Le genêt (tribu des Genistées, famille des Légumineuses papilionacées) fournit à la thérapeutique le *genista purgans* (genêt purgatif) et le *sparlium scoparium* ou genêt à balais. De cette dernière espèce, Stenhouse, en 1851, isola deux principes différents : la *scoparine*, substance colorante, jaune, cristallisable, et la *spartéine*, alcaloïde liquide et volatil. Le procédé de Stenhouse fut modifié par Mills, et plus récemment Wurtz a donné un mode de préparation plus expéditif. Les feuilles du *spartium scoparium*, desséchées et réduites en poudre grossière, sont épuisées par l'alcool à 60 degrés. La liqueur alcoolique est ensuite filtrée, distillée, puis on reprend le résidu par une solution étendue d'acide sulfurique. La solution de sulfate de spartéine impur, ainsi obtenue, est décomposée par du carbonate de potasse, puis agitée avec du chloroforme qui s'empare de l'alcaloïde. Le chloroforme est de nouveau agité avec de l'acide sulfurique étendu, et la liqueur acide que l'on obtient, concentrée à l'abri de l'air et de la lumière, donne des cristaux de sulfate de spartéine pur. Par décomposition de ce sulfate par le carbonate de potasse, on obtient la spartéine.

La *spartéine* est un liquide huileux, incolore quand il est pur, volatil, plus dense que l'eau. Son odeur faible rappelle celle de la pyridine. Sa saveur est extrêmement amère ; au contact de l'air, la spartéine brunit peu à peu.

Peu soluble dans l'eau, elle se dissout dans l'alcool, l'éther, le chloroforme ; elle est insoluble dans la benzine. Le chlorure de sodium la précipite de ses solutions. Sa réaction est alcaline et elle neutralise les acides. Mise en présence de l'acide chlorhydrique, elle donne naissance à des fumées blanchâtres épaisses, analogues à celles que produit l'ammoniaque dans les mêmes conditions.

La spartéine se combine facilement avec les acides pour former des sels, qui cristallisent difficilement; le sulfate est le plus stable et le seul employé en médecine. Il cristallise très facilement et se présente sous forme de gros rhomboèdres de couleur vert pâle transparent.

ACTION PHYSIOLOGIQUE. — A. **Effets sur le système nerveux.** — Ils ont été bien étudiés par Fick (1873) d'abord, et plus tard par de Rymon (Th. 1880) qui résuma le résultat de ses recherches, entreprises dans le laboratoire de Vulpian. Il résulte de ses expériences sur des grenouilles et sur des chiens que la *spartéine* agit sur le système nerveux central à la façon de la cicutine : elle enlève à la moelle son excitabilité réflexe après l'avoir exagérée. De plus, d'après Fick, elle produirait encore une paralysie des nerfs moteurs périphériques; pour de Rymon, au contraire, la spartéine serait sans action sur les faisceaux nerveux. Son action locale est nulle sur les muscles, soit lisses, soit striés.

B. **Effets sur la circulation.** — C'est Laborde qui mit en lumière (*Soc. de Biolog.*, 1883) l'influence remarquable de la spartéine sur le fonctionnement du cœur; ses expériences sur les animaux à sang chaud et à sang froid lui donnèrent toutes les mêmes résultats. Il résulte de ses recherches que la spartéine produit une *augmentation d'énergie* de l'impulsion systolique du cœur, qu'elle *régularise* et *ra-*

lentil ses battements, mais n'a *aucun effet sur la pres-sion sanguine*. Laborde a résumé son travail par les conclusions suivantes : « L'action prédominante et élective de la spartéine s'exerce sur le fonctionne-ment du cœur, dont elle parait à la fois augmenter l'intensité et la durée, ou mieux la persistance des contractions. » Cette action, d'après lui, est d'ori-gine centrale. Legris (*Th.* Paris, 1886) et Bochefon-taine ont constaté les effets décrits par Laborde, mais ils ont noté en outre, sous l'influence du médi-cament, une diminution de l'excitabilité des nerfs vagues. G. Sée (1885), qui a expérimenté la spartéine chez un certain nombre de cardiaques, conclut qu'elle produit comme effets caractéristiques : le relèvement du cœur et du pouls, et la régularisa-tion du rythme cardiaque. En cela il est d'accord avec les expériences des physiologistes, mais il ajoute que la spartéine produit encore « une accélé-ration des battements du cœur. » Ce dernier effet n'est point admis par Legris.

Depuis ces recherches, la spartéine a été étudiée de nouveau par Gluzinski et par Rummo Ferrannini. Au début (*stade thérapeutique*), l'action sur des ani-maux se traduit par une légère élévation de la ten-sion sanguine, diminution progressive dans la fré-quence des battements cardiaques et augmentation de l'énergie systolique. Plus tard, à un second stade (*stade toxique*), il survient de l'arythmie, une diminu-tion progressive de la fréquence et de l'amplitude des battements allant jusqu'à l'arrêt du cœur qui se produit en diastole. La mort, chez les animaux supérieurs, serait due à l'arrêt de la respiration.

C. **Effets sur la sécrétion urinaire.** — L'effet diuré-tique de la spartéine a été indiqué par Léo et Prior

Cette action n'a été retrouvée ni par G. Sée, ni par Masius. Peut-être est-elle capable d'entretenir jusqu'à un certain point, la diurèse digitalique, mais elle est bien inférieure à ce sujet à la caféine, et même au strophantus.

Résumé. — La *spartéine* à dose thérapeutique *augmente l'énergie contractile du cœur, régularise et diminue la fréquence du pouls*, elle est sans effet sur la tension sanguine, ou l'élève fort peu.

Au début de l'asystolie mitrale, avec arythmie et faiblesse des systoles, la spartéine, alors qu'elle a été précédée par le traitement digitalique, peut produire de bons effets et renforcer les contractions du myocarde.

PHARMACOLOGIE. POSOLOGIE. — Les *applications thérapeutiques* de la spartéine dans les maladies du cœur se limitent au *sulfate de spartéine*, qui est seul employé, suivant les cas, à la *dose de 5 à 15 centigrammes* par jour. Son action se manifeste très rapidement, au bout de deux heures, une heure, quelquefois même une demi-heure (Legris) après l'ingestion, et se maintient deux ou trois jours après la suppression. On n'observe pas d'effet accumulatif, et le sulfate de spartéine s'élimine rapidement par les urines, même dans les cas de néphrite chronique.

Le *meilleur mode d'administration* du médicament consiste à le donner en *solution aqueuse*, mais l'amertume de celle-ci, quand elle est un peu concentrée, nécessite l'adjonction d'un sirop : sirop de sucre simple, de gomme, de framboise, de cerise, de groseille ou de convallaria, etc. On peut dissoudre le sel dans une petite quantité de bière ou d'infusion de café torréfié. On notera que le médicament a provoqué, dans quelques cas rares, une diarrhée peu abondante qui disparait d'ailleurs rapidement.

Solution aqueuse de sulfate de spartéine.

Eau distillée...........................	100 gr.
Sulfate de spartéine....................	1

Chaque cuillerée à café représente 5 centigrammes de médicament; dose : de 1 à 3 cuillerées à café dans les 24 heures.

Sirop de spartéine.

Sulfate de spartéine....................	0 gr. 30
Sirop d'écorces d'oranges amères........	300

Chaque cuillerée à soupe contient 2 centigrammes de spartéine.   HOUDÉ.

Potion de spartéine.

Eau distillée...........................	45 gr.
Eau distillée de laurier-cerise..........	15
Sirop simple............................	20
Sulfate de spartéine....................	0 gr. 30

Chaque cuillerée à soupe renferme 75 milligrammes de médicament; dose : une ou deux cuillerées par jour.

      BARDET.

Potion de spartéine.

Eau de tilleul...........................	70 gr.
Sirop de tolu...........................	30
Sulfate de spartéine....................	0 gr. 30

Dose : 1 à 2 cuillerées à soupe par jour.

Pilules de spartéine.

Sulfate de spartéine....................	1 gr.
Poudre de guimauve.....................	0 gr. 50
Extrait de chiendent....................	Q. s.

Faire 20 pilules. Chaque pilule renferme 5 centigrammes de médicament; dose : 2 à 3 par jour.

Le sulfate de spartéine est quelquefois associé utilement au muguet; on prescrira :

Pilules de spartéine et de muguet.

Sulfate de spartéine...................... 0 gr. 50
Extrait aqueux de muguet............. 2

Faire 20 pilules. Deux à quatre par jour.

Le sulfate de spartéine est facilement administré en *injections hypodermiques*; dans ce but, on aura recours, par exemple, à la solution suivante :

Solution de spartéine pour injections hypodermiques.

Eau distillée......................... 10 gr.
Sulfate de spartéine.................. 0 gr. 20

Une seringue de 1 centimètre cube renferme 2 centigrammes de sulfate de spartéine. Deux à quatre.

INDICATIONS THÉRAPEUTIQUES. — Le sulfate de spartéine complété par l'action diurétique de l'infusion de genêt, dont nous parlons un peu plus loin, paraît une assez bonne médication dans les cas d'asystolie avec arythmie, hydropisie, congestions viscérales et rareté des urines. Il faut reconnaître cependant que ses indications ne sont point encore posées avec précision; en effet, G. Sée déclare qu'il est indiqué dans la faiblesse du myocarde avec ralentissement de la circulation; au contraire, Prior pense que son action est surtout manifeste lorsque le myocarde est intact. Pour Clarke, c'est dans l'insuffisance mitrale que la spartéine, à doses petites et renouvelées, présente son maximum d'action utile.

La spartéine a été comparée à la caféine, mais alors qu'elle influence surtout l'excitabilité neuro-

musculaire, la caféine paraît agir surtout sur la contractilité du muscle cardiaque. La spartéine n'agit
pas dans les périodes avancées des cardiopathies ;
lorsque le muscle cardiaque est dégénéré et que les
œdèmes persistent, c'est à la digitale, dont l'action
d'ailleurs ne tarde pas à s'épuiser, et encore mieux à
la caféine qu'il faut recourir. *L'action de la spartéine
sur le myocarde* est une indication formelle de son
emploi dans les cas de *cardiopathies toxiques* comme
dans le *morphinisme,* et dans les *myocardites consécutives aux maladies infectieuses* ou typhoïdes.
Dans ces cas, les injections sous-cutanées de spartéine sont souvent préférables à celles de caféine,
parfois suivies d'un peu d'excitation cérébrale.

SCOPARINE

La scoparine est le second principe que Stenhouse
a retiré du *spartium scoparium.* C'est une substance
cristallisable sous forme de cristaux jaunes, groupés
en étoiles. Elle est inodore, insipide, non volatile,
peu soluble dans l'eau froide, très soluble dans l'eau
bouillante et dans l'alcool. La scoparine ne possède
pas les propriétés de la spartéine ; cependant c'est
à elle qu'il faut rapporter, peut-être, l'action
diurétique de l'infusion de sommités fleuries du
genêt.

On a proposé la formule suivante de scoparine,
pour injection sous-cutanée :

Solution de scoparine pour injection hypodermique.

Eau distillée......................	5 gr.
Glycérine.........................	2 gr. 50
Scoparine	0 gr. 60

GENÈT

Le sulfate de spartéine est un bon tonique du cœur, mais son *action diurétique* est *nulle ou inconstante*. Aussi, dans le but d'obtenir du genêt un médicament cardiaque complet, a-t-on songé à utiliser l'action des fleurs, dont la décoction ou l'infusion jouit d'un pouvoir diurétique connu déjà de Pline et que Cullen, Christison et Sydenham utilisaient souvent. On peut y recourir et formuler par exemple :

Tisane diurétique de fleurs de genêt.

Fleurs de genêt.....................	10 à 25 gr.
Eau bouillante.....................	1 litre

Cette infusion est agréable et se rapproche un peu du thé, les malades la prennent sans difficulté, mais je n'en ai obtenu que des effets médiocres.

Tisane diurétique.

Fleurs de genêt.....................	20 gr.
Baies de genièvre.....................	10
Eau bouillante.....................	1000

Edulcorer avec

Sirop des cinq racines...............	50 gr.

Legris a cru remarquer que l'infusion de genêt donne quelquefois des douleurs gastriques et provoque des vomissements, quand elle est préparée avec des sommités fleuries et séchées, cueillies trop mûres, alors que les fleurs inférieures de la grappe sont déjà transformées en gousses. On sait que les anciens médecins attribuaient en effet aux grains de genêt une action diurétique. Il faut donc choisir avec grand soin les sommités dont les fleurs inférieures sont épanouies, tandis que les supérieures sont encore à l'état de boutons.

Adonis.

Les adonis (Renonculacées) sont des plantes annuelles, vivaces, à tige droite ou cylindrique qu'on rencontre en Italie, en Suisse, en Espagne et dans le midi de la France. Il en existe plusieurs espèces, qui se plaisent de préférence dans les sols calcaires et sur les plateaux élevés. L'une d'elles, par exception, se trouve au bord des champs, et la couleur éclatante de sa corolle l'a fait désigner sous le nom de *goutte de sang*. Mais la variété la plus intéressante au point de vue médical est l'*adonis vernalis*, qui fleurit en avril ou en mai.

A l'état frais, l'adonis est irritante et caustique. Son action dans les affections cardiaques et dans les hydropisies a été indiquée par Günther, puis par Bubnow (janv. 1879), élève de Botkin. Depuis lors une étude plus complète de cette plante, au point de vue botanique, chimique et physiologique, a été faite par Marié (*Th. doct. sciences*, 1884) et par J. Mordagne (1885). En Allemagne, l'adonis a été expérimentée par Altmann, Leyden, Michaelis, Lublinski (*Soc. Med. int. Berlin*, 1884), et surtout par Vincenzo Cervello (Strasbourg, 1882) qui a extrait de l'*adonis vernalis* et de l'*adonis cupaniana* un glucoside amorphe, jaune clair, très amer, soluble dans l'alcool et fort peu dans l'eau, qu'il a désigné sous le nom d'*Adonidine*. Plus récemment Valerian Podwysotzky (1888) a isolé un autre glucoside ou *picro-adonidine*, qui est un poison cardiaque très violent.

En Italie, Marfori et Borgiotti ont montré que l'*adonis æstivalis* parait posséder les mèmes propriétés thérapeutiques que la variété *vernalis*.

En France, l'adonis a fait le sujet de recherches multiples dues principalement à Lesage (*Soc. biolog.*, 1886), à Huchard et Eloy (1884, et 1886), à Julliard (1885), Armand Durand (*Th.* Paris, 1885).

ACTION PHYSIOLOGIQUE. — Il résulte des travaux précédents que *l'adonis ralentit le pouls et élève la tension artérielle*, qu'elle *régularise* et ralentit *les battements du cœur* et en accroit l'énergie contractile.

Cette plante *accroit la diurèse*, et pourrait à ce sujet être mise sur le mème rang que la digitale; mais, contrairement à celle-ci, elle ne provoque aucun phénomène d'intolérance. Cette action diurétique de l'adonis est admise par presque tous les auteurs; les autres propriétés de la plante la rapprochent de très près de la digitale, mais on n'est point encore fixé définitivement sur ses indications thérapeutiques.

PHARMACOLOGIE. POSOLOGIE. — L'adonis reste encore jusqu'ici un médicament peu employé.

Voici quelques-unes des préparations qu'on a particulièrement recommandées :

Infusion d'adonis.

Eau......................... 180 à 200 gr.
Adonis .... 4 à   8

Par cuillerée à soupe toutes les deux heures.

BUBNOW.

Cette dernière dose est peut-être un peu forte; il est préférable de ne pas dépasser 4 à 5 grammes dans les 24 heures, à prendre en 5 ou 6 fois.

Alcoolature et teinture d'adonis

Par doses croissantes de 2 à 5 grammes.

Extrait aqueux et alcoolique d'adonis.

De 50 centigrammes à 1 gramme par jour, en pilules.

Extrait fluide d'adonis.

Représente la plante poids pour poids : ainsi, 50 centigrammes d'extrait fluide correspondent à 50 centigrammes d'adonis.

Dose : 50 centigrammes à 2 grammes.

ADONIDINE

Le principe actif de l'adonis, *l'adonidine*, est un agent thérapeutique précieux, dont j'ai pu, dans plusieurs cas d'hyposystolie, apprécier toute la valeur.

Elle présente — à un degré inférieur, cela va sans dire — la plupart des effets produits par la digitale ; c'est donc parmi les *toniques du cœur*, de *second plan*, un agent thérapeutique, digne d'être recommandé. — D'après Ollivier (1889), elle réussirait mieux dans les insuffisances aortiques d'origine artérielle, que dans celles qui résultent d'une endocardite valvulaire.

Granules d'adonidine.

Dosés, tantôt à 1 milligramme, tantôt à 5 milligrammes. La dose, pour un jour, est de 5 à 15 milligrammes en moyenne.

Tannate d'adonidine.

Il est quelquefois préféré au glucoside lui-même.

Dose : 1 à 2 centigrammes par jour, en pilules, en potion ou en sirop.

Ergot de seigle.

ACTION PHYSIOLOGIQUE. — L'ergot de seigle, à cause de son action tonique sur les fibres lisses des vaisseaux, *élève la tension sanguine et ralentit le pouls* (Gubler). C'est pourquoi on l'a prescrit avec un certain succès dans quelques cas où la digitale avait échoué. D'après Masini, son effet, à peu près nul dans les affections valvulaires, agirait surtout dans les cas de myocardite avec dilatation cardiaque. Elle a produit d'heureux effets dans quelques cas graves de fièvre typhoïde à forme cardiaque avec abaissement considérable de la tension artérielle, qui a pu descendre de 18 centimètres de mercure à 13 et même à 6 centimètres (Potain). En pareil cas, une série méthodique d'injections sous-cutanées d'ergoline a pu relever l'action du cœur et des vaisseaux périphériques, et sauver le malade d'une mort prochaine par asthénie cardio-vasculaire ; Demange (*Rev. de Méd.*, 1885) a signalé des faits de cette nature.

PHARMACOLOGIE. POSOLOGIE. — L'ergot de seigle peut être prescrit sous des formes variables.

Infusion d'ergot de seigle.

Ergot de seigle	4 à 6 gr.
Eau	200 gr.

On l'a donné quelquefois sous forme pilulaire, associé à la digitale.

Pilules d'ergot de seigle et de digitale.

Poudre de seigle ergoté	4 gr.
Poudre de digitale	1
Extrait de chiendent	Q. s.

F. s. a. 30 *pilules. Dose :* 6 *à* 8 *par jour.*

ERGOTINE

Dans presque tous les cas, il sera préférable de recourir à l'ergotine plutôt qu'à l'ergot de seigle lui-même; les préparations en sont nombreuses, nous indiquons ici les meilleures. On emploiera de préférence l'ergotine sous forme d'*injections hypodermiques*.

Solution d'ergotine.

Ergotine Bonjean (extrait aqueux de seigle
    ergoté) .... 1 gr.
Eau distillée 10

BONJEAN.

Une seringue tout entière (1 gramme) représente 10 centigrammes d'ergotine.

Nous préférons à cette préparation la

Solution titrée d'ergotine.

préparée de telle façon qu'un poids de liquide représente le même poids d'ergot. Ainsi 1 *gramme de liquide* (une seringue de Pravaz tout entière) *représente un gramme d'ergot de seigle.*   YVON.

L'ergotine est prescrite encore sous forme de *dragées*, de *pilules*, ou en *potion*.

ERGOTININE

Tanret (1875) a extrait de l'ergot un alcaloïde incolore, cristallisable, qu'il a désigné sous le nom d'*ergotinine*. Celle-ci, employée surtout par les accoucheurs et en gynécologie, peut encore trouver son emploi dans le traitement des cardiopathies, lorsqu'on a décidé de recourir à l'ergot de seigle ou même à ses dérivés. On recommandera l'ergotinine sous une des deux formes suivantes :

Solution d'ergotinine pour injections hypodermiques.

Eau distillée de laurier-cerise........... 10 gr.
Ergotinine.......................... 0 gr. 01
Acide lactique...................... 0 gr. 02

Un milligramme d'ergotinine est contenu dans la seringue entière : *Dose : l'ergotinine ne se donne qu'à la dose de 1/4 de milligramme (5 gouttes) ou à 1/2 milligramme (10 gouttes). Ne pas dépasser 1 milligramme.*

TANRET.

Sirop d'ergotinine.

Ergotinine......................... 0 gr. 05
Acide lactique..................... 0 gr. 10
Eau distillée...................... 5 gr.
Sirop de fleurs d'oranger........... 995

La cuillerée à café contient 1/4 de milligramme d'ergotinine. Dose : 1 à 4 cuillerées à café par jour.

TANRET.

Strychnine.

On connaît les propriétés tétanisantes de la strychnine sur les muscles de l'économie ; au dire de Tessier (*Bullet. thérap.*, 1851), Muller a démontré sur des grenouilles que la strychnine diminue les battements du cœur comme la digitale et augmente l'énergie de ses contractions ; plus récemment Lahousse (1895) a montré que ce ralentissement du cœur est causé par la paralysie des centres moteurs intra-cardiaques.

Desnos a songé à mettre à profit cette action de la strychnine dans le traitement des maladies du cœur. Il a obtenu de bons effets en prescrivant la *poudre de noix vomique* à la dose de 5 à 10 centigrammes. A cause de l'amertume du médicament, on pourrait remplacer la poudre par la teinture alcoo-

lique de noix vomique au cinquième, à la dose de
10 gouttes au commencement de chaque repas, ou
par un granule de 1 milligramme de sulfate de strychnine.

H. Mettler, de Chicago, recommande l'usage prolongé de la strychnine à la dose d'un demi ou d'un
milligramme, répétée deux à trois fois par jour, dans
le traitement des lésions valvulaires à la période de
compensation, et Kernan (1895) la considère à la
même dose, comme un excellent tonique du cœur
dans le cours de la fièvre typhoïde ; il donne le médicament en *injections hypodermiques*, on en *solution* par
la bouche.

**Solution de sulfate de strychnine, pour injections
hypodermiques.**

Eau distillée........................ 10 gr.
Sulfate de strychnine................ 0 gr. 01

Chaque seringue de 1 cc. représente 1 milligr.
de sulfate de strychnine.

De 1 à 3 pour une journée.

On augmenterait l'action stimulante de cette solution en y ajoutant une dose de sulfate de spartéine
de 50 centigrammes.

II. — MODÉRATEURS DU CŒUR

Bromures alcalins.

ACTION PHYSIOLOGIQUE. — Ils occupent une
des premières places dans la classe des modérateurs
du cœur. Gubler a noté que le *bromure de potassium*
est un puissant *sédatif* du cœur, qu'il corrige et
peut faire disparaître l'arythmie en même temps qu'il
ralentit la fréquence des contractions du cœur.

Laborde (1867) a constaté également cette action

paralysante, et Pletzer (1868) a vu l'énergie des mouvements cardiaques diminuer progressivement et le pouls tomber à 50 pulsations. Ce *ralentissement* et cette *régularisation* de la circulation cardiaque sont la conséquence du triple effet que produit le bromure de potassium, comme d'ailleurs tous les bromures : il agit sur les centres nerveux, *produit de l'anémie cérébrale* et de l'*hypnose;* de plus, il *diminue le pouvoir réflexe de la moelle.*

D'après certains auteurs (Falck, Krosz), le bromure agit sur le cœur surtout comme sel de potassium bien plutôt que comme bromure. Or, les sels de potasse ont une action toxique sur le muscle cardiaque ; introduits directement dans le torrent circulatoire, ils produisent l'arrêt du cœur ; absorbés par l'estomac, ils ralentissent et affaiblissent l'action du myocarde. En résumé, ce sont des poisons du cœur, agissant directement sur la fibre cardiaque selon les uns, ou, suivant les autres, portant leur effet sur le centre auto-moteur du cœur qu'ils dépriment.

Cette action toxique a été démontrée par Podcopaew : 8 à 10 grammes de chlorure de potassium injectés dans les veines d'un chien du poids de 6 kilos le tuent en quelques heures; d'après cette expérience, il faudrait de 80 à 100 grammes de chlorure de potassium pour tuer un homme de petite taille.

C. Paul n'admet pas cette théorie et remarque qu'on obtient des effets analogues avec le bromure de sodium, alors que, si on remplace le bromure de potassium par un sel de potasse, non bromuré : sulfate, acétate, on n'obtient rien de semblable; *c'est donc en tant que bromure* qu'*agiraient les bromures alcalins.*

Cependant l'action défavorable des sels de potasse

sur la fibre cardiaque, admise aujourd'hui par la plupart des auteurs, a fait *préférer le bromure de sodium au bromure de potassium.* D'ailleurs leur action modératrice sur le cœur parait être à peu près identique ; ajoutons enfin que les bromures alcalins sont diurétiques surtout chez les nerveux.

Résumé. — *Les bromures alcalins sont des modérateurs et des régulateurs ;* ils trouvent surtout leurs indications dans les cas d'excitabilité du cœur et d'élévation exagérée de la tension artérielle.

INDICATIONS THÉRAPEUTIQUES. — Ils sont particulièrement *indiqués* dans les *cas d'excitation nerveuse du cœur* et dans les *palpitations des névropathes.* Dans la période hypersystolique des cardiopathies organiques, les bromures apaisent l'éréthisme cardiaque, modèrent l'impulsion des battements du cœur et l'oppression plus ou moins vive qui les accompagnent.

CONTRE-INDICATION. — La *contre-indication* des bromures alcalins est *formelle* à la *période asystolique,* lorsque le muscle cardiaque est considérablement affaibli et souvent atteint de dégénérescence graisseuse.

PHARMACOLOGIE. POSOLOGIE. — Les bromures alcalins seront administrés sous forme liquide, en solution, sirop, ou mélangés à des potions.

Solution de bromures alcalins.

Eau distillée......................... 100 gr.
Bromure de sodium ou de potassium....   20

Chaque cuillerée à café représente 1 gramme de bromure.
Dose : 2 à 4 cuillerées à café dans les 24 heures, dans un

peu d'eau vineuse, dans de la bière, dans du lait, ou mieux dans une infusion aromatique (feuilles d'oranger).

Sirop de bromures alcalins.

Sirop d'écorces d'oranges amères........ 400 gr.
Bromures alcalins (potassium ou sodium). 20

Chaque cuillerée à soupe contient 1 gramme de bromure; dose : **2 à 4 cuillerées par jour.**

Chloral.

Employé seulement sous forme d'hydrate de chloral.

ACTION PHYSIOLOGIQUE. — Le chloral possède une *action dépressive sur le cœur*, connue depuis longtemps déjà : un animal intoxiqué par le chloral meurt par suite de paralysie du cœur (Leibreich, 1869). A *dose thérapeutique*, il provoque le *ralentissement des contractions cardiaques* et *abaisse la tension artérielle.* La première de ces actions est causée par une diminution de l'excitabilité des ganglions moteurs du cœur (G. Sée) ou encore par la parésie du centre vaso-moteur bulbaire (Vulpian). Enfin, peut-être aussi, agit-il encore sur les vaisseaux périphériques qu'il paralyse et cause ainsi un affaiblissement notable des contractions cardiaques.

Résumé. — Le chloral agit sur le cœur en le déprimant. C'est un *modérateur* et un *régulateur* de la *circulation.*

INDICATIONS THÉRAPEUTIQUES. — Le chloral produit d'*excellents effets* pour combattre l'insomnie persistante par congestion encéphalique, dans les *maladies mitrales*. A cause de l'affaiblissement des contractions cardiaques qu'il produit, le chloral est *contre-indiqué dans l'asystolie*, et dans tous les cas de dégénérescence graisseuse ou de débilité du cœur.

PHARMACOLOGIE. POSOLOGIE. — Le chloral, quoique toujours employé sous forme d'*hydrate de chloral*, possède une action caustique manifeste; aussi est-il quelquefois assez mal supporté par l'estomac, c'est pourquoi on peut en conseiller l'emploi en lavement.

Lavement de chloral.

Eau... 50 gr.
Hydrate de chloral....................... 1 à 4 gr.

Dans un verre de lait additionné d'un jaune d'œuf.

Le chloral sera donné également en potion ou sous forme de sirop :

Potion de chloral.

Eau distillée de tilleul................... 120 gr.
Sirop de fleurs d'oranger............... 30
Hydrate de chloral....................... 2 à 4

A prendre en 3 ou 4 fois dans les 24 heures.

Sirop de chloral.

Sirop de fleurs d'oranger............... 950 gr.
Chloral hydraté........................... 50

Une cuillerée à soupe (20 grammes) représente un peu plus de 1 gramme de chloral hydraté.
Dose : 2 à 4 cuillerées à soupe.

Sirop de chloral.

Hydrate de chloral......................	60 gr.
Alcool à 65°........................	50
Eau distillée.......................	380
Sucre blanc........................	760
Essence de menthe....................	XX gouttes

Chaque cuillerée à soupe contient 1 gramme de chloral.

FOLLET.

Associé à petite dose aux bromures alcalins, comme dans la potion suivante, il jouit d'une action modératrice évidente sur la circulation :

Potion de chloral et de bromure de sodium.

Eau distillée........................	100 gr.
Sirop de fleurs d'oranger..............	20
Bromure de sodium	2
Hydrate de chloral....................	1

A prendre par cuillerée dans les 24 heures.

Valériane.

La valériane possède une *action modératrice* évidente dans les cas *d'éréthisme et de névrose cardiaques;* elle est *particulièrement indiquée lorsqu'il n'y a point de lésion organique.* Cependant, même dans les cas de cardiopathie vraie, elle rend de signalés services contre les phénomènes de suractivité et d'excitation, qu'on rencontre dans la période de compensation avec hypersystolie.

INDICATIONS THÉRAPEUTIQUES. — Elles se rapprochent beaucoup de celles des bromures alcalins, mais les valérianiques leur seront souvent préférés, car ils n'exercent aucune action fâcheuse sur l'estomac, alors que les bromures sont fréquemment mal tolérés.

PHARMACOLOGIE. POSOLOGIE. — La valériane se prescrit sous forme d'*extrait* (1 à 8 gr.), de *poudre* (1 à 10 gr.), de *teinture alcoolique* (2 à 10 gr.). Mais on aura recours surtout aux valérianiques, et principalement au *valérianate d'ammoniaque*.

Il en existe plusieurs préparations : Le valérianate du Codex, sel cristallisé blanc, se prescrit à la dose de 0,05 à 0,50 centigrammes, en potion, pilules ou lavement, mais une des meilleures préparations est le *valérianate d'ammoniaque liquide*, de Pierlot, à *la dose de 2 à 3 cuillerées à café par jour*; chacune d'elles représente en moyenne de 0,12 à 0,15 centig. de valérianate d'ammoniaque.

Cette préparation excellente est un mélange d'acide valérianique, d'extrait alcoolique de valériane, et de carbonate d'ammoniaque en solution aqueuse.

Le valérianate d'ammoniaque présente une odeur très désagréable, qui répugne à certaines personnes: une bonne pratique consiste à le faire prendre dans une infusion un peu forte de feuilles d'oranger. S'il y a dégoût insurmontable, on pourrait recourir aux *capsules dragéifiées*, sans odeur, de Rousseau, renfermant chacune 0,10 centig. de valérianate d'ammoniaque cristallisé; la dose serait de 2 à 4 capsules.

Vératrine.

La vératrine, principe actif de la racine de l'*ellébore blanc* et de la *cévadille*, est une substance blanche, cristallisée, presque insoluble dans l'eau, très soluble dans l'alcool et dans l'éther; c'est un purgatif violent. Cette substance possède une action particulière sur le système musculaire bien étudiée par Kolliker et Bezold; cette action se divise en deux

périodes : 1° une période de contraction énergique ;
2° une période de résolution lente, c'est-à-dire que le
muscle, après sa contraction, ne reprend sa forme
primitive qu'avec une extrême lenteur. D'après
Bœhm, la vératrine portée directement sur le cœur
y détermine les mêmes effets que sur les autres
muscles striés. Cette propriété singulière a suggéré
l'idée d'appliquer cette action modératrice de la
vératrine contre les palpitations et l'impulsion
brusque des contractions cardiaques liées à l'hypertrophie et à l'hypertension artérielle. Bilot (*Congrès
Association franç.*, Bordeaux, 1892) donnait, dans ce
but, un à dix granules de vératrine de 1 milligramme.
A vrai dire, cette médication a échoué complètement
entre les mains de la plupart des cliniciens.

Anciennement déjà, Friedreich, dans le traitement
de la péricardite aiguë, avait proposé de remplacer
la digitale par la vératrine, parce qu'elle calme les
douleurs et abaisse la température. Ce traitement
ne s'est point généralisé. D'un autre côté, Liégeois
(*Rev. gén. de Clin. et de Thérap.*, 1889) ayant montré
que la vératrine, à la dose de 10 à 15 gouttes de
teinture, *ralentit les contractions cardiaques et le pouls
et diminue la tension artérielle*, il y aurait lieu d'expé-
rimenter de nouveau ce médicament énergique.

Nous rappellerons enfin que G. Sée et, plus récemment, Guyot ont employé avec quelque succès,
dans le traitement de la maladie de Basedow, la
teinture de veratrum viride (*Helleborus americanus*), à
la dose de 10 à 15 gouttes.

A cause de son action irritante, il sera préférable
en général, de donner la vératrine, non en solution,
mais sous forme de *granules* de 1 milligramme. La
dose moyenne variera entre 3 et 10 milligrammes.

Atropine.

Elle élève la tension artérielle (1), mais son action cardiaque est complexe : au début et à faible dose, elle ralentit le cœur, mais au bout d'un temps fort court, et surtout après des doses plus fortes, elle accélère les battements du cœur. Cette action double explique pourquoi l'atropine a été employée à la fois contre la tachycardie et les palpitations douloureuses, et contre la bradycardie du pouls lent permanent (G. Sée).

Les *résultats* thérapeutiques de cette médication sont des plus *incertains*.

Duboisine.

La duboisine est une substance jaunâtre, visqueuse, soluble dans l'alcool, le chloroforme, l'éther et l'eau ; elle est extraite du *Duboisia myoporoidse* (Solanacées). C'est un succédané de l'atropine, employé disent certains auteurs, avec un certain succès contre la tachycardie et les battements violents du corps thyroïde dans la maladie de Basedow. Mais le médicament semble avoir des effets accumulatifs et nécessite des périodes de repos intercalaires ; il est très peu usité jusqu'ici.

PHARMACOLOGIE, POSOLOGIE. — La duboisine est employée sous forme de sulfate de duboisine.

---

(1) Dans un travail où il a réuni soixante-cinq observations avec tracés sphygmographiques et mensurations au sphygmomanomètre, Cardarelli (1890) a déclaré que l'atropine est un dépresseur de la tension artérielle ; G. Sée n'admet cette action que si le médicament est donné à haute dose.

Granules de duboisine.

Sulfate de duboisine................. 0 gr. 005

F. s. a. 20 granules de 1/4 de milligramme; dose : 1 à 2 par jour.

Solution de duboisine pour injections hypodermiques.

Sulfate de duboisine................. 0 gr. 01
Eau distillée bouillie................. 20

Une seringue d'un centimètre cube renferme 1/2 milligramme de sulfate de duboisine.

DUJARDIN-BEAUMETZ.

Antimoine.

Nous ne citerons que pour mémoire, parmi les modérateurs du cœur, l'antimoine, qui à haute dose peut momentanément diminuer la fréquence du pouls et la dyspnée, chez les malades atteints d'affections organiques du cœur.

On a proposé dans ce but des granules d'*arséniate d'antimoine* contenant chacun 1 milligramme de médicament, et qu'on pourrait prescrire à la dose de deux à huit granules par jour. C'est une médication infidèle sur laquelle on ne peut compter.

III. — DÉPRESSEURS DE LA TENSION ARTÉRIELLE

Iodures alcalins.

Les iodures alcalins (potassium, sodium, auxquels on joint depuis quelques années ceux de calcium et de strontium) occupent une place très importante dans le traitement des cardiopathies et des maladies de l'aorte.

ACTION PHYSIOLOGIQUE. — *Les iodures*, d'une façon générale, *s'adressent plutôt aux vaisseaux qu'au cœur lui-même : ils possèdent une action vaso-dilatatrice manifeste et abaissent la tension artérielle* ; par cela même ils diminuent les résistances périphériques et facilitent le travail du muscle cardiaque. G. Sée et Lapicque (1889) ont cherché à établir que l'iodure de potassium a, en plus, une action spéciale divisée en deux périodes. Il déterminerait d'abord une élévation de la pression avec ralentissement du cœur, et plus tard une diminution de la pression avec accélération du cœur. D'après les mêmes auteurs, les iodures ne sont pas de véritables dépresseurs de la circulation, mais des régulateurs du cœur. En produisant une vaso-dilatation générale étendue aux artères coronaires, ils relèvent la nutrition du myocarde, car ils facilitent la circulation intra-cardiaque en ce sens que « le cœur pour chasser le sang dans ses propres artères et dans son propre tissu, n'est plus obligé de fournir la même somme de travail que dans l'état préalable ». Enfin, comme dernier résultat, la nutrition du myocarde étant meilleure, il s'ensuivrait une augmentation dans l'énergie du travail du cœur : les iodures seraient donc des agents systoliques. Ces conclusions, pour quelques-uns, en désaccord avec la clinique, sont acceptées par Manquat, dans son travail sur l'action physiologique des iodures (1895).

Nous venons de dire que *les iodures* étaient surtout des médicaments vasculaires ; *ils s'adressent*, en effet, *de préférence* aux *dégénérescences scléreuses et athéromateuses des vaisseaux* avec ou sans dilatation consécutive. Ils agissent avec une efficacité toute particulière, chez les sujets à pouls dur et tendu, avec tension artérielle exagéré·, ainsi que dans les altérations de l'aorte et des artères coronaires.

D'un autre côté, la médication iodurée est prescrite journellement dans les maladies organiques du cœur, dans le but de favoriser la *réduction des épaississements et des indurations valvulaires*. Cette médication est malheureusement trop souvent insuffisante ; on se rappellera cependant qu'on « a vu des lésions valvulaires, en apparence fort graves, disparaître absolument sous l'influence de cette médication » (Potain).

Cette action, les anciens l'expliquaient en disant que les iodures sont des modificateurs directs du sang. G. Sée en a fourni une explication plus physiologique. Pour lui, l'iode en circulation dans le sang possède une action spéciale sur les globules blancs de la lymphe et du sang (leucocytes); d'un autre côté, l'iode en circulation devient libre dans certains points, puis, repris de nouveau par les alcalis du sang, il repasse à l'état d'iodure, et ainsi de suite. Or, à faible dose, l'iode, dès qu'il rencontre les leucocytes, excite leur activité, stimule les larges diapédèses, les transferts, les morcellements, les disparitions de déchets et de matériaux transformables (phagocytose). Dans le muscle cardiaque lui-même, l'iode provoque un mouvement de lymphe, évacuateur des déchets accumulés dans les espaces connectifs, d'où la propriété fondante, résolutive des iodures sur les néoformations.

Cette sorte de *drainage* des déchets pathologiques a été établie depuis, par les recherches expérimentales de Henrijean et Corin (1896).

A un autre point de vue, on sait avec quel succès les iodures combattent les accès de pseudo-asthme, si fréquents dans les affections aortiques notamment.

Cette *propriété eupnéique* des iodures les rend extrêmement précieux dans la thérapeutique des maladies cardio-aortiques.

Une question importante, sur laquelle on discute encore, est celle de la *préférence à accorder à l'iodure de sodium ou à l'iodure de potassium.*

Pour G. Sée, l'iodure de sodium ne possède qu'une « activité médiocre » ; pour C. Paul, l'iodure de sodium est plus riche en iode ; de plus, pour beaucoup de cliniciens, l'usage des sels de potassium est dangereux, à cause de l'action nocive exercée par la potasse sur les fibres musculaires.

En fait, je crois que l'iodure de potassium est un peu plus actif que l'*iodure de sodium* ; néanmoins, ce dernier doit être le *médicament de choix :* d'abord parce qu'il s'élimine plus rapidement, et est mieux supporté par l'estomac que l'iodure potassique ; ensuite parce que ce dernier peut devenir nuisible pour le cœur, lorsqu'il est administré pendant longtemps, et peut encore, d'autre part, provoquer plus que l'iodure de sodium des phénomènes d'intoxication générale (*iodisme*), dans les cas de fonctionnement incomplet du rein.

INDICATIONS THÉRAPEUTIQUES. — Les iodures sont indiqués dans les *affections valvulaires chroniques* ou en voie d'organisation, dans l'*angine de poitrine*, dans l'*artério-sclérose*, dans les *myocardites scléreuses*, dans les *aortites*, dans les *anévrysmes de l'aorte*.

On a discuté fort longtemps sur l'action utile des iodures dans ces dernières affections : pour G. Sée, les iodures ne sauraient agir sur les parois artérielles sclérosées ou athéromateuses, mais leur action porterait *autour*, bien plus que *sur* le vaisseau lui-même; au contraire, Potain admet que les iodures agissent d'une *façon directe* sur la paroi artérielle

PHARMACOLOGIE. POSOLOGIE. — La médication iodurée, dans le traitement des cardiopathies, doit être de fort longue durée; on la prescrira par *séries de plusieurs semaines, séparées par des périodes intercalaires de repos,* et le *traitement se poursuivra* ainsi *pendant plusieurs mois,* et très souvent même *plusieurs années* (dans l'angine de poitrine, par exemple).

La *dose* d'iodure variera de 50 centigrammes à 2 grammes par jour. Le médicament sera donné de préférence sous la forme liquide, en *solution* dans de l'eau distillée par exemple. Elle est parfaitement absorbée, mais présente une saveur amère, salée, métallique, qui en rend parfois l'administration difficile. Quoi qu'il en soit, je recommande la solution suivante:

Solution.

Eau distillée........................... 100 gr.
Iodure de sodium ou de potassium....... 10

Une cuillerée *à café* représentant 50 centigrammes d'iodure, on en prescrira de 1 à 4 par jour, dans une tasse d'infusion aromatique, telle que la feuille d'oranger par exemple, ou dans du lait, ou encore mélangée à du sirop de quinquina, de gentiane, d'écorces d'oranges amères, ou mieux encore dans de la bière, un peu d'eau vineuse, ou encore dans une infusion très légère de café torréfié édulcoré de sirop de sucre. Afin de faciliter l'absorption du médicament et de ménager la susceptibilité de l'estomac, on le fera prendre en une ou deux fois *au milieu des repas,* lorsqu'il est donné *en solution.* S'il est mélangé avec du *sirop* ou simplement avec du *lait,* on boira le mélange *au commencement même des deux repas*. Il sera pris ainsi durant vingt jours consécutifs; puis après un repos d'une semaine, avec cessation absolue du médicament, on reprendra ce dernier de la même façon, et cela pendant une durée variable suivant les cas.

Les solutions iodurées, en vieillissant, prennent une coloration jaunâtre, due à la mise en liberté d'une petite quantité d'iode; elles laissent alors à la bouche une saveur nauséeuse de marée et irritent la muqueuse du pharynx et de l'estomac. Pour maintenir la stabilité de ces solutions et éviter les inconvénients ci-dessus décrits, on a proposé de leur ajouter une faible quantité d'hyposulfite de soude qui est sans action nuisible ; on formulerait :

Eau.. 100 gr.
Iodure de potassium ou de sodium........ 10
Hyposulfite de soude...................... 0 gr. 050
                                         CARLES.

Pour déguiser la saveur métallique si désagréable des iodures, Fournier a proposé la préparation suivante qu'il conseille de prendre *après le repas*, plutôt qu'avant, lorsqu'il y a intolérance de l'estomac :

Sirop d'iodure de potassium.

Sirop simple......................... 175 gr.
Anisette de Bordeaux................. 75
Iodure de potassium.................. 12 gr. 50

Chaque cuill. à soupe contient un gramme d'iodure.
                                         FOURNIER.

On prescrit encore les iodures en *pastilles*, en *tablettes* ou en *dragées*, mélangées quelquefois avec du chocolat.

Chacune d'elles renferme 0 gr. 10, 0 gr. 15 ou 0 gr. 20 d'iodure de sodium.

Enfin on prépare aussi des biscuits iodurés.

Iodure de potassium ou de sodium.......	10 gr.
Pâte à biscuits.........................	Q. s.

Pour 100 biscuits de 10 grammes chaque.
Chaque biscuit contient 0 gr. 10 d'iodure.

DORVAULT.

Pour éviter les troubles digestifs, fréquents avec l'usage soutenu des iodures, on a conseillé de donner l'*iodure de strontium* ou l'*iodure de calcium*, mieux tolérés par l'estomac (?). Dose : 50 centigrammes à 1 gramme. Cette question n'est pas résolue.

Si l'on s'en tient aux iodures de sodium ou de potassium, on pourrait dans le même but, les faire prendre associés à un vin ou à un élixir de pepsine.

Je préfère l'*association de l'iodure avec l'opium* à très petites doses; dans ce but, j'ai imaginé la préparation suivante dont je recommande les bons effets.

En premier lieu, pour éviter le dégoût et la saveur métallique des solutions aqueuses, j'ai donné, de préférence, à la préparation la *forme pilulaire*, et, malgré la déliquescence des iodures alcalins, je suis arrivé à préparer une masse pilulaire d'une conservation parfaite, qui au bout de plusieurs semaines possède encore toute sa consistance et toutes ses propriétés thérapeutiques. J'emploie l'iodure de sodium, mais comme il parait plus déliquescent que l'iodure de potassium, on devra au préalable le faire dessécher à l'étuve; on l'associe ensuite, non à l'extrait thébaïque qui renferme toujours une petite quantité d'eau qui ramollirait la masse, mais à l'opium brut. L'excipient peut être fait avec la térébenthine de Bordeaux (environ 5 centigrammes par pilule), ou avec un peu d'extrait de gentiane ou d'extrait de rhubarbe. Enfin l'enrobage peut se faire, soit au mastic dissous dans l'éther, ou mieux au baume de tolu. Je prescris ainsi :

Pilules d'iodure de sodium opiacé.

Iodure de sodium.......................	0 gr. 15
Térébenthine de Bordeaux..............	0 gr. 05
Opium brut...........................	0 gr. 005

Pour une pilule.
Dose : de 4 à 6 ou 8 par jour.

J'emploie cette médication dans les affections aortiques seulement, car il est préférable d'éviter l'opium dans les maladies mitrales.

Voici encore une préparation iodurée sous forme pilulaire, mais dont je n'ai pu apprécier les effets :

Pilules d'iodure de sodium.

Iodure de potassium ou de sodium........	10 gr.
Sucre de lait..........................	5
Lanoline	2

Faire 50 pilules. Dose de 5 à 10 par jour.

On a proposé encore de donner les iodures en *cachets*, qui ne subiraient aucune altération, si on a le soin de les conserver dans un flacon avec bouchon à l'émeri, creux, fermé en bas par une membrane en peau percée de petits trous, et contenant de la chaux vive qui absorbe l'humidité contenue dans le flacon et empêche la déliquescence de l'iodure (Aubry).

ASSOCIATION DES IODURES AVEC D'AUTRES MÉDICAMENTS CARDIAQUES. — Dans certains cas d'artério-sclérose, lorsque le muscle cardiaque faiblit et qu'apparaissent déjà des stases et des œdèmes périphériques, continuer l'iodure, dépresseur de la tension, serait dépasser la mesure utile, car déjà il y a hypotension. On pourrait alors recourir aux toniques du cœur : digitale ou spartéine, associées à l'iodure malgré leur incompatibilité ; les premiers soutiendront le cœur, le dernier combattra les lésions artérielles. Dans ce but, Huchard a proposé les pilules suivantes ; je n'ai pas eu l'occasion d'en vérifier l'effet.

Pilules d'iodure de sodium et de digitale.

Iodure de sodium........................ 4 gr.
Poudre de feuilles de digitale........... 2 gr.

Faire 40 pilules. Dose : 3 à 4 par jour.

Pilules d'iodure de sodium et de spartéine.

Iodure de sodium........................ 4 gr.
Sulfate de spartéine.................... 1
Poudre de réglisse..................... Q. s.

Faire 40 pilules. Dose : 4 à 6 par jour.

ÉLIMINATION. — Dès que les iodures sont introduits dans l'estomac, ils sont absorbés et éliminés très rapidement : on les retrouve dans l'urine, la salive, les larmes, le mucus nasal, le mucus bronchique et peut-être le lait de la nourrice. Lorsqu'ils sont donnés à dose un peu forte, on peut les retrouver dans l'urine au bout de quelques minutes seulement, deux à trois minutes en moyenne. Il suffit pour cela d'introduire un morceau de papier blanc amidonné ou non, ou encore un fragment de linge usé, dans le verre à expérience rempli d'urine et d'y

verser ensuite de l'acide nitrique ; celui-ci met l'iode
en liberté, et le papier ou le linge prennent une
coloration bleu foncé (iodure d'amidon). Cette
recherche est nécessaire, car elle indique si le médicament est bien absorbé, et si les reins fonctionnent d'une façon satisfaisante. Mais ce n'est pas
seulement par leur présence dans la salive et dans
les urines que les iodures se manifestent, ils donnent lieu encore à du ptyalisme et à une diurèse
assez marquée. Enfin les iodures s'éliminent encore
probablement par l'appareil sudoral, et les glandes
sébacées de la peau. Les iodures abandonnent presque entièrement l'économie en vingt-quatre heures ;
quant à l'élimination totale, elle demanderait qua-
rante-cinq à cinquante heures après la dernière dose.

Chez l'homme à l'état de santé, la durée de l'élimination des iodures est de trente-six heures au
moins pour les doses moyennes ; dans des cas où le
traitement ioduré dépassait 2 grammes, on a encore
retrouvé la trace de l'iode dans les urines douze
jours après la cessation du traitement. A l'état de
maladie, l'élimination des iodures est ralentie, notamment dans la fièvre (Gubler), et dans les maladies du cœur à la période de compensation (Geisler,
Contrib. à l'éliminat. de l'iode par les reins (*Th.* Saint-
Pétersbourg, 1888) ; quelle que soit d'ailleurs la durée
de cette élimination, l'iode s'élimine dans les urines,
non à l'état d'iode ni d'iodates, mais d'iodure.

Dans des recherches expérimentales récentes,
Lafay (*Étud. clin. chim. sur l'éliminat. urinaire de l'iode*,
Paris, 1893), s'appuyant sur les travaux antérieurs
de Berlioz, d'Éloy et autres, a montré nettement que,
*après l'absorption d'iodure de potassium en faible quan-
tité* (le chlorure de sodium de l'économie étant en

proportion normale),il y a *échange complet : tout l'iode s'élimine à l'état d'iodure de sodium*, et la potasse à l'état de chlorure, avec l'excès de chlorure de sodium.

Si l'iodure de potassium est administré à haute dose, il s'élimine presque tout entier sans décomposition.

Les accidents d'iodisme s'observent indifféremment avec les sels de potassium ou de sodium. Cependant l'*iodure de sodium y expose sensiblement moins.*

IODISME

Le traitement ioduré, qui se prolonge souvent pendant plusieurs mois ou même plusieurs années, entraine souvent des accidents toxiques ou des troubles fonctionnels plus ou moins graves dont l'ensemble constitue l'*iodisme.*

Les accidents consistent principalement en poussées congestives, en fluxion catarrhale, et à leur degré extrême, en hémorrhagies muqueuses et sous-cutanées.

L'*iodisme* peut affecter les appareils digestif, respiratoire, la peau, les glandes, le système nerveux et les organes génito-urinaires.

a) Du côté des *voies digestives*, on observe de la rougeur et de la sécheresse de la muqueuse buccale et du pharynx, un peu d'angine avec dysphagie légère, et quelquefois une légère sensation de brûlure sur le trajet de l'œsophage. La bouche est pâteuse, et conserve une saveur salée, métallique, surtout accentuée au réveil, qui est parfois une cause d'anorexie insurmontable. Enfin on observe fréquemment des troubles gastriques : de la gastralgie, des nausées, etc.

b) Vers les *voies respiratoires*, on note le coryza,

le plus fréquent des phénomènes de l'iodisme, avec enchifrènement, éternuements, écoulement nasal, et plus rarement, une épistaxis, de la conjonctivite avec larmoiement, photophobie légère, de la laryngite avec toux et raucité de la voix; on a noté aussi, dans quelques circonstances heureusement rares, de l'œdème des replis ary-épiglottiques, avec accidents d'œdème de la glotte et menace de suffocation ayant nécessité quelquefois la trachéotomie immédiate; accidents qui, dans quelques cas exceptionnels, ont été suivis de mort (Lawrie Adair). La trachéo-bronchite n'est point rare, et les malades présentent une toux quinteuse, sèche, fatigante et quelquefois suivie d'expectoration muqueuse; on a même rencontré quelques expectorations sanguinolentes sans doute par congestion œdémateuse broncho-pulmonaire; toutefois ces hémoptysies sont exceptionnelles, et propres sans doute aux malades menacés de tuberculose.

c) Du côté de la *peau*, les manifestations sont extrêmement fréquentes, elles consistent le plus souvent en poussées d'acné rosacée, la plus fréquente des éruptions iodiques, sur la face, le front, le menton, les joues, le nez, la région scapulo-dorsale; dans quelques cas, on a noté de l'acné anthracoïde. Chez d'autres malades, on observe des varicosités, des érythèmes à type rubéolique, scarlatiniforme, ou en forme d'érythème noueux; ils occupent les membres, le cou, quelquefois la face, quelques-uns s'accompagnent d'un peu de desquamation et de fièvre légère. Parfois on a relevé encore des éruptions papuleuses, de l'urticaire, et enfin des dermatoses vésiculeuses, bulbeuses (Besnier, Du Castel) et même pustuleuses, en forme d'ecthyma. Signalons enfin le purpura iodique étudié par Fournier.

Chez d'autres malades, on observe un peu de bouffissure, d'œdème de la face, spécialement au niveau des paupières.

d) Les glandes salivaires ont été trouvées parfois très gonflées à la suite de l'administration des iodures : parotide (Bœhm, Jallot); glande sous-maxillaire (Pellizarri).

e) Du côté du *système nerveux*, on a noté de la céphalalgie, souvent associée au coryza propagé aux sinus frontaux, mais quelquefois nettement essentielle (Briquet, d'Armentières), des névralgies du trijumeau, de l'agitation nocturne, de l'insomnie, des douleurs rhumatoïdes, etc.

f) On a noté des suintements uréthraux se reproduisant après chaque cure iodurée (Fournier), quelquefois du ténesme vésical et un peu de dysurie.

g) Des hémorrhagies peuvent être la conséquence de l'iodisme ; déjà nous avons signalé les épistaxis, le purpura, etc.

h) Enfin l'abus ou l'usage très prolongé des iodures a pu produire de l'affaiblissement du muscle cardiaque avec des troubles d'asthénie cardio-vasculaire.

On a noté quelquefois l'augmentation du flux menstruel ou même des métrorrhagies : c'est pourquoi la cessation du médicament au moment des règles est recommandée par plusieurs cliniciens. On a dit encore que l'iodure de potassium pouvait donner naissance à des hémorrhagies cérébrales. Ce ne peut être là qu'une complication exceptionnelle.

Enfin l'usage prolongé des iodures produit une sorte d'*iodisme chronique*, caractérisé surtout par l'amaigrissement du sujet.

Ces divers accidents d'iodisme sont extrêmement variables d'un malade à l'autre et la question de tolérance est purement individuelle; on a dit que les doses massives du médicament exposaient moins à l'intoxication iodique que les doses moyennes ou même petites, parce qu'elles étaient plus diurétiques et par conséquent plus rapidement éliminées; cela est possible, mais non définitivement établi.

Les *causes* de l'iodisme sont complexes : On a invoqué l'impureté du médicament et son mélange avec l'acide iodique et les iodates, de même la décomposition de certains iodures donnant naissance à de l'iode libre, cause des accidents d'iodisme. A ce sujet, on peut dire que l'iodure de potassium semble plus stable que les autres iodures. On a signalé encore le mauvais état des voies digestives, et aussi l'insuffisance d'élimination rénale; toutes ces causes et surtout la dernière peuvent être invoquées tour à tour, mais il faut savoir, avant tout, qu'il y a à ce sujet une sorte de prédisposition individuelle, une véritable idiosyncrasie.

Pour obvier aux accidents d'iodisme, on a proposé d'associer aux iodures la belladone ou l'atropine dont on connaît l'action sur la muqueuse nasale, le bicarbonate de soude (Rohman), le chlorate de soude à la dose de 6 grammes par jour, donné simultanément avec l'iodure (Caloménopoulo, 1896) l'antipyrine, l'acide sulfanilique à la dose de 3 à 4 grammes, pour fixer l'acide nitreux qui, à l'état libre, décompose l'iodure (Ehrlich). On a proposé encore, dans le but d'obvier au mauvais état des voies digestives, d'associer les iodures à certains antiseptiques gastro-intestinaux : le bétol, le salol, etc. Tous ces moyens sont infidèles et *il n'existe* actuellement *aucune médication préventive de l'iodisme*(1). Le seul moyen que je connaisse, pour l'éviter dans la mesure du possible, est de tâter le malade, pour ainsi parler, de débuter toujours par des doses plutôt faibles et d'augmenter peu à peu lorsque la tolérance est établie.

Quoique *l'intolérance absolue* pour les iodures alcalins soit heureusement rare, il n'en est pas moins vrai qu'elle existe chez certains malades. Dans ce cas, on a proposé (Kobner, 1889) de donner les iodures en *lavements*, ou encore en *injections hypodermiques*. Besnier a vu, par ce dernier moyen, disparaître une urticaire iodique, qui se produisait quand le malade prenait de l'iodure par l'estomac. Mais ce sont là des procédés qui ne peuvent suppléer la voie stomacale, surtout pour un médicament qui doit être longuement continué. On cherchera à *remplacer les iodures alcalins* par d'autres préparations.

On prescrira :

Solution iodo-tannique.

Eau distillée.........................	10 gr.
Tannin............................	9

Faire dissoudre, puis ajouter :

Iode...............................	1 gr.

Faire dissoudre et filtrer. Dose : 5 à 8 gouttes dans 120 grammes d'eau distillée, édulcorée avec sirop de sucre ou de groseilles, cerises, écorces d'oranges amères, etc.

(1) On pourra peut-être essayer un agent médicamenteux récemment proposé : la *benzo-iodhydrine*, sous forme granulée à la dose de 2 à 6 cuillerées à *café* dans les 24 heures.

Ou encore le **sirop iodo-tannique** (de Guillermond) qui renferme 4 centigrammes d'iode par cuillerée à soupe.

Dans le but de dissimuler l'iode le mieux possible et sa saveur désagréable, Gay (1896) a proposé un sirop où l'acide gallique, équivalent du tannin, remplace ce dernier; il formule :

Sirop iodo-tannique.

Iode...................................	0 gr. 30
Alcool à 90°............................	6
Acide gallique..........................	5
Sirop simple............................	500

On peut édulcorer avec les sirops de quinquina, de café, de limon, etc.

On donne aussi le *sirop d'iodure de fer* du Codex ou même tout simplement la *teinture d'iode* : 5 à 6 gouttes à chaque repas dans un verre de vin de Banyuls ou de Malaga, mais ces moyens sont bien insuffisants.

On a proposé récemment, comme étant mieux tolérée et plus rapidement absorbée que les solutions iodurées alcalines, une potion glyco-iodo-iodurée, qui utilise la propriété de l'iode de se combiner à la glycose; voici la formule :

Potion glyco-iodo-iodurée.

Iode...................................	0 gr. 30
Iodure de sodium......................	4
Eau distillée...........................	40
Sirop de glycose.......................	120
Essence de Wintergreen................	Q. s.

On donne d'abord 1 cuillerée à café, dans un quart de verre d'eau, après chaque repas. Lorsque la tolérance est assurée, on porte chaque dose à une cuillerée à soupe.

MOURA.

Nitrite d'amyle.

Le nitrite d'amyle ou éther amylnitreux, découvert par Balard (1844), a été étudié surtout en Angleterre, au point de vue de ses propriétés thérapeutiques. Celles-ci nous sont bien connues grâce surtout aux travaux de Guthrie (1859), de Richardson, de Gamgee, de Lauder Brunton et de Wood (1871). En Allemagne, elles ont été le sujet de recherches importantes de la part de Pick (1874), Guttman et Eulenbourg et de Filehne. En France, il faut signaler surtout le travail étendu d'Amez-Droz (*Arch. de Physiolog.* 1873), de Bourneville, et de C. Paul (1875), les thèses de Veyrières (1874), de Marsat (1875), de Dugon (1879), etc.

Le nitrite d'amyle est un liquide d'un jaune pâle, à réaction acide, extrêmement volatil, insoluble dans l'eau, soluble dans l'alcool rectifié, rappelant l'odeur des poires mûres ou encore de la pomme de reinette : il s'altère rapidement quand il est exposé à l'air et renferme alors une certaine quantité d'acide cyanhydrique. C'est pourquoi il faut le conserver à l'abri de la lumière dans un flacon hermétiquement bouché ou, mieux, dans de petites capsules fermées à la lampe.

ACTION PHYSIOLOGIQUE. — Lorsqu'on verse sur un mouchoir ou dans la paume de la main quelques gouttes de nitrite d'amyle et qu'on le respire immédiatement, on éprouve d'abord une sorte de sensation de fraîcheur dans les fosses nasales et un peu de chatouillement dans l'arrière-gorge pouvant provoquer un peu de toux ; puis il se produit presque de suite une congestion extrème de la face. Celle-ci se colore d'un rouge vif, les yeux s'injectent, la peau devient chaude, et quelquefois la malade accuse un peu de vertige.

La congestion n'est point seulement limitée aux capillaires, mais tous les vaisseaux de la face : artères, veines, participent à cet état ; les carotides battent avec force ; bien plus, la turgescence s'étend aux vaisseaux de la pie-mère et même au cerveau, ainsi qu'on l'a vu chez les animaux trépanés (Schüller). Par contre, cette poussée congestive ne dépasse guère la face, et les autres régions restent, ou peu s'en faut, tout à fait indemnes ; tout au plus note-t-on un peu de rougeur de la partie supérieure du tronc, et quelques taches marbrées sur l'abdomen.

Cette excitation céphalique est d'ailleurs d'assez courte durée, et au bout de trois à cinq minutes elle a complètement disparu. Pendant tout le temps qu'elle dure, la respiration devient plus libre et plus fréquente.

Mais en même temps qu'il y a dilatation congestive des vaisseaux de la face, il se produit du côté de l'appareil circulatoire trois phénomènes importants : *le pouls augmente de fréquence* et *la tension artérielle s'abaisse*, non par affaiblissement du muscle cardiaque, mais comme conséquence directe de la dilatation vasculaire. En outre, par suite de la dilatation des vaisseaux périphériques, le travail du cœur diminue et les *contractions du muscle augmentent d'énergie* : il y a là une action tonique du cœur, très manifeste, mais de courte durée.

Quant au mécanisme de la dilatation vasculaire sous l'influence de l'action du nitrite d'amyle, il reste encore le sujet de discussions nombreuses de la part des physiologistes ; nous indiquerons rapidement les meilleures théories proposées : Richardson pense que la dilatation vasculaire est le résultat de la suractivité du muscle cardiaque engendrée directement par le nitrite d'amyle qui serait un tonique du cœur. Lauder Brunton et Pick sont d'avis que le nitrite d'amyle est un poison du muscle et agit localement sur les fibres musculaires lisses des vaisseaux et les paralyse ; ce dernier auteur appuie cette opinion sur l'expérience suivante : un muscle de grenouille curarisé, qui se contracte sous l'influence d'un courant électrique, reste absolument inerte si on le laisse pendant quelques minutes sous une cloche remplie de vapeurs amyliques. Enfin cette action dilatatrice sur les vaisseaux a été expliquée tour à tour par la paralysie des vaso-moteurs (Filehne, Mosso), ou par l'action directe produite sur les nerfs vaso-dilatateurs par le sang altéré sous l'influence du nitrite d'amyle (diminution de l'oxygénation des globules et augmentation de l'acide carbonique) (Gamgee).

INDICATIONS THÉRAPEUTIQUES. — Quelle que soit la théorie adoptée, il est certain que le nitrite d'amyle fait dilater les artères et en fait cesser le spasme ; cette *action vaso-dilatatrice* et par suite *dépressive de la tension vasculaire* a été *appliquée* au *traitement des accès d'angine de poitrine* par Lauder Brunton, et son exemple a été suivi depuis, avec succès, par un grand nombre de médecins. Il agirait surtout en activant la circulation dans le myocarde, entravée par la contraction spasmodique ou par l'oblitération des artères coronaires. Le nitrite d'amyle pourra encore être utilisé avec quelque succès chez les *aortiques* sujets aux lipothymies et aux vertiges ; chez ces malades, il favorisera la circulation cérébrale et luttera avantageusement contre les accidents d'anémie encéphalique, si fréquente dans les maladies de l'aorte.

CONTRE-INDICATIONS. — D'après Dujardin-Beaumetz, il faut proscrire le nitrite d'amyle chez les hystériques et les épileptiques, car il pourrait provoquer des attaques violentes au moment de son administration. De même il faudra s'abstenir chez les individus prédisposés par l'hérédité aux attaques apoplectiques, ou possédant des vaisseaux altérés, car la congestion intense qu'engendre le nitrite d'amyle pourrait entraîner des ruptures vasculaires.

PHARMACOLOGIE. — POSOLOGIE. — Le nitrite d'amyle a été employé en injections sous-cutanées (Wood), mais les résultats obtenus sont douteux. On peut encore l'administrer par la bouche, mais le procédé le plus sûr est l'*inhalation*. Pour cela il suffit de briser une des extrémités de l'*ampoule de verre* dans laquelle on a l'habitude de renfermer le nitrite d'amyle, puis de verser rapidement de 5 à 10 gouttes de celui-ci sur un mouchoir et de le faire respirer doucement par le malade, au moment de l'*accès* d'*angor pectoris*. Sous l'influence de cette inhalation, l'angoisse précordiale si douloureuse, qui caractérise l'angine de poitrine, ne tarde pas à s'amender. Ce mode d'emploi du médicament est très heureux, car il permet au malade de porter sur lui, dans une petite boîte quelques-unes de ces ampoules, et d'en faire usage à la première menace d'accès angineux ; il est cependant indispensable que le nitrite d'amyle soit toujours fraîchement préparé.

À faible dose, l'effet du nitrite d'amyle est utile et rapide ; à dose élevée, cet agent est nuisible, il paralyse ou affaiblit l'action cardiaque. De plus, c'est un poison hématique : il rend le sang noir, asphyxique, puis brunâtre par transformation de l'hémoglobine en méthémoglobine. Plus tard, le sang devient impropre à l'hématose et la mort survient par asphyxie.

Nitro-Glycérine.

La nitro-glycérine, ou *trinitrine* (Berthelot), ou *glonoïne* de la Pharmacopée homéopathique, est un liquide huileux, incolore, de saveur douce ; elle se mélange à l'eau dans la proportion de 1 pour 800 seulement, mais s'associe facilement à un mélange d'eau et d'alcool. Elle a été découverte par Sobrero en 1847 et étudiée avec soin par Field (1858-1859) et surtout par Meyer.

ACTION PHYSIOLOGIQUE. — D'après les recherches de Lauder Brunton, elle agirait sur le sang de la même manière que les nitrites. Son action est très énergique chez l'homme : trois ou quatre gouttes introduites sous la peau produisent immédiatement des effets congestifs analogues à ceux engendrés par le nitrite d'amyle : congestion de la face, peau chaude et couverte de sueurs, yeux injectés, bourdonnements d'oreilles et céphalalgie ; le cœur bat avec force. Cette action s'étend également à la circulation profonde, ainsi que le démontre l'examen à l'ophthalmoscope.

La trinitrine est un *poison vaso-dilatateur*, très voisin du nitrite d'amyle ; d'après Hay, la trinitrine mise en présence des alcalis se décomposerait en ni-

trite pour les 2/3 et pour le dernier tiers en nitrate.
A dose thérapeutique, la trinitrine agirait sur le
sang d'une façon plus énergique que les nitrites qui
seraient décomposés presque entièrement par les
acides de l'estomac. La nitro-glycérine est une substance douée d'une grande activité, mais toxique ;
elle a été appliquée à l'industrie sous le nom de *dy-
namite* par l'ingénieur suédois Alfred Nobel, en 1864,
et sa toxicité rend compte de la plupart des accidents
qu'on observe chez ceux qui préparent cet explosif,
et qui ont été bien étudiés par Bourru.

Outre les effets congestifs encéphaliques qu'elle
produit, *la trinitrine dilate les vaisseaux périphériques et abaisse la tension artérielle :* son action est
donc comparable à celle du nitrite d'amyle, mais
son effet utile serait plus durable et pourrait persister
de deux à trois heures, alors que celui de l'éther
amylnitreux ne dépasse guère trois à quatre minutes.
Par contre, son action demande quatre à cinq minutes
avant de se produire, alors qu'elle se manifeste au
bout de quelques secondes seulement avec le nitrite
d'amyle.

INDICATIONS THÉRAPEUTIQUES. — La trinitrine, expérimentée d'abord par Hering, de Philadelphie (1848), dans la congestion et l'apoplexie
cérébrales, a été appliquée avec succès dans les
accès d'angine de poitrine, d'abord par Murrell, de
Londres (1879), puis par Jameson (1880), Mac C. Anderson (1881), etc., et en France par Huchard, 1883).
Dans l'*angine de poitrine*, elle peut être prescrite
dans l'intervalle des accès angineux durant une
douzaine de jours, où elle continue les effets utiles
du nitrite d'amyle que l'on doit réserver pour

le traitement de la crise angineuse proprement
dite. Enfin, de même que ce dernier médicament,
la trinitrite est conseillée encore dans les affections
de l'aorte accompagnées de vertiges, lipothymies,
syncopes, conséquences de l'ischémie cérébrale.

PHARMACOLOGIE. POSOLOGIE. — La trini-
trine peut se prescrire à la dose de 6 à 12 *gouttes*
d'une *solution alcoolique au centième*, dans un peu
d'eau, dans les vingt-quatre heures, en ayant
soin de diminuer la dose dès que se montre une
céphalalgie avec sensation de coup de marteau, premier indice d'intolérance.

Dans d'autres circonstances, on a recours aux formules suivantes :

Solution alcoolique diluée de trinitrine.

Eau distillée........................... 300 gr.
Solution alcoolique de trinitrine au centième................................. XXX gouttes

Dose : 2 à 4 cuillerées à soupe par jour.

HUCHARD.

Solution de trinitrine pour injections sous-cutanées.

Eau distillée de laurier-cerise ...... 10 gr.
Solution alcoolique de trinitrine au
   centième........................... XXX à XL gouttes

*Injecter un quart de seringue de Pravaz, au moment
des accès ; renouveler ces injections 2 à 4 fois dans les
vingt-quatre heures.*

Nitrite de sodium.

Le nitrite de sodium et le nitrite de potassium
produisent dans le sang, d'après Gamgee, des modi-

fications analogues à celles engendrées par le nitrite
d'amyle; c'est pourquoi quelques médecins ont pensé
que ce dernier pouvait être remplacé par les nitrites
métalliques. Mathew Hay, d'Édimbourg (1883), d'a-
bord, W. Collier (1883) et Schweinburg (1885) ensuite,
ont employé, les premiers, le nitrite de sodium.
Toutefois, malgré la similitude de leurs effets, on
doit relever quelques différences importantes entre
les différents nitrites.

Les nitrites métalliques (sodium ou potassium),
outre la propriété de transformer l'hémoglobine en
méthémoglobine, comme le nitrite d'amyle, sont plus
toxiques que lui, car ils détruisent un certain
nombre de globules rouges. En outre, ils se dis-
tinguent encore de l'éther amylnitreux, en ce que,
injectés dans les vaisseaux, ils produisent un effet
narcotique marqué, et une parésie des extrémités
nerveuses.

Hay et Lublinski prétendent avoir retiré de l'emploi de ce médicament, dans l'angine de poitrine,
des effets supérieurs à ceux du nitrite d'amyle, mais
le fait aurait besoin d'être appuyé par des observations plus nombreuses.

PHARMACOLOGIE. POSOLOGIE. — Dans l'emploi du nitrite de sodium, on peut recourir à ces
deux formules :

Solution de nitrite de sodium.

Eau distillée........................... 350 gr.
Nitrite de sodium...................... 11

*Dose : 1 à 2 cuillerées à café dans une infusion aroma-
tique.*

Potion de nitrite de sodium.

Eau distillée......................... 100 gr.
Sirop d'écorces d'oranges amères.. 25
Nitrite de sodium..................... 1

Dose : 1 *à* 2 *cuillerées à soupe par jour.*

Opium.

ACTION PHYSIOLOGIQUE. — Les propriétés stimulantes de l'opium sur la circulation sont connues
depuis fort longtemps ; l'opium est un excellent cor-
dial, disait Sydenham ; il élève le pouls, le dilate, le
rend plus souple... et quelquefois plus fréquent, disait Bordeu. Cullen reconnaissait que « les narco-
tiques, au lieu de se comporter toujours comme des
sédatifs ou de diminuer l'action du cœur, sont souvent
de puissants stimulants pour cet organe, et quand
ils commencent à agir, ils augmentent souvent sa
force et sa puissance ». De même, Hufeland trouvait
dans l'opium un excitant de l'appareil circulatoire.
Plus récemment, Vibert (1875), Gubler (*Indicat. com-*
parat. de la morph. et de la digit. dans le cours des
affect. organ. du cœur, Journ. de thérapeutique 1877),
Bordier, Laborde (*Soc. Biolog.*, 1877) Picard (*Acad.*
des Sc., 1878), ont bien mis en lumière les résultats
favorables qu'on peut attendre de l'emploi de
l'opium dans certaines affections cardiaques.

De ces différents travaux, il résulte que *l'opium et*
la morphine produisent trois phénomènes importants :
la *stimulation des battements du cœur*, la *dilatation des*
vaisseaux et *l'abaissement de la tension sanguine.* L'atonie
vasculaire n'est point seulement bornée aux capillaires périphériques, elle s'étend aussi aux artères,
et le développement du pouls dépend à la fois de la

force d'impulsion cardiaque et du défaut de résistance de la paroi artérielle. Outre cette triple action, l'opium jouit encore de la propriété si importante de *calmer la dypsnée* (A. Renault, 1874).

INDICATIONS THÉRAPEUTIQUES. — Par son action multiple, *l'opium répond aux grandes indications fournies par les maladies aortiques* (lésions sigmoïdiennes, aortites, angine de poitrine vraie); il diminue ou fait disparaitre les accès de dyspnée, il calme les douleurs d'angor pectoris, et, de plus, combat l'anémie cérébrale (vertiges, lipothymies), en déterminant un état congestif de l'encéphale.

Cette dernière action physiologique entraine la *contre-indication formelle de l'opium dans les affections mitrales;* son action serait nuisible au malade en augmentant la congestion passive encéphalique si fréquente en pareil cas, et contre laquelle les bromures alcalins et le chloral luttent avec tant d'avantages.

PHARMACOLOGIE. POSOLOGIE. — Le meilleur mode d'administration de l'opium consiste à employer la morphine et spécialement le *chlorhydrate de morphine* en *injections sous-cutanées.* Celles-ci peuvent être dosées de différentes façons : au centième, au cinquantième, au vingt-cinquième qui représente la limite de solubilité de cette substance. La *plus pratique* est certainement la solution suivante, *au cinquantième :*

Solution de chlorhydrate de morphine, pour injections hypodermiques.

Eau distillée de laurier-cerise............. 50 gr.
Chlorhydrate de morphine............... 1

La seringue tout entière, qui contient 1 gramme de liquide, renferme 2 centigrammes de chlorhydrate de morphine.

Au début, on fera bien de s'en tenir au quart de la seringue, soit 5 milligrammes de chlorhydrate de morphine, et d'augmenter peu à peu les doses si besoin est. Quelques auteurs préfèrent que cette solution soit préparée avec de l'eau distillée de laurier-cerise, de préférence à l'eau distillée simple dans laquelle des mucidinées ne tardent pas à se développer, et la solution s'altère. Avec l'eau de laurier-cerise, on n'a pas à craindre cet incident, et la solution peut se conserver intacte pendant fort longtemps.

Quelques malades supportent mal la morphine et sont pris rapidement de vomissement dès que l'injection a été pratiquée. Dans ce cas, on se trouvera bien d'*associer l'atropine à la morphine*, qui, loin de présenter un antagonisme thérapeutique, donnent par leur association un excellent résultat. On formulera :

Solution de chlorhydrate de morphine et de sulfate d'atropine, pour injections hypodermiques.

Eau distillée de laurier-cerise......... 10 gr.
Chlorhydrate de morphine............ 0 gr. 10
Sulfate neutre d'atropine............. 0 gr. 01

La seringue tout entière renferme 1 centigramme de chlorhydrate de morphine et 1 milligramme de sulfate d'atropine.

Dose : une demi-seringue d'abord.

Pour les malades qui reculeraient devant l'injection sous-cutanée, on aura recours à la solution suivante, prise par la voie buccale :

Solution de chlorhydrate de morphine.

Eau distillée...................... .... 50 gr.
Chlorhydrate de morphine............. 0 gr. 05

Chaque cuillerée à café contient un demi-centigramme de chlorhydrate de morphine.

Dose : de une à quatre, suivant les cas.

On donnera plus simplement les pilules d'*extrait thébaïque* de 1 à 5 centigrammes. On pourrait prescrire encore l'opium sous forme de sirop, dans une infusion aromatique ou dans une potion. On choisira le *sirop diacode* (20 grammes ou 1 centigramme d'extrait d'opium), le *sirop thébaïque* (20 grammes ou 4 centigrammes d'extrait d'opium), le *sirop de chlorhydrate de morphine* (20 grammes ou 1 centigramme de chlorhydrate de morphine), ou encore le *sirop de codéine* (20 à 40 grammes ou 4 à 8 centigrammes de codéine).

Atropine.

Dans un travail où il a réuni soixante-cinq observations, avec tracés sphygmographiques et mensurations au sphygmomanomètre, Cardarelli (*Gaz. degl. Osped.*, 1890) a établi que l'atropine est un dépresseur de la tension artérielle. G. Sée n'admet cette action que si le médicament est donné à haute dose ; au contraire, à la dose d'un demi-milligramme à deux milligrammes en injections hypodermiques, l'atropine manifeste constamment son action sur le cœur et élève la pression vasculaire. L'atropine paralysant les filets cardiaques du pneumogastrique amoindrit en partie la fonction modératrice de ce nerf et, par conséquent, devrait provoquer une *accélération constante du rythme cardiaque.* De plus, d'après Dehio et Rummo, l'atropine régulariserait le pouls.

L'indication de l'atropine se trouverait donc *réalisée* dans les cas de *pouls lent permanent*, avec vertiges épileptiformes et attaques syncopales graves, et dans certaines bradycardies. Toutefois, de nouvelles recherches sont nécessaires à ce sujet, car dans les bradycardies qui résultent d'une affection cardiaque, l'atropine n'a qu'un effet très minime, si ce n'est tout à fait nul.

Aconit.

L'aconit et l'aconitine ne sauraient être considérés comme des médicaments cardio-vasculaires proprement dits; néanmoins leur action sur la tension vasculaire pourrait être utilisée parfois pour diminuer le travail du cœur.

En effet, *les modifications* éprouvées par la tension sanguine, sous l'influence de l'aconit ou de l'aconitine, *consistent d'abord en une élévation* plus ou moins *passagère* de cette tension, *puis, et finalement,* en *un abaissement* plus ou moins rapide au milieu d'un certain nombre d'oscillations (Laborde et Duquesnel; (1883), avec un *léger ralentissement du cœur;* pas d'action sur le myocarde.

PHARMACOLOGIE. POSOLOGIE. — Les préparations les plus employées sont les *extraits*, les *teintures* et les *alcoolatures*; les deux premiers l'emportent ʰn activité sur les dernières. On se rappellera que . ᵃ préparations faites avec les racines sont d'une activité bien autrement grande que celles faites avec les feuilles ou les fleurs.

L'alcoolature est la préparation la plus usitée, mais alors que l'alcoolature de feuilles fraîches ne jouit que d'une faible activité, *l'alcoolature de racines*, au contraire, possède une *action puissante*. On se souviendra que l'aconit provenant de Suisse possède une supériorité toxique incontestable sur l'aconit des Vosges.

L'aconitine sera prescrite avec la plus grande prudence à la dose de *un dixième* à *un quart* de milligramme.

Quinine.

La *quinine*, sans être un médicament cardiaque proprement dit, possède une action cardio-vasculaire évidente, mise en évidence par Briquet ; elle se résume en un *ralentissement du cœur avec conservation de sa vigueur* et en une *diminution de la pression vasculaire*, due probablement à un affaiblissement direct des vaisseaux périphériques.

La quinine peut avoir une certaine utilité dans les arythmies nerveuses ; dans ce but, on prescrira de préférence le *bromhydrate de quinine* à la dose de 10 à 15 centigrammes par jour, durant 10 à 12 jours environ. Son *équivalence en quinine* est importante, puisque 1 gramme de bromhydrate répond à 0 gr. 76 de quinine, alors que 1 gramme de sulfate équivaut à 0 gr. 59 de quinine.

IV. — MÉDICAMENTS DIURÉTIQUES

La *digitale* et la *caféine* sont de puissants diurétiques ; à un degré moindre, le *strophantus hispidus* provoque une diurèse appréciable. Déjà nous avons relevé avec détail cette action thérapeutique importante dans l'étude consacrée à chacun de ces agents cardiaques, c'est pourquoi nous n'y insisterons pas davantage; l'étude des médicaments diurétiques se trouvera, par suite, limitée au *lait*, à la *scille*, à la *lactose*, à la *théobromine*, au *chimaphila*, à la *diurétine* et au *calomel*.

Lait.

Le lait est un des meilleurs diurétiques que nous possédions : son action puissante contre les hydropisies est connue de toute antiquité et indiquée dans les livres hippocratiques. Mais ses indications n'étaient point réglées : on le donnait d'une façon empirique, et ce n'est guère que vers la fin du siècle dernier et au commencement de celui-ci qu'on essaya de préciser les règles de l'administration du lait dans les hydropisies. Le premier travail sur ce sujet paraît être celui de l'abbé Tessier (*Sur une hydrop. guérie par l'empl. du lait. Mém. Soc. Roy. Méd.* (1776); puis vinrent les mémoires de Petit-Radel (1786), de Chrestien, de Montpellier (*De l'util. du lait administré comme remède et comme alim. dans le trait. de l'hydrop. ascit. Arch. Méd. 1831*), de Mauser (1831), de Serres (d'Alais, 1854), de Guinier (1857), de Claudot (1858), de Chairou (1859), de Karell (*Arch. de Méd.*, 1866), de Cordier (*Des modific. imprimées aux hydrop. dyscras. par le lait. Th. 1871*), de Siredey (*Trait. de l'anasarq., ac l'ascite, etc., par le lait. Journ. méd. et chirur. pratiq. 1872*), de Lemoyne (*Diète lactée contre les hydrop., 1873*); etc.

Associé à la digitale, le lait est certainement *le diurétique le plus puissant* à employer dans l'hydropisie et l'anasarque consécutives à une *maladie du* cœur. Il doit être prescrit à l'exclusion de tout autre aliment si l'on veut obtenir le maximum d'effet utile : on le donnera à la dose de deux à trois litres par vingt-quatre heures, en doses fractionnées, prises toutes les heures ou toutes les heures et demie.

Mais ce n'est point seulement comme médicament diurétique que le lait peut rendre de grands services dans les maladies du cœur, ses indications sont plus vastes. Nous reviendrons sur ce sujet important, en traitant du *régime des cardiaques ;* nous indiquerons alors les règles, ainsi que les moyens pratiques pour la mise en œuvre du régime lacté dans les maladies du cœur (*voir page* 228).

Scille.

La scille (*Urgina* ou encore *Scilla maritima*, Liliacées) est un diurétique assez puissant dont la partie employée est le bulbe. Celui-ci, qui a la forme d'une très grosse poire, est garni de squames ou d'écailles. Celles qui sont à l'extérieur ainsi que les plus profondes sont rejetées, celles du milieu sont gardées, coupées en bandes étroites, séchées au soleil et conservées en vase clos et sec. La scille ne produit la diurèse que dans les mêmes conditions pathologiques où la digitale agit également comme agent diurétique ; comme cette dernière, elle n'est point diurétique chez l'homme en bonne santé. La scille est souvent employée concurremment avec la digitale ; à propos de celle-ci, nous avons indiqué les préparations pharmaceutiques de scille et de digitale le plus souvent formulées (*voir page* 69); on l'associe encore au calomel.

PHARMACOLOGIE. POSOLOGIE. — Seule, ou unie à la digitale, la scille est prescrite seulement sous forme d'*extrait alcoolique* à la dose de 2 à 15 centigrammes ; de *poudre*, à la dose de 10 à 30 centigrammes ; de *teinture*, 1 à 5 grammes ; de *vin*, à la dose de 10 à 50 grammes. Après leur ingestion, la plupart des préparations de scille sont irritantes et peuvent donner lieu à des nausées, des vomissements, de la diarrhée. Leur emploi demande donc quelques précautions.

On a retiré de la scille un extrait, la *scillitine*, principe actif de la plante, insoluble dans l'eau, mais soluble dans l'alcool et l'éther ; sa saveur est amère ; à la dose de 5 centigrammes, elle serait toxique. On a extrait encore de la scille un glucoside : la *scillaïne*, et un autre produit, la *scillitoxine*, d'une coloration noire, d'une saveur amère, peu soluble dans l'eau, et un peu plus dans l'alcool. Ces produits déterminent des effets analogues à ceux de la digitaline. Administrée à une grenouille à la dose d'un demi-milligramme, la scillaïne amène l'arrêt du cœur en systole ; la scillitoxine n'exige pour agir qu'un cinquième de milligramme. Enfin, après l'arrêt du cœur, on note une paralysie des muscles striés. Chez le lapin, on voit survenir une faiblesse musculaire considérable avec tremblements fibrillaires très marqués. Les doses faibles ralentissent les battements du cœur et élèvent la tension artérielle ; les doses fortes, au contraire, accélèrent d'abord les battements ; plus tard survient le ralentissement, et la mort suit de très près.

Lactose.

La lactose ou sucre de lait a été vivement recommandée par G. Sée comme puissant diurétique; d'après lui, la diurèse produite par le lait serait causée par la lactose. Il la prescrit à la dose de 100 grammes répartis dans 2 litres d'eau à prendre pendant les repas, ou dans l'intervalle à n'importe quel moment de la digestion. On pourra ajouter au mélange un peu de vin blanc ou rouge, ou l'aromatiser avec un peu de rhum ou d'eau de menthe.

L'action diurétique de la lactose ne se manifeste pas chez les brightiques, ce qui indiquerait qu'elle est un diurétique direct, agissant sur l'épithélium rénal. Quoi qu'il en soit, l'urination au bout de vingt-quatre à quarante-huit heures se traduit par 2 à 4 litres d'urine claire, limpide, sans glyco-azoturie, puis elle reste stationnaire et retombe à 2 litres pendant quelques jours. La lactose pourrait donc remplacer le lait chez les malades qui ont pour le lait un dégoût insurmontable; de plus, elle aurait encore l'avantage de permettre une alimentation mixte et même l'usage de la viande. Sans nier les résultats diurétiques obtenus par la lactose, il est certain que la grande quantité d'eau ou de tisane, nécessaire pour les provoquer, est un obstacle sérieux qui en empêche l'emploi auprès de beaucoup de malades. Je n'en ai retiré que des effets douteux. On a proposé de réduire la quantité d'eau à un litre, tout en augmentant la puissance diurétique de la lactose par l'adjonction du vin diurétique de Trousseau.

On formulera :

Eau............................. 1000 gr.
Vin diurétique de Trousseau...... 15 à 20
Lactose......................... 50

A prendre par demi-verre dans la journée.

Théobromine.

La théobromine est le principe actif du *cacao*, des semences duquel elle a été extraite par Woskessenski (1847) ; ses propriétés diurétiques ne furent utilisées cependant que plus de quarante ans après, par Shrœder (1888), Gram (1890), Cohnstein et par G. Sée (1893). La théobromine est très voisine de la caféine ; cependant, malgré leur analogie étroite, ces deux substances présentent une action physiologique distincte. Toutes deux sont diurétiques, mais la théobromine produit une diurèse cinq fois plus forte, en agissant directement sur l'élément sécréteur du rein, sans le secours de l'élément nerveux vaso-moteur (G. Sée. *Acad. de méd.*, août 1893). Cet auteur déclare que l'action de la théobromine se manifeste nettement dans les hydropisies d'origine cardiaque, même les plus avancées, qu'elles soient dues à une lésion de l'aorte ou de la valvule mitrale, ou à une dégénérescence du muscle cardiaque, qu'elles s'accompagnent ou non d'ascite. Dans tous ces cas, son action serait la même. Dans plusieurs faits où la digitaline, la caféine, le strophantus avaient échoué, la diurèse s'éleva progressivement, en trois à quatre jours, jusqu'à 6 litres. La polyurie se produisait même quand il y avait un certain degré d'albuminurie, et se traduisait non seulement par l'excès d'eau, mais de tous les principes normaux de l'urine, entre autres de l'urée.

La supériorité de la théobromine provient de son *action directe sur l'épithélium rénal* dont elle exalte le fonctionnement, alors que les autres diurétiques n'agissent qu'en excitant les vaisseaux et en renforçant l'action cardiaque, action qui ne saurait se soutenir longtemps sans inconvénient.

D'après Bardet, cependant, la théobromine est diurétique parce qu'elle augmente la tension artérielle; mais cette action serait nulle ou à peine marquée pour un grand nombre d'auteurs.

La *théobromine*, qui se présente sous forme de cristaux blancs, d'une saveur amère, est insoluble dans l'eau, l'alcool et l'éther; elle s'absorbe probablement par l'intestin. Elle n'exige point l'ingestion d'une grande quantité de liquide, et sous ce rapport présente un avantage marqué sur la lactose, à cause des deux litres d'eau que cette dernière réclame. Il y a donc pour la théobromine cet avantage qu'elle peut se prescrire *à sec*, pour ainsi parler, c'est-à-dire en laissant le malade suivre le régime ordinaire d'une façon modérée.

La *diurèse* produite par la théobromine est *très rapide* et se manifeste *dès le premier jour* de son administration, elle serait donc supérieure sur ce point à la digitale. De plus, la diurèse théobromique persiste durant deux ou trois jours après la cessation du médicament. Celui-ci ne produit pas d'effets accumulatifs.

A *dose forte*, la théobromine produit de la *céphalalgie* avec sensation de calotte pesante, et quelquefois des nausées et des vomissements, et peut-être des lipothymies, mais très rarement de l'excitation cérébrale et du délire comme la caféine.

La théobromine peut être prescrite encore avec

avantage dans les hydropisies autres que celles d'origine cardiaque, dans le mal de Bright, par exemple.

PHARMACOLOGIE. POSOLOGIE. — A cause de son insolubilité, la *théobromine* ne peut être *prescrite* que sous forme de *pastilles*, de *capsules* ou de *cachets*. La *dose moyenne* est de 2 à 3 grammes par jour. Le malade devra garder le repos ; puis on lui fait prendre le premier jour quatre capsules ou cachets de 50 centigrammes, soit 2 grammes de théobromine pour cette journée. Le deuxième jour il prendra 3 ou 4 grammes, et le troisième ainsi que le quatrième jour, 4 à 5 grammes au plus. La médication peut être prise ainsi pendant quatre à six jours consécutifs, après quoi on la cesse durant plusieurs jours pour la reprendre plus tard si cela est nécessaire. L'action est peut-être meilleure en répartissant la dose quotidienne sur l'ensemble de la journée, par exemple en fractionnant les doses de deux en deux heures. Dès le premier jour, les urines augmentent de quantité, et la diurèse s'accuse encore les jours suivants.

On peut encore prescrire la théobromine pendant une semaine tout entière, à la dose de 1 gramme à 1 gramme 50 par jour, prise sous forme de cachets de 0,50 centigrammes chaque ; s'il se produit un peu d'intolérance stomacale, on pourrait (Huchard) adjoindre à chaque cachet de 0,50 de théobromine une dose de 0,25 centigrammes de phosphate de soude.

On a recommandé encore comme diurétique l'association de la théobromine, de la digitale et du calomel ; on prescrira :

Théobromine	2 gr.
Poudre de digitale...................	0 gr. 20
Poudre de camphre..................	0 gr. 10
Poudre de calomel	0 gr. 05

Faire 4 cachets. — *A prendre dans les vingt-quatre heures.*

Chimaphila umbellata.

Nous signalerons encore le **Chimaphila umbellata**, dont Abel (*Bull. de Thérap.*, 1889) a étudié les propriétés diurétiques très puissantes. Cette plante, qu'on rencontre en Russie, en Alsace, en Dauphiné, mais surtout dans l'Amérique du Nord, est désignée par les Américains sous le nom de *pipsissewa*, d'*herbe à pisser* par les Canadiens. En Amérique, on utilise surtout la *décoction* et la *macération*. Abel préfère l'*extrait*, par épuisement dans l'alcool à 90 degrés, de 300 grammes de feuilles ; voici sa formule :

Extrait mou hydro-alcoolique de chimaphila	10 à 15 gr.
Sirop d'écorces d'oranges amères....	25
Rhum...........................	10
Eau............................	80

A prendre dans une journée.

Sur onze cardiaques infiltrés, avec anurie et dyspnée, dix fois le médicament fut couronné de succès ; tous les malades urinèrent et chez plusieurs la quantité d'urine dépassa 5 litres en vingt-quatre heures ; les malades prirent le médicament pendant un mois et demi. En résumé, le *chimaphila* ne produit pas d'effet accumulatif, la diurèse arrive dès le deuxième jour et se maintient jusqu'à disparition complète de l'œdème, puis la quantité redevient normale. Ce médicament, qui d'ailleurs *ne paraît pas avoir d'action sur le cœur*, serait un diurétique excellent.

Diurétine.

La diurétine (Knoll) est du salicylate de soude et
de théobromine. C'est une poudre blanche, alté-
rable à l'air et soluble dans l'eau. *On la prescrit* en
solution, en *potion* ou en *cachets*, à la dose de 1 à
5 grammes par jour. Cette substance paraît troubler
les voies digestives; son emploi s'est peu répandu
jusqu'ici en France; à l'étranger elle jouit de plus
de faveur, et Zaugger (1895) conseille, comme diurétique « tout à fait remarquable », le mélange de
diurétine et de poudre de feuilles de digitale
(1 gramme de la première, pour 0,10 centigrammes
de la seconde).

Calomel.

Dans des cas graves d'asystolie où les diurétiques
habituels ont échoué, on s'est bien trouvé quelquefois du calomel, « diurétique de la dernière heure ».
Son action, déjà signalée par Hamilton (1807) et par
Stokes, a été recommandée depuis par Jendrassik
(1886) et plus récemment encore par Maldarescu
(1896). Ce dernier auteur déclare que 60 centigrammes par jour en 6 cachets pendant trois jours
peuvent provoquer, au bout de 24 à 48 heures, une
diurèse manifeste. L'effet du calomel s'expliquerait
par une action directe excitante sur l'épithélium
du rein. Cette médication, en tous cas, ne doit pas
être suivie pendant plus de trois jours, à cause
des accidents hydrargyriques qu'elle peut produire et qu'il faut combattre de suite par le chlorate
de potasse. De plus, pour éviter que l'action purga-

live empêche l'action diurétique, il faut ajouter, à chaque cachet de calomel, une dose de 0,005 milligrammes d'extrait thébaïque.

On obtient encore quelquefois un effet diurétique marqué par l'association du calomel, de la digitale et de la scille suivant la formule indiquée précédemment (*voir page* 69).

Infusions diurétiques.

Enfin, parmi les diurétiques susceptibles d'être employés dans le traitement des maladies du cœur, nous signalerons encore comme moyens adjuvants, d'une efficacité moindre en tous cas, les **infusions diurétiques** de *fleurs de genêt*, de *chiendent*, de *queues de cerise*, d'*uva-ursi*, de *racines de fraisier*, d'*écorce de sureau*, de *feuilles de bouleau* (1), etc., dans lesquelles on pourra ajouter les sels de potasse, nitrate, acétate, à la dose de 2 à 3 grammes par litre. On ne devra cependant employer ces derniers qu'avec ménagement, pour éviter l'action nocive des sels potassiques sur la musculature cardiaque.

V. — STIMULANTS DU CŒUR

Nous verrons plus loin que, *dans les périodes avancées des maladies organiques du cœur*, celui-ci, épuisé par une série d'attaques asystoliques antérieures, reste sourd aux excitations de la digitale ; il en résulte un état d'asthénie cardio-vasculaire considérable, dont il importe au plus haut point de faire sortir le malade. C'est alors à l'*alcool*, au cognac, aux vins généreux, aux *stimulants diffusibles*, au *café*, à l'*éther*,

(1) *L'extrait alcoolique de feuilles de bouleau*, à la dose d'un gramme en 5 pilules, est encore un diurétique assez efficace.

qu'il faut recourir, de même qu'à certains excitants cutanés : *frictions sèches* ou *aromatiques* (alcool camphré, eau de Cologne, teinture de lavande) sur la peau (non œdématiée), etc. Mais, parmi ces moyens, il en est un auquel il faut surtout recourir : c'est aux *injections sous-cutanées de caféine* (*voir page* 125), de *spartéine* (*voir page* 149) et même de *strychnine* (*voir page* 158).

Comme adjuvant, on peut encore recourir à l'emploi de l'*éther* et du *camphre*.

Éther.

Nous avons vu antérieurement que l'éther ordinaire ou *éther sulfurique* est employé fréquemment comme *antispasmodique* dans la cardiothérapie, sous forme d'*inhalations*, ou à l'intérieur, en perles, ou simplement en gouttes (X à XL) par jour, dans de l'eau sucrée, ou encore en sirop. On l'emploie également, sous forme de *pulvérisations* au niveau de la région précordiale, pour calmer le spasme cardiaque et les palpitations douloureuses des névropathes.

Mais l'éther est prescrit encore à titre de *stimulant* dans les cas de défaillance cardiaque et contre les lipothymies et même les syncopes qui peuvent en résulter. On le prescrit alors sous forme d'injections sous-cutanées à la dose de 1 à 4 *seringues de Pravaz*.

Camphre.

Il est employé sous forme d'injections hypodermiques.

Solution de camphre pour injections hypodermiques.

> Huile d'olives stérilisée.................... 100 gr.
> Camphre................................. 25

Une seringue de Pravaz, toutes les deux ou quatre heures.

HUCHARD.

On peut aussi associer l'éther au camphre.

Solution de camphre et d'éther pour injections hypodermiques.

> Huile d'amandes douces purifiée......... 18 c.c.
> Ether................................... 2 gr.
> Camphre................................. 4

VINAY.

Chaque seringue contient 20 centigrammes de camphre.

VI. — MÉDICAMENTS CARDIAQUES NOUVEAUX OU ENCORE A L'ÉTUDE

Depuis quelques années, l'étude des médicaments cardiaques nouveaux reste, pour ainsi dire, à l'ordre du jour. Cependant, malgré de nombreuses recherches expérimentales et cliniques, il s'en faut que nous soyons fixés sur la valeur thérapeutique de ces agents nouveaux venus, dont beaucoup, restent encore plutôt du domaine du laboratoire que de celui de la clinique. Cependant s'il est prématuré de recommander au clinicien la plupart d'entre eux, quelques-uns ont déjà donné quelques résultats thérapeutiques et méritent d'attirer l'attention. Nous croyons donc utile de terminer cette revue des médicaments cardio-vasculaires par une courte étude des substances nouvellement proposées, ou encore à l'étude, pour le traitement des cardiopathies.

1° MÉDICAMENTS CARDIAQUES NOUVEAUX ENCORE PEU EMPLOYÉS

Laurier-rose.

Le **laurier-rose** (*Nerium Oleander*) renferme divers principes actifs (Schmiedeberg, 1883) : la *nériine* qui agit comme la digitale, l'*oléandrine* qu'on extrait de ses feuilles et dont l'action sur le cœur se rapproche beaucoup de celle de la digitaline et de celle de la strophantine.

Pouloux (*Th.* 1888) constate son action tonique sur le cœur ; en outre, cet agent augmenterait l'amplitude du pouls et activerait la diurèse ; cette action complexe a été vérifiée par Œfele (1892).

Le laurier-rose est très toxique et doit se prescrire avec prudence ; on peut choisir la *teinture* au 1/5, à la dose de cinq à dix *gouttes*, ou mieux l'*extrait hydro-alcoolique* à la dose de 5 à 15 centigrammes par jour. Cependant la difficulté d'avoir des extraits toujours identiques a empêché le médicament d'entrer dans la pratique habituelle ; rappelons d'ailleurs que c'est un poison actif qui ne peut être manié qu'avec le plus grand soin.

Coronille.

La **coronilla varia** est une Légumineuse papilionacée qu'on peut employer en *poudre de feuilles* à la dose de 1 à 2 grammes, en *extrait* à la dose de 0,25 à 1 gramme par jour, en *teinture alcoolique* au cinquième, préparée avec la plante entière, à la dose de 2 à 3 grammes par jour. D'après Poulet, de Plancher-les-Mines (1891), elle aurait l'avantage sur la digitale de pouvoir être employée à doses élevées pendant longtemps, sans produire aucun trouble digestif ni effets accumulatifs.

On en extrait un glucoside, ou *coronilline*, isolé par Schlagdenhauffen et Reeb : c'est une poudre jaunâtre, ambrée, amère, soluble dans l'eau, peu soluble dans le chloroforme. Son action sur le cœur serait analogue à celle de la digitaline (Prévost, de Genève, 1896) et sa posologie serait la même.

La *coronilline*, d'après cet auteur, produirait un accroissement d'amplitude du pouls, une augmentation de la diurèse, une diminution des œdèmes et de la dyspnée ; de même que la digitaline, son action est inefficace dans les cas de dégénérescence du myocarde. La *posologie* de la coronilline est encore incertaine : les doses de 0,20 à 0,60 centigrammes indiquées par Spillmann et Haushalter (1886) paraissent élevées ; par analogie avec la digitaline, il serait prudent de ne la donner d'abord que par granules à 1/5 de milligramme, à la dose de 2 à 5 par jour.

Cactus grandiflora.

Cette plante, de la famille des Cactées (Jamaïque et Mexique), a donné un heureux résultat dans un cas de dilatation cardiaque avec asystolie (O'Hara, 1883). Plus tard, il est vrai, Gordon Sharp (1894) lui a presque refusé une place dans le groupe des médicaments cardiaques.

D'après Horne (*Lancet* 1892), qui s'est servi de ce médicament avec succès, il *ne s'adresse pas aux lésions organiques* du cœur, *mais aux troubles nerveux* : palpitations, intermittences, troubles cardiaques des dyspeptiques et des fumeurs.

La *posologie* du cactus grandiflora est encore assez mal déterminée : on pourrait prescrire l'*extrait fluide* à la dose de *cinq à quinze gouttes* prises en trois fois, la *teinture alcoolique* à 1/5 à la dose de 25 à 40 gouttes par jour, l'*extrait aqueux* en pilules de 0,05 à la dose de 4 à 5. E. Boinet et Boy-Tessier donnent 80 à 120 gouttes de teinture, continuées durant plusieurs semaines, sans provoquer le moindre accident.

Apocynum cannabinum

L'*Apocynum cannabinum* est, depuis des siècles, un médicament populaire en Chine. Les médecins américains l'emploient avec succès (Hutchins, Harwey, Zewell, Murray), et un médecin russe, Glinsky, l'a expérimenté d'une manière concluante ; Fromont en a résumé l'étude dans un travail récent (*Th.* 1895).

La racine de l'*Apocynum cannabinum* (famille des Apocynées) renferme un principe analogue à la digitale ; à haute dose, elle arrête le cœur en systole ; à dose faible, elle le ralentit en renforçant ses contractions. Elle régularise le rythme du pouls et relève la tension artérielle ; son action sur la diurèse est analogue à celle de la digitale.

Il faut cependant l'employer avec précaution, car elle peut provoquer des maux de tête et des vomissements qui cèdent, d'ailleurs, avec la cessation du médicament. C'est donc un succédané de la digitale, qui peut rendre service dans certains cas.

Les médecins russes la donnent sous forme :

1° D'*infusion* (4 grammes pour 240 d'eau). Trois à quatre cuillerées à bouche par jour ;

2° De *teinture alcoolique* (1 partie de racine pour

10 d'alcool), 30 à 60 grammes, trois ou quatre fois par jour ;

3° D'*extrait fluide*, dix gouttes à une demi-cuillerée à café, trois fois par jour.

Les Américains ont surtout recours à l'infusion de racines fraîches, les Anglais à la teinture alcoolique. Huchard a donné de 10 à 20 gouttes d'extrait fluide en une seule fois, et a été jusqu'à quatre-vingts gouttes à prendre en quatre ou cinq fois dans la journée. On n'arrivera à ces doses que progressivement.

Tous ces divers agents sont des poisons violents, ils présentent une action commune à dose thérapeutique : *augmentation d'énergie des contractions cardiaques, élévation de la tension artérielle, et action diurétique* variable ; plus tard survient le ralentissement des mouvements du cœur, l'arrêt de la circulation et la mort rapide avec le cœur en systole, c'est-à-dire fortement contracté, parfois en diastole, c'est-à-dire paralysé.

Iodocaféine. — Iodothéine. — Iodothéobromine.

Rummo (de Pise) a eu l'idée d'associer certains dérivés de la xanthine, tels que la caféine et la théobromine, avec les iodures alcalins, et a obtenu trois composés : l'**Iodocaféine**, l'**Iodothéine** et l'**Iodothéobromine** qu'il a étudiés avec soin (1893).

a. L'injection intraveineuse d'**iodocaféine** chez le chien produit rapidement une amplitude des *systoles*, une augmentation de fréquence des battements du cœur, qui ensuite se ralentissent graduellement pour revenir au bout de cinq minutes à leur nombre normal. La pression artérielle augmente peu avec des doses de 4 à 5 centigrammes par kilogramme de poids de l'animal. Elle s'abaisse sous l'influence de doses élevées. L'iodocaféine produit facilement de l'arythmie et des intermittences du pouls, même aux doses de 4 à 5 centigrammes, et cela dès le début de l'injection intraveineuse.

b. Les effets physiologiques de l'**iodothéobromine** en injections intraveineuses sont constants et rapides. A doses petites et moyennes (5 à 10 centigrammes par kilogramme de poids de l'animal), cette substance produit aussi une accélération des battements cardiaques (dix pulsations en moyenne par minute, au début) avec augmentation considérable de l'amplitude des systoles, qui doublent presque d'étendue. Cette augmentation de l'énergie systolique est accompagnée d'une augmentation de la pression artérielle, c'est-à-dire plus prononcée que celle que provoque l'iodocaféine. On observe également du ralentissement du pouls, consécutif à l'accélération initiale, et de l'arythmie.

Donc l'iodothéobromine n'exerce que peu d'action sur l'innervation du cœur, mais elle influence surtout la contractilité et l'élasticité des fibres musculaires du cœur, dont elle augmente l'énergie fonctionnelle. Ainsi donc, au point de vue de son action physiologique, l'*iodothéobromine se rapproche de la digitale et du strophantus*, médicaments myocardiokinétiques par excellence.

c. L'**iodothéine** agit aussi rapidement et aussi sûrement, même à petites doses (2 centigrammes par kilogramme de poids de l'animal). Avec des doses petites et moyennes, l'augmentation de fréquence du

pouls ne dépasse pas 12 à 13 pulsations par minute.
Au point de vue de l'élévation de la pression artérielle, l'iodothéine occupe une place intermédiaire
entre l'iodocaféine et l'iodothéobromine.

L'*iodothéine*, étant un médicament qui excite également l'innervation du cœur ainsi que la contractilité
et l'élasticité du myocarde, *doit être considérée comme
l'analogue du convallaria maïalis et de l'adonis vernalis*.

ACTION THÉRAPEUTIQUE. — On peut constater
les propriétés cardio-vasculaires et diurétiques de
l'*iodocaféine* et de l'*iodothéobromine* dans les affections
organiques du cœur *à la période d'hyposystolie*.

Dans tous ces cas, l'*iodocaféine* aussi bien que l'iodothéobromine ont augmenté la fréquence des battements cardiaques.

Cette accélération du cœur continue tant que dure
l'administration du médicament et persiste même
pendant quelques jours après la cessation.

Ces deux médicaments, et en particulier l'iodothéobromine, augmentent l'énergie et l'amplitude du
pouls et en font aussi disparaître l'arythmie et les
irrégularités.

Sous l'influence de l'iodothéobromine, la pression
dans l'artère radiale s'élève manifestement.

L'*action diurétique de l'iodothéobromine et de l'iodocaféine est manifeste*. D'après Rummo, elle se produirait même chez les malades qui n'ont pas
d'œdème ni d'hydropisie.

POSOLOGIE. — Les *doses* employées chez l'adulte
ont varié de 50 centigrammes à 3 grammes par
jour. Le meilleur mode d'administration de ces médicaments est de les prescrire sous forme de
poudre, en *paquets* ou en *cachets*.

L'étude comparée des effets thérapeutiques de l'iodocaféine et de l'iodothéobromine a montré que ce dernier médicament augmente plus que le premier l'énergie systolique, la pression artérielle et la diurèse.

INDICATIONS THÉRAPEUTIQUES. — Autant qu'on peut en juger par les faits cliniques observés jusqu'ici, l'iodocaféine semble être indiquée surtout dans le cas où — comme dans le rétrécissement mitral — il est nécessaire d'augmenter l'amplitude de la diastole, afin de faciliter le passage du sang dans le ventricule à travers l'orifice rétréci.

Quant à l'iodothéobromine, elle doit être préférée à l'iodocaféine dans les cas où il s'agit d'augmenter la diurèse et de renforcer les systoles cardiaques. On lui donnera encore la préférence quand il s'agit de malades chez lesquels — comme dans l'insuffisance aortique — l'augmentation de l'amplitude des diastoles pourrait être nuisible, en favorisant le reflux du sang dans le ventricule gauche à travers la valvule insuffisante.

L'iodocaféine et l'iodothéobromine n'exercent pas d'action marquée sur la respiration ni sur la température, et sont bien tolérées par l'estomac. Elles sont rapidement éliminées par les reins, lorsque ces organes ne présentent pas d'altérations morbides trop considérables. Elles n'ont qu'un seul inconvénient, c'est de provoquer, lorsqu'elles sont employées à forte dose, une toux spasmodique due à l'élimination de l'iode en grande quantité par la muqueuse des voies respiratoires.

Résumé. — Ces substances, dont l'action réunit d'une part les propriétés des iodures et d'autre part celles de la caféine et de la théobromine, seraient intéressantes à mieux connaître en thérapeutique; *malheureusement ces trois composés* iodurés de la xanthine *sont peu stables*, comme tous les sels de caféine et de théobromine. Il suffit, en effet, de les dissoudre dans l'eau chaude et de laisser ensuite la solution se refroidir, pour voir se déposer des cristaux de caféine, de théine et de théobromine, tandis que l'iodure de sodium reste dans la solution.

Dans ces derniers temps, cependant on a préparé un sel cristallisé d'*iodure de caféine* dont la solution titrée représente 50 centigrammes de substance par cuillerée à café; elle se prescrit mélangée à du lait ou à un peu de bière à la *dose* de 1 à 4 cuillerées à café par jour. Cet iodure de caféine jouirait d'une action eupnéique et toni-cardiaque marquée, d'après Vernade.

2° MÉDICAMENTS CARDIAQUES ENCORE A L'ÉTUDE OU NON EMPLOYÉS

Saponine.

La saponine est un glucoside extrait de la racine du *Polygala seneca;* on la trouve encore dans le marron d'Inde et dans l'écorce de bois de Panama. Son action physiologique est opposée à celle de la digitale : *elle abaisse rapidement la tension artérielle et arrête le cœur en diastole.* C'est une poudre amorphe, incolore et soluble dans l'eau, très âcre et amère; elle n'est point utilisée.

Erythrophlœum guineense.

Légumineuse de la Guinée; son principe actif, l'érythrophléine, est très toxique, son action se rapproche de celle de la digitaline. Dujardin-Beaumetz a employé la teinture d'érythrophlœum dans les affections mitrales, à la *dose* de XXX gouttes.

Ellébore noir.

Il renferme l'*elléborine*, poison cardiaque violent dont les effets sont voisins de ceux de la digitaline ; il est inusité.

Antiaris toxicaria.

Son glucoside, l'*antiarine*, porte son action toxique très violente sur les ganglions intra-cardiaques et les vaso-moteurs ; inusitée.

Thévétine.

Principe des semences du *Thevetia nereifolia* ; elle arrête le cœur en systole. Cette substance dangereuse est non utilisée, mais serait peut-être utilisable ; sa posologie n'est point fixée.

Prunus virginiana.

Les parties actives de cette rosacée, qui est un arbre des Etats-Unis, résident surtout dans les racines ; elles ralentiraient les battements du cœur.

L'emploi de ces racines ne présente aucun danger : on les prescrit sous forme d'*infusion*, de *macération* (50 gr. par jour) ou encore de *poudre* et d'*extrait* fluide. Cet agent n'est guère utilisé en France.

Signalons encore le *Tanghinia venenifera*, l'*Anagy-*

ris fœtida, le *Cerbera*, le *Cytise* ou faux ébénier, etc.; tous inutilisés : les premiers à cause de leur toxicité extrême, les autres à cause de leur action cardiaque douteuse.

————

Pour que cette étude des médicaments cardiaques et des agents divers de la cardiothérapie soit complète, il convient d'y joindre celle des ÉMISSIONS SANGUINES (action physiologique, indications et contre-indications) qui occupent à juste titre une place importante dans la thérapeutique des maladies du cœur et de l'aorte.

Des émissions sanguines dans le traitement des maladies du cœur.

Dans la longue évolution des cardiopathies, les hyperémies et les accidents congestifs envahissent simultanément ou isolément, la plupart des viscères ; c'est pourquoi, en vue de diminuer ce trop-plein vasculaire, les cliniciens se sont adressés, de tout temps, aux saignées générales ou locales.

Saignée.

Pendant longtemps la méthode des *saignées* a été prônée et appliquée avec excès, puis, par suite d'une réaction inévitable, est tombée dans un discrédit immérité. Il importe maintenant, de rendre à la saignée la place qu'elle mérite — ni trop ni trop peu — et d'établir les ressources véritables qu'elle nous offre dans le traitement des maladies du cœur. Pour cela, rappelons d'abord brièvement les

effets généraux de la saignée générale, quoique
l'accord ne soit pas fait à ce sujet sur tous les points.
Le premier effet de la saignée est de produire une
déplétion considérable du système veineux dont elle diminue la tension *et*, comme corollaire, d'*augmenter la
tension artérielle* (Raynaud). Au contraire, d'après
Vinay et Arloing, la saignée veineuse produirait
indirectement une décharge considérable des vaisseaux artériels correspondants, dont elle abaisserait
la tension. Ce qu'il y a de certain, c'est que la saignée produit une déplétion générale de tout l'appareil circulatoire, en donnant issue à cette surabondance de liquide sanguin qui encombre les vaisseaux
congestionnés. En diminuant ainsi la masse du liquide en circulation, elle favorise le travail du cœur :
*après la saignée, le pouls s'accélère et augmente d'ampli-
tude*. Enfin, la saignée produit encore des changements dans la constitution du sang, vicié par les
produits excrémentitiels dont il n'a pu se délivrer ;
elle joue ainsi un *rôle antitoxique* considérable, et
amène consécutivement des modifications importantes dans la nutrition générale.

Indications de la saignée dans les maladies du cœur.

a) **Affections aiguës.** — Corvisart et Bouillaud, surtout, ont beaucoup vanté l'emploi de la saignée dans
la *péricardite* et l'*endocardite aiguës ;* Hope la croyait
très utile au début. Cependant, sur les conseils de
Gendrin, de Friedreich et de Stokes, elle n'a pas
tardé à tomber dans l'oubli. Peter la réservait seulement pour les individus vigoureux et lui préférait
presque toujours une saignée locale, sous forme de
ventouses scarifiées ou même de sangsues sur la ré-

gion précordiale, dans les cas franchement fébriles, avec éréthisme cardiaque.

b) **Affections valvulaires chroniques.** — *La sai-gnée ne tire point son indication de la localisation parti-culière de la maladie vers tel orifice particulier, mais de la période à laquelle est parvenue l'affection cardiaque.*

Dans le stade d'*hypersystolie*, il existe fréquem-ment des signes d'éréthisme du cœur : la face est rouge, l'œil brillant et injecté, le malade se plaint de mal de tête, de vertiges, de bourdonnements d'oreille; dans le but de calmer ces accidents fluxionnaires et de rétablir l'équilibre circulatoire rompu, on a proposé quelquefois de pratiquer une saignée de 200 à 300 grammes. A mon avis, ce moyen doit être rejeté, car il aurait pour résultat d'anémier le malade sans profit, et le soulagement très court qu'il pourrait peut-être procurer sera obtenu par des moyens meilleurs et d'un effet plus durable. Il sera préférable, dans ce cas, de recourir à la dérivation intestinale, aux purgatifs salins, de même qu'aux sédatifs du cœur, aux bro-mures alcalins, au valérianate d'ammoniaque, à l'aconit ; tout au plus, chez les individus pléthori-ques à « tempérament sanguin », pourrait-on, excep-tionnellement, conseiller une application de quel-ques sangsues à l'anus.

Plus tard lorsque le cœur, luttant depuis long-temps déjà, commence à faiblir, on peut voir sur-venir quelques signes d'*hyposystolie ;* la circulation de retour est entravée, la tension veineuse s'élève; on observe de la cyanose, du refroidissement péri-phérique, un peu d'œdème transitoire péri-malléo-laire, des congestions viscérales multiples, princi-palement du côté du poumon.

Chez ces malades, on a proposé de soulager le travail du cœur, en pratiquant une déplétion du système vasculaire par une saignée copieuse. Je crois préférable, encore dans ce cas, d'agir localement, par des applications de ventouses scarifiées ou de sangsues au niveau des viscères congestionnés, d'entretenir la régularité des garderobes, de favoriser la diurèse, enfin de relever la tension artérielle et l'énergie contractile du cœur par les préparations de digitale, dont l'action pourra être continuée par celle du strophantus.

c) **Asystolie.** — Il se présente assez fréquemment dans les cardiopathies des cas où la saignée est suivie d'un plein succès. Le plus souvent, il s'agit de malades ayant eu déjà plusieurs attaques d'*asystolie passagère*, dont la digitale et les agents habituels de la thérapie cardiaque ont toujours triomphé jusquelà. Cependant il arrive un moment où tous ces agents cardiaques restent impuissants : le malade est alors en pleine *asystolie grave* : il présente une infiltration œdémateuse considérable, la tension veineuse est extrême, les vaisseaux sont distendus et encombrés à l'excès, les capillaires comprimés par l'infiltration séreuse ; il y a de l'hydropisie, des congestions viscérales, la face est cyanosée, les extrémités froides, la dyspnée extrême et les urines très rares. La digitale ne peut rien, dans ce cas; c'est en vain qu'elle s'efforce d'exciter la contraction du myocarde, qui s'épuise sans succès contre le *barrage insurmontable* (Peter) qui règne à la périphérie; bien plus, persister à donner ici la digitale, c'est exposer les malades à de graves accidents d'intoxication, car tous, ou presque tous, ont de l'albumine dans les urines et sont en imminence d'urémie. *C'est en pareil cas, qu'une saignée,* de **300** grammes environ, *trouve son indication par excellence :* la déplétion veineuse va supprimer, ou tout ou moins diminuer la résistance périphérique, et produire une véritable décharge pour le sang vicié par des produits excrémentitiels ; la pression veineuse va diminuer ; au contraire, la tension artérielle va se relever et le muscle cardiaque reprendre son énergie contractile. Plus tard, lorsque la saignée — aidée utilement dans beaucoup de cas par une révulsion intestinale énergique — aura ainsi préparé les voies, la digitale pourra encore produire quelque effet utile. Ce triple traitement a sauvé assez souvent, des cardiaques exposés à une mort prochaine.

Dans certains cas d'*angine de poitrine,* lorsque l'anxiété et la dyspnée sont considérables, la saignée, au dire de Peter et de Lasègue, a pu amener un soulagement immédiat et rapide. Le fait est important à retenir ; cependant il sera toujours préférable, à mon sens, de s'adresser d'abord aux médicaments dépresseurs de la tension artérielle, au nitrite d'amyle de préférence ; de même la violence de l'accès sera presque toujours combattue heureusement par une injection sous-cutanée de chlorhydrate de morphine.

La saignée s'impose presque *d'urgence* dans les cas d'*œdème aigu congestif du poumon,* auquel les aortiques et les artérioscléreux sont fâcheusement exposés. La plupart des moyens qu'on a proposés pour combattre cette redoutable complication resteront inefficaces, s'ils n'ont été précédés d'une large ouverture de la veine (300 grammes au moins).

Peter a montré que la saignée générale est le traitement qui s'impose avant tout, dans les troubles graves par congestion pulmonaire intense et catarrhe suffocant, qui caractérisent les *accidents gravido-cardiaques*.

Enfin la saignée peut rendre des services remarquables dans les *troubles cardio-pulmonaires* avec cyanose, fréquents chez les *scoliotiques* et les *bossus*, dans des cas d'*asystolie d'origine pulmonaire* (bronchite chronique, emphysème), et dans les *phénomènes asphyxiques* observés chez les *polysarciques du cœur*.

Ventouses scarifiées.

En dehors des cas précités, la saignée générale ne présente pas d'indications particulières.

Lors donc qu'on aura à combattre des congestions viscérales isolées, sans retentissement grave sur l'état général, c'est aux saignées locales, aux ventouses scarifiées, aux sangsues, qu'il faut s'adresser.

Les *ventouses scarifiées* se recommandent par la rapidité et la propreté de leur application, ainsi que par la facilité qu'on a avec elles, de régler la quantité de sang à évacuer. Il sera nécessaire, avant l'application, de laver la peau au savon et au sublimé faible, puis à l'éther, et on entretiendra ensuite une grande propreté autour des incisions produites par les ventouses.

Sangsues.

Les *sangsues* sont peu employées aujourd'hui ; la difficulté de s'en procurer de bonnes, la longueur de l'application, la difficulté de régler la spoliation sanguine qu'elles produisent, enfin la répulsion qu'elles inspirent à certains malades, les ont fait remplacer le plus souvent par les ventouses scarifiées. On se rappellera, si on les emploie, que les sangsues dites grosses moyennes pèsent 1 gr. 25 et les petites 70 centigrammes ; que les premières après être tombées accusent en général à la pesée 6 gr. 70, les secondes 4 gr. 70 (Dorvault). Enfin le sang, qui s'écoule de la plaie, après la chute de la sangsue, peut être évalué à la même quantité, en moyenne, que celle qu'elle a sucée.

DEUXIÈME PARTIE

HYGIÈNE DES CARDIAQUES

L'hygiène des cardiaques soulève un grand nombre de problèmes. Elle a pour but de régler, au mieux de la santé du malade, toutes les conditions concernant l'alimentation, le séjour, l'habitation, la vie sociale du cardiaque, d'indiquer les professions qu'il doit éviter, de faire connaître les précautions spéciales que comportent les cardiopathies suivant l'âge et le sexe, suivant l'état de grossesse, d'allaitement, etc., etc. Nous examinerons chacun de ces points avec quelque détail.

Régime alimentaire.

1° ALIMENTATION GÉNÉRALE. — Le régime alimentaire des malades atteints d'affections du cœur doit être substantiel et tonique, sans être très copieux. C'est là le point capital qui doit régler toute l'alimentation ; en s'y soumettant, on évitera, d'une part, le retentissement si fâcheux des digestions laborieuses sur le cœur et le poumon (palpitations, dyspnée, etc.), et, en second lieu, l'obésité si préjudiciable aux cardiaques. Dans ce but, on ne donnera à l'organisme

que la ration d'entretien (1), pour mettre les tissus
à l'abri de la surcharge graisseuse.

Le malade devra d'abord restreindre la quantité des liquides absorbés et, de plus, ne point dépasser la dose de 200 à 250 grammes de pain dans
les vingt-quatre heures; on se rappellera à ce sujet
que, quoi qu'on en ait dit, le pain blanc, dit de première qualité, est très nutritif et que la croûte
semble plus nourrissante que la mie.

Le *repas du matin* se composera de lait ou de laitages, de cacao, ou même d'un peu de café noir très
léger, avec ou sans lait, et additionné de pain grillé
avec ou sans beurre.

Au *déjeuner* et au *dîner*, on peut faire usage de
toutes les viandes, blanches ou rouges, de préférence rôties, grillées ou braisées et en tous cas
très cuites; d'œufs, d'huîtres et de poissons (sauf
dans les cas d'albuminurie). Les poissons à chair
blanche (sole, truite, merlan) sont les plus digestifs,
mais peu nourrissants; ceux à chair rose (saumon) le
sont davantage, mais d'une digestibilité plus labo-
rieuse; enfin, les poissons à chair grasse, comme
l'anguille, sont très nourrissants, mais souvent mal
digérés.

On a dit que quelques cardiaques à estomac pa-
resseux se trouvaient bien de l'usage du gibier un
peu faisandé, c'est-à-dire qui commence à subir un
certain degré de putréfaction; or, celle-ci est une
sorte de fermentation un peu analogue, par certains
points, à la peptonisation et, par ce côté, favorise le
travail de la digestion stomacale. Je ne pense pas

---

(1) On sait qu'en moyenne un homme adulte *perd, chaque
jour,* environ 310 grammes de carbone et 20 grammes d'azote,
que le régime alimentaire doit réparer.

que cette alimentation puisse être conseillée en aucune circonstance, car, dans certains cas, la dyspnée chez les cardiaques, surtout les aortiques, paraît être entretenue par les ptomaïnes de l'alimentation ; ce serait là, en un mot, une véritable dyspnée toxique.

Les farineux sont bons, à condition d'être bien cuits, réduits en purée et passés au tamis, autrement leur digestion exige une grande quantité de liquide, ce qu'on doit éviter avant tout. Les pommes de terre cuites à l'eau ou sous les cendres, seront utilisées avec avantage, de même les légumes herbacés qui favorisent la régularité des selles ; le beurre, les huiles, les graisses, ne devront être pris qu'en petite quantité ; il en sera de même des épices.

Les fromages secs, les fruits cuits, les crèmes sont permis. Les boissons consisteront en vin rouge ou blanc étendu d'eau simple ou d'eaux digestives faiblement minéralisées : Evian, Alet, Vals (Saint-Jean), Châteldon, Soultzmatt, Condillac, etc. On ne recherchera pas les eaux minérales gazeuses, c'est pourquoi celles d'Evian et celles d'Alet paraissent surtout devoir être recommandées.

Les malades prendront peu, ou devront même s'abstenir presque complètement, de bouillons et de potages gras, car « les bouillons trop forts ou les consommés sont des poisons » (Sénac), des viandes peu cuites, des poissons marinés, des saumures, des conserves, des fromages avancés. Ils devront s'abstenir encore de champagne, de vins mousseux, de thé et de café, à moins que ce dernier ne soit peu concentré et pris en très petite quantité. Les boissons alcooliques et le cognac sont rigoureusement interdits. Les spiritueux sucrés aromatiques, tels que le curaçao, la chartreuse, le cassis, l'anisette, pris à *très petites doses* après le repas, ne seront permis qu'à titre d'exception. Quant aux liqueurs stimulantes, soi-disant apéritives, prises entre les repas, elles sont rigoureusement proscrites. La bière, mais seulement très légère, peut être autorisée.

Le repas du soir sera aussi frugal que possible, afin d'assurer au malade un sommeil réparateur et non troublé.

Lorsque les cardiaques sont en même temps des obèses, il faut réduire les boissons à leur minimum, un litre environ par jour, et repousser les aliments trop aqueux; la quantité de pain ne devra guère dépasser 60 grammes à chaque repas; s'abstenir de soupes, potages, pâtisserie, féculents, graisses et matières sucrées.

Il va sans dire que ce régime-type ne convient aux cardiaques que pendant la *période* dite d'*état*, durant laquelle il n'existe aucun trouble fonctionnel; dès qu'apparaît la *période troublée*, le régime alimentaire doit être entièrement modifié : le lait, les laitages le constituent presque en entier.

2° RÉGIME LACTÉ. — Nous avons signalé déjà le puissant effet du lait dans le traitement des hydropisies d'origine cardiaque. Jusqu'en ces derniers temps, tous les auteurs qui ont recommandé l'usage du lait dans les maladies du cœur n'avaient en vue que cette action diurétique. Or, dans un autre but, le lait peut rendre encore les plus grands services aux cardiaques, en l'utilisant dans le régime alimentaire journalier.

Le *lait* est un aliment complet : il renferme des matières albuminoïdes : la caséine, l'albumine; des

matières grasses : le beurre; une matière sucrée : la
lactose ou sucre de lait; des sels minéraux : chlorure
de sodium et de potassium, phosphates de chaux, de
soude, de magnésie. Sa réaction est alcaline et sa
densité moyenne : 1028. Exposé à l'air pendant
quelques jours, il subit plusieurs modifications importantes : une partie de la caséine se transforme en
beurre, et il se forme de l'acide lactique. Quand on
fait bouillir le lait, il se produit à sa surface une pel-
licule due à ce qu'une partie de la caséine devient
insoluble à l'air. Lorsque le lait a été introduit dans
l'estomac, il se coagule rapidement sous l'influence
de l'acidité du suc gastrique : la caséine insoluble
qui en résulte se transforme alors, sous l'influence
de la pepsine, en pepto-caséine qui est soluble;
d'autre part, le suc gastrique agissant par fermentation sur le sucre de lait, il se forme de l'acide lactique.

Les phénomènes intimes de la digestion du lait
sont importants à connaître. En premier lieu, le lait
régularise l'acidité du suc gastrique(Ch. Richet, 1878),
c'est-à-dire qu'une petite quantité de celui-ci suffit
pour produire la fermentation lactique d'une grande
quantité de lait ; d'autre part, une faible quantité de
lait mise en présence d'une grande quantité de suc
gastrique restreint l'acidité de ce dernier. En troisième lieu, il est nécessaire qu'une certaine quantité de caséine intervienne pour que la lactose
fermente en présence du suc gastrique.

Quoi qu'il en soit, la digestion du lait est prompte
et ne nécessite qu'un faible travail de la part de
l'estomac; alors que certains aliments séjournent
jusqu'à quatre à cinq heures dans celui-ci, le lait n'y
demeure pas plus de deux heures. Le travail digestif

commencé dans l'estomac, va se terminer dans l'intestin, grâce à l'action probable du suc pancréatique.

Lorsque le lait est bien digéré, le résidu est peu abondant, et la constipation s'ensuit, les matières fécales sont rares, dures, sèches, et se présentent souvent sous forme de petites masses ovoïdes ; au contraire, si le régime lacté n'est point assimilé, il produit des évacuations alvines abondantes.

Un caractère important des selles dans le régime lacté, c'est leur coloration pâle ou très faiblement teintée de jaune par la bile ; c'est qu'en effet le lait ne demande de la part du foie qu'une très minime quantité de sécrétion biliaire, alors que les matières animales, au contraire, exigent une quantité de bile considérable. Il y aurait donc utilité d'appliquer le régime du lait dans les cas où la glande hépatique a besoin d'être ménagée.

En résumé, la digestion du lait réclame une faible quantité de suc gastrique et de pepsine ; l'émulsion toute préparée, pour ainsi dire, n'a besoin que d'une quantité minimum de bile ; la caséine seule, qui demande un peu plus de travail digestif, forme la plus grande partie du résidu fécal.

Le lait de vache, le plus employé de tous, a une densité variant de 1028 à 1036 ; il est légèrement alcalin au moment de la traite, mais au contact de l'air, et surtout si la température est de 25 à 30°, il éprouve rapidement la fermentation acide. L'acide lactique qui prend alors naissance, réagit sur la caséine et détermine la coagulation : on dit alors que le lait « a tourné ». Dans le commerce, pour éviter cette altération, on ajoute fréquemment 1 gramme de bicarbonate de soude par litre.

La valeur nutritive du lait est considérable ; le lait de vache représente :

Eau....................................	86 gr. 50
Caséine....................................	3.60
Beurre.....	4.05
Sucre....................................	5.50
Résidu....................................	13.50
Sels et extractif.....................	0.40

ou encore par litre et plus simplement :

Substances albuminoïdes..............	50 gr.
Substances grasses....................	40
Sucre de lait.........................	55

(A. GAUTIER.)

Si on se rappelle maintenant que l'homme adulte doit consommer pour sa ration quotidienne d'entretien :

Eau....................................	2635 gr.
Albumine sèche..................... ..	137
Graisse....................................	117
Hydrate de carbone..................	352

on voit alors que si le malade est soumis au régime lacté exclusif, il est nécessaire de porter à *trois litres en moyenne*, pour les vingt-quatre heures, sa *ration quotidienne*, car trois litres de lait fournissent une ration nutritive à peu près équivalente à celle que réclame l'adulte en bonne santé. Trois litres de lait donnent en effet :

Eau....................................	2593 gr.
Albumine et caséine..................	108.80
Beurre....................................	121.50
Sucre........	165

Si le sujet est capable de prendre de l'exercice et de travailler, on pourrait porter la dose à quatre litres par jour, à condition qu'ils soient bien tolérés par l'estomac; d'ailleurs cette dose n'est point indispensable, et trois litres peuvent suffire le plus souvent.

Lorsqu'on prescrit le régime lacté exclusif, il faut de préférence conseiller le lait cru et non cuit, de façon à se rapprocher le plus possible du lait sortant de la mamelle. La difficulté de se procurer du lait pur et indemne de tout germe infectieux a fait adopter cependant depuis plusieurs années l'usage des *laits stérilisés* industriellement, c'est-à-dire chauffés à plus de 110°. C'est une pratique excellente, mais la saveur un peu particulière de quelques-uns d'entre eux les rend inacceptables pour certains malades.

Lorsque le lait est trait depuis quelque temps déjà, ou surtout si l'on n'est point sûr de sa qualité, on devra, avant de le consommer, le faire bouillir, puis le faire refroidir; on se rappellera cependant que l'ébullition fait coaguler certains principes albuminoïdes dont elle prive ainsi le lait, et en diminue un peu la digestibilité.

Résumé. — On donnera le lait au gré du malade, soit chaud, tiède ou froid; en général, le lait frais à la température de 10 à 12 degrés est le mieux supporté.

Dans le but de rendre plus active la digestion du lait, on peut le mélanger avec certaines préparations faiblement alcalines: telles que l'eau de chaux médicinale, l'eau de Vichy, de Vals, d'Alet ou d'Évian à la dose d'une cuillerée à soupe par bol; on pourra se contenter parfois d'une eau minérale légèrement gazeuse, comme l'eau de Soultzmatt, de Schwalheim, de Saint-Galmier, de Saint-Alban, ou simplement d'eau de Seltz artificielle.

Certaines personnes digèrent mal le lait, et sont prises régulièrement de diarrhée dès qu'elles en font usage; dans ces cas, il sera bon de prescrire simultanément une certaine dose d'un ferment digestif, et principalement la pancréatine (Potain), par pilules ou paquets de 0,10 centigr., après chaque tasse de lait. D'autres se plaignent de ressentir des renvois aigres, acides : on pourra conseiller deux à trois fois par jour le bicarbonate de soude à la dose de 30 centigrammes, associé à une petite dose de craie lavée, 10 à 15 centigrammes, ou encore le sous-nitrate de bismuth par cachets de 50 centigrammes, pris dans chaque tasse de lait.

D'autres malades, tout en digérant bien le lait, ne tardent point à s'en dégoûter, lorsque son usage est prolongé, à cause de sa saveur fade, pâteuse et quelquefois un peu aigre. Il en résulte une sorte d'embarras gastrique léger et temporaire qu'on fera disparaître par un purgatif salin. On a proposé, pour éviter le dégoût, d'ajouter au lait, suivant le choix du malade, un peu de café, quelques gouttes de rhum, de kirsch, d'anisette, de cognac, d'eau de fleurs d'oranger, ou mieux peut-être de l'aromatiser avec une à deux gouttes d'essence de menthe, de vanille, etc. ; dans le même but, Serres (*Bullet. de Thérap.*, 1853) conseillait d'y joindre de l'oignon cru.

Si le malade doit suivre le régime lacté exclusif, il faut qu'il s'astreigne à prendre le lait à intervalles égaux, par exemple toutes les heures, ou toutes les deux heures, par tasse de 150 à 200 grammes environ; plus tard, lorsque le régime devient moins sévère, on peut faire alterner le lait avec des potages préparés au lait, avec des crèmes, avec des légumes verts, des féculents, des purées de légumes, des herbes cuites, des viandes blanches très cuites.

Indications du régime lacté dans les maladies du cœur. — Le lait, prescrit pendant fort longtemps, sans méthode et d'une façon empirique dans les maladies du cœur, surtout à cause de son action diurétique, n'a été vraiment considéré comme agent thérapeutique dans les cardiopathies que depuis le travail de Pécholier (*Des Indicat. de l'emploi de la diète lactée, etc. Montpellier Médical*, 1866) qui proposa de substituer le régime lacté au traitement de Valsalva, dans l'anévrysme actif du cœur. Mais les indications de ce régime ont été surtout précisées avec une grande netteté par le professeur Potain (*Associat. franç. pour l'avanc. des scienc.* Congrès de Reims, 1880); nous en résumons ici les points principaux.

a. Dans les *névroses cardiaques* primitives, englobant les palpitations des chlorotiques et des hystériques, voire même les différentes formes de la maladie de Basedow, il ne pense pas qu'on puisse retirer de service utile de l'emploi méthodique du lait.

b. Dans les *maladies aiguës*, endocardites et péricardites, le lait trouve assurément sa place à titre de diète, au même titre et de la même façon que dans la plupart des autres phlegmasies aiguës. Pris en petite quantité, souvent même étendu d'eau, il est, pour la plupart des malades, une boisson agréable, salutaire, aisément supportée et qui s'oppose à une trop rapide dénutrition. Mais on ne saurait penser que son mode d'action ait, en pareil cas, rien de spécifique, ni que son emploi doive être jamais très prolongé, sauf peut-être dans le cas d'hydropéricarde, où on en pourrait obtenir, à titre de diurétique, les mêmes services qu'on lui a vu rendre dans les pleurésies avec épanchement.

c. Lorsqu'il s'agit d'*affections organiques chroniques*, lésions valvulaires, myocardites et dégénérescences du muscle cardiaque, la lésion elle-même ne fournit aucune indication du régime lacté ; elle ne peut être modifiée en rien par lui et d'ailleurs un régime trop sévère ferait décliner les forces et ne pourrait avoir que de fâcheux résultats, car l'énergie cardiaque se trouverait elle-même atteinte. De sorte que, si dans le cours de ces maladies le régime lacté peut se trouver et se trouve assez souvent indiqué, l'indication ne résulte jamais de la lésion primitive elle-même, mais seulement de quelque complication surajoutée.

d. Le régime lacté est particulièrement favorable dans les *maladies secondaires du cœur :* hypertrophies ou dilatations ayant une origine rénale ou gastrique. Dans les hypertrophies cardiaques consécutives à la néphrite interstitielle, le lait non seulement diminue les hydropisies, mais agit encore à titre « d'aliment innocent », en ne fournissant, dans les matières extractives qu'il livre à l'élimination rénale, rien qui stimule ou excite par trop les éléments anatomiques du rein. C'est donc le médicament tout indiqué, et on sait de longue date combien les malades sont soulagés par l'usage persistant du régime lacté qui procure au rein un repos prolongé.

Dans les cas de dilatation du cœur droit, d'origine gastro-hépatique ou intestinale, il y a lieu de faire une distinction. Lorsque le point de départ des troubles digestifs est le foie, le régime lacté n'est pas d'une efficacité absolue ; mais il en est tout autrement lorsque la dyspepsie est d'origine gas-

trique; en pareil cas, il donne des succès véritablement surprenants (E. Barié, *Des accid. cardio-pulm.
conséc. aux troubl. gastro-hépat. Rev. de Médecine,*
1883), mais à condition d'être donné d'une façon
exclusive.

e. Chez quelques malades, et principalement chez
les aortiques, on observe quelquefois une *dyspnée* fort
vive, sorte de pseudo-asthme, à manifestations surtout nocturnes ; c'est là une sorte de dyspnée urémique, même en l'absence d'albumine, dont la cause
ne vient ni du cœur ni du poumon, mais d'un état
d'imperméabilité relative du rein qui n'élimine plus
qu'incomplètement les toxines, développées ou introduites par l'alimentation dans le tube digestif.
Contre cette dyspnée, le régime lacté exclusif est le
principal remède : il doit être suivi rigoureusement,
et repris de la même façon dès que les accidents se
renouvellent.

On a reproché au régime lacté exclusif de déterminer de la glycosurie et de l'azoturie, et par suite
une action de dénutrition. La première est certainement rare et ne s'observe guère que chez les cardiaques dont le foie est très profondément altéré.
L'azoturie, il est vrai, est la règle (1), mais elle ne
prouve pas que le malade soit en état de dénutrition
progressive, car l'expérience a prouvé maintes fois
que les sujets soumis pendant un temps, même
prolongé, au régime lacté exclusif, y trouvent non
seulement la ration d'entretien, mais même la ration
de travail.

3° PETIT-LAIT. — La cure de petit-lait peut être

_____

(1) L'absorption d'un litre de lait donne lieu à l'élimination,
par les urines, de 11 grammes d'urée en moyenne.

d'une sérieuse utilité chez les cardiaques. Lorsque le lait est abandonné à l'air, il se coagule ; le coagulum, qui renferme le beurre et la caséine, surnage dans un liquide jaune verdâtre, qui est le petit-lait. Celui-ci ne renferme plus que de l'eau, une faible quantité de caséine, le sucre de lait, et des sels (chlorure de potassium et phosphate de chaux).

Voici sa composition :

Eau.................................... 62 gr. 264
Albumine et caséine................... 1.080
Sucre de lait......................... 5.100
Matières grasses...................... 0.116
Sels et matières extractives.......... 0.440

Ce *petit-lait* est *légèrement laxatif* et agit efficacement sur les congestions viscérales secondaires aux maladies du cœur (Traube).

Cette cure de petit-lait, dont les indications ont été bien données par Aran et par Carrière (1866), se pratique surtout en Suisse et dans le Tyrol; les stations en sont nombreuses ; citons seulement celles de Gais, de Wiesbad, d'Interlaken et d'Engelbert ; en France, elle a été essayée, sur une échelle moindre, à Allevard et à Saint-Nectaire.

Le petit-lait, légèrement sucré, est difficilement digéré au début : aussi fera-t-on bien de le couper avec quelques eaux minérales, chlorurées sodiques et gazeuses, comme l'eau de Schwalheim par exemple. La cure consiste à prendre le matin, à jeun, 120 grammes de petit-lait, et un quart d'heure après une nouvelle dose, en augmentant celle-ci graduellement.

Le petit-lait a été employé encore en Suisse et dans le Jura sous forme de *bains*, et Niepce, qui en a précisé les indications (1840), a toujours observé sous leur action une diminution notable du pouls.

Ces bains, qu'on fait prendre à la température assez basse de 25 à 30 degrés, ne donnent de succès sérieux que dans les cas de palpitations nerveuses, indépendantes de toute affection organique du cœur.

Le petit-lait s'obtient, en pharmacie, en faisant bouillir le lait de vache et en le faisant coaguler au moyen d'une solution d'acide citrique à 1/8; il ne doit pas être acide et contient 45 grammes de sucre de lait pour 1 litre (*Formulaire pharmaceutique des hôpit. et hosp. civils*, Paris, 1887).

4° CURE DE RAISIN. — La cure de raisin complète ou remplace celle du petit-lait. En France, le meilleur raisin propre à cette cure est le chasselas, dit de Fontainebleau; les raisins de Bourgogne et ceux du midi de la France peuvent également être utilisés. En Suisse, la cure se fait surtout à Montreux, à Vevey et à Aigle; dans le Tyrol, elle se pratique à Méran; en France, elle est moins répandue, on a essayé cependant de l'appliquer dans quelques stations, à Celles-les-Bains notamment, dans l'Ardèche.

De préférence, la cure de *raisin* se fera à la vigne même, et la cueillette aura lieu le matin, à la rosée, car le fruit pris à ce moment est sensiblement *laxatif et diurétique*. Le malade, tout en se promenant, devra consommer par jour, d'abord 1 kilogramme de raisin, puis peu à peu il augmentera la dose, pour arriver à la quantité journalière de 2 à 4 kilogrammes, quand la cure est exclusive. Sous l'influence de la cure de raisin, la circulation devient plus active et le pouls plus plein, plus ample; les urines sont plus abondantes, les selles régulières, quelquefois un peu diarrhéiques, l'état général devient meilleur et les forces plus vives.

La cure de raisin peut être exclusive; d'autres fois

elle est mixte; le raisin sera alors consommé en trois
fois : une heure avant la collation du matin, avant
le déjeuner et le dîner du soir. La cure sera accompagnée d'abord de viandes blanches et de légumes
herbacés; plus tard on permet les viandes noires et
l'usage du vin léger.

Usage du tabac.

Le tabac doit être proscrit du régime des cardiaques. On
sait, en effet, depuis les recherches de Cl. Bernard,
de Vulpian, que la nicotine accélère les battements
du cœur et peut produire des intermittences; d'après
Fageret et Stugocki, il suffirait d'un seul cigare ou
d'une seule pipe, pour amener une accélération du
pouls, caractérisée par une dizaine de pulsations de
plus qu'avant d'avoir fumé.

Cliniquement, on observe souvent *chez les fumeurs*
deux variétés d'accidents : des *palpitations* et des
accès d'angine de poitrine. D'un autre côté, l'usage
du tabac trouble souvent la digestion, et on sait que
les troubles cardiaques ne sont point rares chez les
dyspeptiques; voilà des raisons suffisantes pour
engager les cardiaques à renoncer définitivement au
tabac.

Régularité des garde-robes. Purgatifs.

Le complément d'une bonne hygiène alimentaire
est la régularité des garde-robes; les moyens d'entretenir ou de provoquer celle-ci sont nombreux. Le
plus souvent il suffira de recourir aux substances
laxatives : à la *rhubarbe*, dont on prendra 2 grammes
en moyenne dans les vingt-quatre heures, de pré-

férence le matin à jeun, en pilules ou en cachets ; au *podophyllin*, à la dose de 1 à 3 centigrammes (en pilules ou en poudre), employé seul, ou associé à 1 ou 2 centigrammes d'*extrait de belladone*; à l'*éronyme* seule, à la dose de 5 centigrammes, ou associée à l'extrait de *jusquiame* à la dose de 1 centigramme ; à la *cascara sagrada*, par cachets de 25 centigram., etc. Dans le même but, on pourrait prendre le matin, à jeun, un verre à Bordeaux des eaux minérales purgatives de Rubinat, de Carabaña, de Villacabras, ou un à deux verres de table des eaux de Montmirail (Vaucluse), d'Hunyadi-Janos, de Châtel-Guyon, de Miers (Lot), de François-Joseph, etc. — La constipation tenace sera combattue par des purgatifs plus actifs : le *sulfate de soude* (sel de Glauber) à la dose de 30 à 40 grammes, excellent purgatif qui ne produit point de coliques intestinales. Dujardin-Beaumetz conseille le mélange de 60 grammes de ce sel dans un litre d'eau, dont le malade prend un verre le matin à jeun. On conseillera encore le sel d'Epsom (*sulfate de magnésie*) à la dose de 40 à 50 grammes, le *citrate de magnésie* avec lequel on prépare la limonade Rogé, dont chaque bouteille renferme : citrate de magnésie 50 grammes, acide citrique libre 2 gr. 50; le *sel de Seignette* (tartrate de potasse et de soude) à la dose de 15 à 30 grammes.

Chez d'autres malades, il est nécessaire de recourir aux drastiques, à l'*aloès*, au *jalap*, à la *scammonée*, etc.; les *grains de santé de Franck* (aloès, jalap et rhubarbe), les *pilules d'Anderson* (aloès et gomme-gutte), celles de *Bontius* (aloès, gomme-gutte, gomme ammoniaque), etc., répondent à cette indication, à la dose de 1 à 2 pilules le soir, en se couchant. On aura recours encore au *séné*, excellent purgatif dont on fera infuser, durant une demi-heure, 8 grammes de follicules dans un litre d'eau bouillante, sucrée avec du miel, et dont on prendra un grand verre, le matin à jeun. On l'emploiera encore, suivant une habitude populaire, en l'associant aux pruneaux, c'est-à-dire en faisant cuire ceux-ci dans une infusion de séné au lieu d'eau simple, et on obtient ainsi une tisane purgative efficace. Enfin la constipation pourra encore être combattue par l'usage régulier des *lavements : eau froide, gros miel, miel de mercuriale, huile d'amandes douces, glycérine*, etc.

Habitation.

Les cardiaques supportent péniblement les brusques changements de température, il y aura donc plus d'avantage, pour eux, à *habiter les vallées abritées* des vents que les collines élevées ; cependant, si l'augmentation de la pression barométrique est mal tolérée des cardiaques, ils supportent bien, au contraire, une diminution de pression : c'est pourquoi, s'ils y sont obligés, ils pourraient résider dans des pays d'une altitude modérément élevée (500 à 600 mètres au plus).

L'habitation devra se composer, si cela est possible, de pièces spacieuses, largement aérées ; les malades séjourneront de préférence dans celles qui ne reçoivent point le soleil durant toute la journée, car *la grande chaleur est mal supportée des cardiaques*, surtout de ceux atteints d'affections mitrales dans lesquelles les poussées congestives vers la face et l'encéphale sont fréquentes ; d'un autre côté, beaucoup de cardiaques sont frileux, aussi sera-t-il préférable de leur conseiller le séjour dans un climat tiède, tel que le midi de la France et le littoral de la Méditerranée, comme Pau, Cannes ou Hyères, par exemple. Le rez-de-chaussée et l'entresol, souvent humides ou bas et mal aérés, seront proscrits; au contraire, le premier étage sera choisi tout particulièrement, car l'ascension des étages exagère le travail imposé au muscle cardiaque. La chambre à coucher sera fraîche, presque toujours sans feu, et les malades devront s'habituer à dormir sur des matelas et des oreillers durs et rembourrés de crin.

Tous les cardiaques en général, et principalement ceux qui sont atteints de lésions mitrales, sont exposés à prendre des poussées de bronchite, sous l'influence de refroidissement, même léger. Ils devront donc *éviter de sortir* durant les matinées ou pendant les soirées où l'atmosphère pourrait être un danger; ils se garderont également de s'exposer *au brouillard humide et à la pluie.*

Villégiature.

Au moment de la belle saison, les malades dont la situation sociale le permet désirent souvent changer de résidence, soit pour eux, soit pour accompagner leur famille; or le choix de la station n'est point indifférent pour eux.

Le *séjour à la campagne* est excellent pour les cardiaques : le calme absolu, le repos dont on y jouit, loin du bruit et de l'agitation des villes, sont d'excellents sédatifs du cœur; la lecture, la musique, le dessin, la promenade, les petites occupations du jardinage feront éviter l'ennui.

Les *bords de la mer* ne sont point le séjour qu'on préfère pour les cardiaques, encore qu'il soit assez bien supporté en général, sauf pour les cardiaques névropathes atteints de palpitations; en pareil cas, en effet, l'atmosphère marine, un peu excitante, ne ferait qu'exagérer l'éréthisme du cœur. Mais si les sujets atteints de cardiopathies organiques peuvent séjourner auprès des plages, ils doivent *éviter les bains de mer* qui nécessitent des mouvements violents pour la natation, et prédisposent aux congestions locales vives, principalement à celle du poumon, qui augmenterait la gêne dans la petite circulation, déjà si entravée dans les affections du cœur. D'un autre côté, les cardiaques sont presque tous des rhumatisants et doivent redouter l'exposition au froid humide, capable d'amener une poussée rhumatismale aiguë ou subaiguë, dont l'influence est si fâcheuse sur les cardiopathies préexistantes. C'est pourquoi les malades devront préférer aux plages de la Manche, où les variations de température sont si fréquentes, certaines plages de la Bretagne, où l'air est plus tiède, et surtout celle du littoral de l'Océan et du golfe de Gascogne, où le climat est plus doux et le temps moins instable. Les stations maritimes de la Méditerranée ne seront favorables aux cardiaques qu'en hiver, au printemps et à l'automne; durant l'été, la chaleur y est trop vive et son action est défavorable aux malades atteints de cardiopathies.

La villégiature dans les *stations de montagne*, recommandée par Stokes, peut être utile; mais là encore il y a lieu de redouter les changements brusques de température, car les pluies et les brouillards y succèdent brusquement aux plus chaudes journées.

D'autre part, l'*altitude* ne peut être tolérée que lorsqu'elle est peu élevée, et l'expérience apprend qu'au delà de 500 à 600 mètres, en moyenne,

les cardiaques, à lésion non compensée, éprouvent
fréquemment de l'oppression et des troubles circulatoires.

Exercice.

Les cardiaques doivent éviter tout effort violent,
mais le repos prolongé et l'immobilité ne leur sont
pas moins préjudiciables, car ils mènent à l'obésité.
Tous les jours, les malades devront faire, au grand
air, une ou deux promenades, d'une durée variable
qui ne dépassera pas cependant une heure et demie
en moyenne. Après les repas, ils resteront au repos
durant deux heures environ. Les malades devront
marcher sur des terrains peu accidentés et ne point
faire de longues courses sans arrêt.

Les *exercices du corps* qui nécessitent un effort
soutenu seront proscrits. L'escrime, la danse, les
sauts, la natation, le canotage, le patinage, la gymnastique avec appareils (perches, haltères, anneaux,
trapèzes, barres parallèles, cordes à nœuds, etc.),
la course, devront être évités.

Parmi les exercices physiques les plus en faveur
à notre époque, le *sport cyclique* occupe certainement la première place; les médecins sont souvent
consultés sur ce point, si on doit permettre ou
défendre la bicyclette aux cardiaques. Cette question,
toute d'actualité, a pris une importance considérable, et J. Lucas-Championnière, Marey et d'autres
(*Acad. Méd.*, 1894) l'ont examinée avec beaucoup de
soin. A l'étranger, W. Richardson (1895), Little et
Sansom l'ont étudiée de leur côté.

Les *avantages* de la bicyclette sont : de favoriser les
fonctions de la peau et des poumons, d'augmenter

l'appétit, de stimuler la nutrition générale et de déterminer un exercice musculaire considérable.

Les *inconvénients* de la bicyclette sont : de demander des efforts trop considérables, et partant dangereux, pour l'ascension des côtes ; la course trop rapide et la marche contre le vent. L'abus de ce sport, suivant certains médecins, produirait des intermittences cardiaques (une pause environ toutes les 50 ou 60 pulsations); on l'a accusé encore de mettre en évidence certaines cardiopathies demeurées latentes jusque-là. Ce qui est certain, c'est que l'abus de la bicyclette augmente les dimensions du cœur ; en outre, celui-ci devient plus irritable, plus impressionnable : il palpite davantage, par l'attention soutenue qu'engendre la crainte des accidents dans la circulation sur les routes montueuses, ou à travers les rues populeuses des grandes villes. D'où cette conclusion que *la bicyclette ne peut être autorisée* dans l'*insuffisance aortique*, de même que dans les *affections mitrales non compensées*.

Un point extrêmement important, dans le conseil à donner sur l'usage de la bicyclette, est de rechercher l'état des artères avec une attention au moins aussi grande que celle qu'on apportera dans l'examen du cœur ; car il est certain que les *altérations vasculaires* constituent un danger ou tout au moins une contre-indication pour la vélocipédie. Il va sans dire que les malades atteints d'artériosclérose avancée, que les vieillards aux artères athéromateuses, et, par-dessus tout, les sujets porteurs de dilatations anévrysmales ne doivent, à aucun prix, se livrer au sport cyclique.

Nous pouvons *conclure que l'exercice modéré* de la bicyclette peut être toléré chez certains cardiaques

et rigoureusement interdit à d'autres. Les indications
et les contre-indications nous semblent être approximativement les mêmes que pour la cure de terrain,
mais le médecin appréciera pour chaque cas en
particulier.

Le ja   age, le billard, ne sont pas défendus
quand on en use avec mesure ; la chasse peut être
permise jusqu'à un certain point et à condition
d'éviter les longues marches ; quant à l'équitation,
elle ne peut être tolérée qu'à titre d'exception.

Le jeu des instruments de musique, comme le
piano, la harpe, le violon, qui ne fatiguent guère que
les membres thoraciques, n'est point interdit. Au
contraire, celui des instruments à vent ne peut être
autorisé : il nécessite des efforts et, à la longue,
prédispose à l'emphysème.

La culture des arts, la peinture, la sculpture, ne
sont point refusées au cardiaque ; dans cette dernière,
cependant, le sujet évitera de rester trop longtemps
debout, cette station étant défavorable à la circulation
veineuse. On permettra les *exercices passifs*, la voi-
ture, les voyages en chemin de fer ou en mer.

Dans ces dernières années, quelques médecins,
surtout des Allemands et des Autrichiens, ont rompu
brusquement avec la tradition, en recommandant
d'une façon expresse les exercices physiques et la
marche aux malades atteints de maladie du cœur :
la méthode la plus connue, sur laquelle on a fait
grand bruit en Allemagne, est connue sous le nom
de traitement ou de *méthode d'Œrtel*. Disons de suite
qu'elle avait déjà été indiquée, avant ce dernier,
par Corrigan et plus tard par Stokes.

« Les symptômes qui accompagnent la débilité du
cœur, dit Stokes (*Trait. des malad. du cœur et de*

l'aorte, traduc. Sénac, p. 362, 1863), disparaissent souvent sous l'influence d'exercices gymnastiques réguliers, ou par la marche, même dans les pays de montagne, tels que la Suisse, ou les parties élevées de l'Écosse ou de l'Irlande... »

MÉTHODE D'ŒRTEL

Œrtel, de Munich (1885), a proposé une *méthode complexe, comprenant* à la fois un *régime alimentaire* spécial, le *massage*, les *bains de vapeur et d'étuve*, ainsi que la *marche progressive et ascensionnelle sur un terrain de montagne*. Le but qu'il se propose est :

1° De diminuer, par la sudation et la restriction des boissons, la quantité de liquide existant dans l'économie, et par cette déshydratation des tissus, de faire disparaître les stases veineuses, les œdèmes périphériques, et de diminuer l'obésité ; en agissant ainsi, on diminue le travail du cœur.

2° Il se propose encore, par l'exercice méthodique et la marche ascensionnelle, de relever la force contractile du muscle cardiaque et d'en augmenter l'énergie.

A. Pour atteindre le premier point, il recommande un régime propre à empêcher l'obésité, qui se rapproche beaucoup de celui que nous avons décrit au début de cette deuxième partie, et consistant surtout dans la diminution des boissons. Il complète ce régime par le massage et l'emploi des principaux moyens propres à provoquer la sudation, bains de vapeur, bains romains, étuves, enveloppement dans la laine et quelquefois même l'usage de la pilocarpine. Le massage est pratiqué en faisant une pression avec les deux mains, sur les parois thoraciques, en allant de la cinquième ou sixième côte au niveau de la ligne axillaire, vers l'extrémité du septième ou huitième cartilage costal, au niveau de l'appendice xiphoïde : l'opération devra être faite pendant l'expiration (*Massage du cœur; Munch. Med. Woch.* 1889).

B. Le second but à atteindre s'appuie sur cette loi physiologique, que la fibre musculaire se fortifie en raison directe du travail qu'elle opère : or le cœur, étant un muscle, doit être soumis aux lois qui régissent tous les autres.

Il s'agit donc d'obtenir de lui un fonctionnement plus actif. Pour cela, Œrtel recommande la gymnastique, les mouvements, la marche en plein air, et surtout les ascensions graduées sur des terrains en pente; cette médication constitue la *cure de terrain* (*Terrain-Kurorte*). Œrtel recommande de faire l'ascension de ces terrains de montagne, tantôt avec une ou deux étapes, tantôt avec trois ou quatre, pour arriver au *point curatif* qui *répond à trois ou quatre mille pas*, deux fois par jour. Dans ces ascensions, le malade doit aller aussi loin que ses forces le lui permettent. Ces ascensions viennent compléter le traitement diaphorétique, commencé par les étuves et les bains de vapeur ; c'est ainsi qu'Œrtel estime qu'une montée de 362 mètres procure une déperdition aqueuse, plus considérable même que celle des bains d'étuve.

Ces ascensions concourent donc au but final, qui est le « dégraissement général du corps et en particulier du cœur ». La fibre musculaire, ainsi débarrassée, par ce véritable travail de combustion, des masses adipeuses qui l'étouffent et tendent à se substituer à elle, reprend peu à peu sa vigueur contractile, et l'énergie totale du muscle cardiaque se trouve ainsi ranimée. Ces ascensions ont encore pour résultat de relever la pression vasculaire, d'élargir les voies artérielles, par suite d'augmenter la masse du sang dans les artères et, par conséquent, de soulager le système veineux distendu.

Chauveau et Kauffmann ont fourni une preuve évidente de ce fait physiologique, en montrant que, chez le cheval, pendant l'état de fonctionnement, les muscles masséters et releveur propre de la lèvre supérieure sont traversés par une quantité de sang cinq fois plus considérable qu'à l'état de repos (1886).

En résumé, les résultats généraux de la méthode « diétético-mécanique » d'Œrtel se résument en :

Suractivité des combustions, d'où diminution de la surcharge graisseuse dans l'économie tout entière et en particulier du cœur;

Augmentation des sécrétions de la peau et de l'exhalation aqueuse du poumon, d'où disparition et élimination des œdèmes et des hydropisies locales;

Augmentation de l'énergie contractile du muscle cardiaque, rétablissement de l'équilibre de tension entre le système artériel et le système veineux, et, par suite, régularisation du cours du sang.

Cette méthode, d'après son auteur, conviendrait particulièrement dans les cas de *surcharge graisseuse du cœur* et dans les *lésions valvulaires insuffisamment compensées*. Elle s'est rapidement étendue en Allemagne, et la cure de terrain est pratiquée dans un grand nombre de stations montagneuses, notamment à Bade, à Reichenhall; à Ischl, à Méran et à Lemnering en Autriche. Œrtel, atteint de scoliose avec surcharge graisseuse du cœur, en a fait l'épreuve sur lui-même et serait arrivé, grâce à la marche méthodique en montagne et au régime réduit des boissons, à faire, sans gêne aucune, des ascensions de six à huit heures de durée.

Cependant, en Allemagne même, le « Terrain-Kurorte » a trouvé des contradicteurs. Bamberger a critiqué ce traitement dans les cas de lésions valvulaires, et Rosenfeld n'a point eu à s'en louer. Fraentzel (7e *Cong. méd. int.* Wiesbad. 1888) accepte le traitement lorsque les lésions valvulaires sont bien compensées, mais le rejette quand la compensation est devenue insuffisante, et encore ajoute-t-il que, dans le premier cas, si la cure donne parfois d'excellents résultats, dans d'autres son action est nulle ou même nuisible. Lichtheim, Sommerbrodt, n'acceptent la méthode qu'avec réserve ; c'est à pareille conclusion que nous arrivons aussi, car, si la masse du sang et les obstacles à la circulation sont diminués par ce traitement, d'autre part, l'emploi systématique de la chaleur (bains, sudation) et la marche en montagne augmentent le travail du cœur, et, loin de produire l'hypertrophie des fibres musculaires dégénérées, ils favorisent la dilatation des cavités cardiaques et ses graves conséquences asystoliques.

Ce que l'on peut dire, cependant, c'est que *le traitement d'Œrtel sera d'une certaine utilité* dans certains cas de *lésions bien compensées*, dans les *névroses cardiaques*, et surtout chez les *cardiopathes obèses*, gros mangeurs ; encore faut-il que la méthode soit appliquée avec mesure, d'une façon graduelle et en tenant compte des effets obtenus.

Par contre, nous *la rejetons complètement dans l'endocardite récente*, dans *l'artério-sclérose* un peu avancée, dans *l'angine de poitrine vraie*, dans les *cardiopathies valvulaires en hyposystolie* et à plus *forte raison à la période asystolique*, dans les *dégénérescences du myocarde* et dans les *dilatations anévrysmales de l'aorte*.

Sans aller jusqu'à l'application rigoureuse de la méthode d'Œrtel, et dans les cas où elle est contre-indiquée, on pourra recommander, cependant, la *marche sur un terrain en pente douce*, à condition de l'opérer *en expiration retenue*, ce qui, de même que dans l'effort, modère l'afflux du sang dans le thorax (Potain). Le cœur, soutenu par la pression intra-thoracique, se laisse moins distendre et, n'exerçant sa propulsion que sur une onde sanguine modérée, cesse d'être soumis à un travail excessif. Au contraire, si, en montant, on fait de profondes respirations, le sang circule en quantité trop grande dans le thorax, ce qui amène des systoles trop énergiques et aussi des palpitations.

Ces différents exercices ne doivent pas aller jusqu'à la fatigue vraie. Pour savoir la durée permise à tel ou tel exercice, on se rappellera ce principe posé encore par Potain : « Il faut que la fatigue déterminée par un exercice disparaisse complètement avant que cet exercice soit renouvelé. »

Gymnastique.

Nous avons vu précédemment que la *gymnastique de force* était contre-indiquée dans les cardiopathies ; il n'en est plus de même de la *gymnastique dite suédoise*, qui tend à pénétrer dans les pratiques courantes de la cardiothérapie.

La *gymnastique suédoise*, créée par Henrik Ling (1776-1839), s'est développée rapidement dans les pays du Nord, et de nombreux « Instituts », pour l'application de cette méthode, ont été créés dans

plusieurs grandes villes : à Stockholm, à Pétersbourg,
à Moscou, Londres, Milan, etc. Paris a suivi le mouvement et compte, depuis peu, plusieurs établis-
sements où la gymnastique de Ling, modifiée et perfectionnée par Zander, est mise à la disposition des
malades.

Cette gymnastique a pour but de localiser le travail à faire, à certains muscles ou à certains groupes
de muscles, en le dosant suivant la force du malade.

Pour cela, Ling prescrivait deux sortes de mouvements, les uns *actifs*, les autres *passifs*, et chacun
d'eux était pratiqué avec l'aide indispensable
d'un « gymnaste ». Dans les *mouvements actifs*, ce
dernier joue le rôle d'une *force opposante*, c'est-à-
dire que, si le malade veut, par exemple, élever le
bras, l'aide doit s'y opposer et lutter contre ce mouvement avec un déploiement de force variable à
volonté, de façon à diminuer ou à augmenter l'effort
produit par le malade. Dans les *mouvements passifs*,
le sujet ne fait aucun exercice, mais subit ceux que
le « gymnaste » imprime à ses membres, qu'il
étend, fléchit, etc., et déplace en divers sens.

Zander, modifiant cette pratique, supprime l'as-
sistance de l'aide et le remplace par une série variée
de moteurs mécaniques dont l'ensemble constitue
ce qu'on appelle la *mécanothérapie*. Ces machines sont
de deux ordres : les unes exercent *activement* les
muscles, les autres leur impriment des mouvements
qu'ils subissent *passivement ;* ces dernières machines
sont actionnées par un moteur à vapeur ou électrique et communiquent au corps du patient tous
les mouvements désirables.

Quant aux machines destinées à favoriser les mouvements actifs, elles sont mises en mouvement par le

malade lui-même, et consistent d'une façon générale, en contrepoids installés sur des leviers que le malade actionne par une pédale, par une poignée, ou même par un dossier mobile, suivant la région soumise à l'exercice; enfin, le malade qui manœuvre de cette façon est tantôt assis, tantôt debout, tantôt dans le décubitus, ou dans des attitudes variées.

Ces mouvements sont complétés par une série de petites opérations mécaniques telles que le *pétrissage*, l'*effleurage*, les *tapotements* au niveau de régions diverses, et surtout des extrémités. Elles sont pratiquées par une série de petits marteaux capitonnés comme ceux du piano, par des courroies, par des plaques épaisses, ou mieux des tampons de cuir, frottant et se déplaçant à la surface du corps.

Ces manœuvres produisent des contractions des capillaires et des veines périphériques dont l'évacuation est rendue plus facile. La répartition du sang est ainsi plus uniforme, la surcharge veineuse diminue, et son trop-plein est dirigé vers le système artériel, élargi d'un autre côté, par les muscles mis en mouvement; par suite, le travail du cœur est diminué et sa musculature fortifiée. Enfin il y a encore accélération de la circulation pulmonaire, par suite des mouvements respiratoires plus fréquents et plus profonds, ainsi que cela arrive à la suite de tout exercice.

La pratique de la gymnastique suédoise est donc recommandable, et, au bout d'un traitement, qui doit durer trois mois en moyenne, avec des exercices quotidiens répétés une fois par jour au moins, et pendant une heure (Wide), on a pu voir la disparition des œdèmes, de la cyanose, de la dyspnée, et noter la réapparition des urines en quantité abondante. Sans doute, ce traitement ne donne pas toujours des résultats aussi heureux ; d'ailleurs, il ne doit pas être exclusif, et doit coïncider avec les moyens habituels de la cardiothérapie (1).

Bains. — Eaux minérales. Hydrothérapie.

Il faut faire ici une distinction. Les *bains froids* sont *contre-indiqués chez les cardiaques* ; ils refoulent le sang de la périphérie vers les centres et prédisposent aux congestions viscérales, surtout du côté du poumon. On défendra donc les bains de mer et les bains de rivière ; toutefois, si la saison était particulièrement chaude, l'air ambiant très calme, et que la température de l'eau ne fût pas inférieure à 25°, on tolérerait quelques bains très courts avec immersion rapide, suivie d'un bain de pied chaud, et de frictions sèches sur tout le corps, à la sortie de l'eau.

Les bains *tièdes* et les bains *chauds* (34° à 35°) sont permis à titre de toilette hygiénique ; ils auront une durée d'un quart d'heure et ne seront répétés que tous les dix jours au plus ; quant aux bains très chauds, ils sont proscrits formellement.

I. — BAINS MINÉRAUX ET MÉDICAMENTEUX. — Les cardiaques peuvent prendre indifféremment des bains d'eau simple et la plupart des bains médicamenteux. On permettra les bains savonneux, les bains de tilleul, de son, d'amidon, les bains alcalins (sous-carbonate de soude, biborate de soude), les bains dits de Vichy

(1) On trouvera des détails plus complets dans la revue que nous avons publiée sur ce sujet : *Le traitement des maladies du cœur par la gymnastique suédoise.* — (Sem. méd., nov. 1897.)

(bicarbonate de soude) ou de Plombières (carbonate et sulfate de soude, chlorure de sodium et gélatine), les bains arsénicaux, les bains de sublimé, et les bains aromatiques dits de Pennès. Quant aux bains de sel marin, ainsi que les bains chloro-iodo-bromurés, quelquefois trop stimulants, ils seront défendus dans les cas où le cœur est dans un état d'éréthisme évident.

L'usage des bains sulfureux au trisulfure de potassium, et des bains dits de Barèges (hydro-sulfure de soude, carbonate de soude et sel marin) a été et est encore fortement discuté. Il y a là un point de pratique fort important à connaître. En effet, la majorité des cardiaques est composée de rhumatisants; or le rhumatisme se trouve fort bien de l'usage externe des eaux sulfureuses; dès lors la question qui se pose souvent en pratique est la suivante : faut-il, oui ou non, envoyer aux thermes sulfureux les rhumatisants avec maladies du cœur? Durand-Fardel, Dujardin-Beaumetz et la *majorité des cliniciens considèrent l'action des eaux sulfureuses comme nuisible à l'évolution des affections du cœur :* pour ces auteurs, les cardiopathies « constituent une contre-indication de l'usage de ces eaux ». De même Candellé (1880) déclare qu'elles sont un stimulant trop énergique : elles provoquent des palpitations et rendent les souffles plus intenses. Par contre, Dupré (Cauterets) et Blanc (Aix-en-Savoie) ont remarqué que certains malades, venus dans ces deux stations pour traiter diverses maladies et surtout le rhumatisme, s'en étaient trouvés assez bien, du côté de leur affection cardiaque; toutefois, d'après ce dernier médecin, il faudrait distinguer, et dire que l'endocardite rhumatismale supporte mal le bain sulfureux d'Aix, mais trouve un bon résultat dans l'usage des douches générales.

Dufresse de Chassaigne (1856-1859) a soutenu que les eaux thermales légèrement alcalines de Chaudes-Aigues (Cantal) et celles de Bagnols (Lozère) sulfurées calciques ont une action curative sur l'hypertrophie du cœur, « lorsque cette lésion est un des effets de la diathèse rhumatismale ». Les malades soumis à ce traitement prenaient chaque jour un bain thermal d'une demi-heure suivi du séjour dans l'étuve et d'enveloppement dans la laine, pour provoquer la sudation; le traitement se complétait par un à deux verres d'eau thermale, pris en boisson. Chez un grand nombre de malades, Dufresse de Chassaigne constatait, au bout d'un certain temps, la diminution des bruits de souffle, des palpitations, de la dyspnée et même du volume du cœur. C'est ainsi qu'à Bagnols quarante-six malades auraient obtenu leur guérison complète, due à l'action du sulfure de potasse, et pour prouver cette action curative, Dufresse de Chassaigne a traité des cardiaques par ce médicament, à la dose quotidienne de dix centigrammes pendant plusieurs mois.

L'heureuse influence du traitement thermo-minéral de Bagnols sur les affections cardiaques a été soutenue depuis, par Hermantier (*Th.* Paris, 1879), Colomb, Teissier et Rambaud (*Soc. de méd.* Lyon, 1883). Gubian (*eod. loc.*) a noté des effets identiques avec les eaux de La Motte, près La Mure (Isère); Vernière (1852) avait réclamé de pareils résultats pour Saint-Nectaire, Tillot (1891) et Paris (1895) pour Luxeuil, et surtout de Bosia (1891) pour les eaux chlorurées sodiques de Bourbon-Lancy. Enfin, plus récemment, de Ranse (1896) a produit une statistique de soixan

trois cas de pseudo-angines de poitrine (neurasthénie, dyspepsie, abus du tabac, etc.), guéris ou
très améliorés par les eaux de Néris.

Sans entrer dans le détail pour chacune des stations proposées dans le traitement des cardiopathies,
nous dirons que la station hydro-minérale choisie
doit être dans un climat tempéré et non humide, abri-
tée du vent, et à une altitude qui ne doit guère dépasser
600 mètres, que ses eaux légèrement diurétiques
soient faiblement minéralisées, de façon à ne pas
produire d'excitation sur l'appareil circulatoire, enfin
que leur thermalité soit suffisante et autant que possible variée.

En France, nous possédons toutes les ressources
balnéaires suffisantes pour assurer le traitement des
cardiopathies, sans qu'il soit besoin de recourir aux
stations étrangères.

C'est pourquoi, réservant le traitement par les eaux
sulfureuses aux rhumatisants non cardiaques, on
dirigera les rhumatisants cardiopathes vers les eaux
thermales simples et faiblement minéralisées comme
Néris, Plombières, 'Bagnols (Lozère), *Bourbon-Lancy*
(Saône-et-Loire), etc. Le traitement y sera complété
heureusement par le massage, la gymnastique suédoise, certaines pratiques de mécanothérapie et
par une cure de terrain graduée. Les maladies du
cœur se rattachent si souvent à la diathèse rhumatismale, qu'on pourrait parfois conseiller encore
Saint-Nectaire, Royat, voire même Vichy, dans certains cas (Ferrand), qui ont une si grande influence
sur la dyscrasie arthritique.

C'est ainsi que, bien appliqué, le traitement hydro-
minéral rend de réels services aux rhumatisants avec
cardiopathies, surtout lorsqu'il s'agit de jeunes su-

jets, ou encore chez ceux dont les lésions ne sont pas très anciennes. Il est probable que ces eaux thermominérales agissent surtout en mettant le malade à l'abri de nouvelles poussées rhumatismales, et par suite s'opposent, jusqu'à un certain point, à l'aggravation des lésions cardiaques préétablies.

Nous ne pouvons entrer dans le détail de la technique balnéaire chez les cardiaques, on n'oubliera pas cependant que les bains, même tempérés, occasionnent chez certains malades, dès l'entrée dans l'eau, une sensation d'oppression assez vive. On devra donc toujours surveiller avec soin l'application balnéaire, ne donner de préférence au début que des bains très courts (5 à 10 minutes) et d'une température de 34° à 36° au plus. En outre, le malade se plongera dans l'eau avec une certaine lenteur. Plus tard seulement la durée du bain pourra être portée à 30 minutes en moyenne.

Il n'est pas rare, en agissant ainsi, de voir diminuer la fréquence du pouls, et en même temps les mouvements du cœur se renforcer notablement; au contraire, l'immersion prolongée amène l'affaiblissement et l'irrégularité de ses mouvements.

En Allemagne, Jacob a proposé comme traitement curatif des maladies du cœur les bains d'eau minérale de Cudowa (bicarbonatées sodiques) et les frères Schott (1888), puis Benecke, ont vanté les eaux thermales chlorurées sodiques chargées d'acide carbonique, et par suite fortement gazeuses, de Nauheim, dans le traitement des endocardites rhumatismales récentes. D'ailleurs le *bain gazeux*, que ces auteurs recommandent, n'est point spécial à Nauheim et pourrait être prescrit également chez nous à Salins-Moutier, à Luxeuil et surtout à Royat. Ajoutons encore à ce sujet que l'application du *bain salin gazeux artificiel* donne d'aussi bons résultats que le bain naturel de Nauheim (Heron).

En Suisse, Exchaquet (1896) déclare avoir obtenu d'excellents effets avec les eaux salines de Bex (1).

Sans nier la valeur thérapeutique des eaux de ces diverses stations, nous insistons encore sur ce fait que *la France possède toutes les ressources balnéaires suffisantes pour assurer, aussi bien qu'à l'étranger, le traitement hydro-minéral des maladies du cœur.*

Il ressort d'ailleurs, de la façon la plus nette, de la discussion qui s'est engagée à la *Société britannique de balnéologie et de climatologie* (janvier et mars 1898), sur le *traitement des maladies du cœur par la balnéo-thérapie et la gymnastique*, que la prétendue spécialisation de la station de Nauheim pour le traitement des maladies du cœur n'est point soutenable, attendu que les pratiques de la mécanothérapie y jouent un rôle plus important que l'emploi des eaux elles-mêmes.

Sansom, Clifford Albult, Hyde, Heron, Olivier et d'autres cliniciens qui prirent part à la discussion purent conclure que le traitement « dit de Nauheim » peut être pratiqué partout où on le voudra.

Les *indications* du traitement des maladies du cœur, par la pratique combinée de la balnéation et de la mécanothérapie, ne sont point encore fixées pour tous les cas. Cependant les affections qui paraissent justiciables de cette thérapeutique sont, d'après Sansom : les troubles fonctionnels d'origine névropathique, le cœur gras, la dilatation cardiaque

(1) On trouvera des détails complémentaires sur ce sujet de cardiothérapie dans le travail que nous avons publié antérieurement sur le *Traitement des cardiopathies par les moyens mécaniques et les pratiques hydrominérales* (1897).

et la faiblesse du cœur sans lésions valvulaires, certains cas d'artério-sclérose avec troubles du côté des
reins, enfin les lésions valvulaires chroniques, à la
période troublée mais non asystolique.

II. — Bains de vapeur. — Ils sont nuisibles aux
cardiaques (Peter, Dujardin-Beaumetz). D'après C.
Paul, cependant, il faudrait faire à ce sujet une distinction importante ; les bains de vapeur généraux,
dans une étuve humide, font suffoquer les malades
et précipitent les battements du cœur, mais les sujets
pourront prendre des bains de vapeur simple ou
aromatisée, enfermés dans une caisse, avec la tête en
dehors, permettant de respirer l'air frais de la
chambre, et à l'abri de l'air saturé de vapeur de
l'étuve. Sans doute, ce procédé est meilleur, mais
il ne saurait être appliqué qu'avec une grande surveillance.

III. — Bains romains (ou d'air chaud ou d'étuve
sèche). — On a préconisé, dans les affections du cœur,
les bains d'air chaud, suivis quelquefois de douches
roides (Frey) ; nous faisons à ce sujet les mêmes
réserves que pour les bains de vapeur.

IV. — Bains d'air comprimé. — Les cliniciens ne
sont point d'accord sur leur action. D'après Ducrocq
(*Th.* Paris, 1875), Fontaine (*Th.* 1877), Schnitzler (de
Vienne) et le plus grand nombre des médecins, les
bains d'air comprimé, excellents dans l'emphysème
pulmonaire, sont contre-indiqués chez les cardiaques.
Au contraire, Lambert (*Etud. clin. et expér. sur l'act. de
l'air comprimé*, th. Paris, 1877) conseille la pneumo-
thérapie par l'air comprimé dans les affections val-

vulaires. D'après lui, l'air comprimé agirait comme la digitale; il rendrait la systole plus facile et diminuerait le travail du cœur droit. On observerait encore la disparition des congestions pulmonaires et de la dyspnée, en même temps que l'oxygénation avec décarbonisation 'u sang. Dans l'hypertrophie du ventricule gauche, l'air comprimé produirait l'abaissement de la tension artérielle. Peter, très affirmatif, déclare que le bain d'air comprimé avec pression de 30 à 32 centimètres au-dessus de la pression atmosphérique, est bienfaisant dans les cas de lésions valvulaires avec congestion, pourvu qu'il n'y ait pas de fièvre. A la suite du bain, les battements du cœur se ralentissent et se régularisent, et le bien-être persiste durant une grande partie de la journée. Le malade, qui fait un séjour assez long dans la cloche, doit éviter de s'y refroidir en se couvrant chaudement. Le bain devra être répété en moyenne tous les deux jours, pendant un mois environ.

V. — BAINS ÉLECTRIQUES. — Quelques auteurs ont préconisé depuis peu (1898) l'emploi du bain électrique dans le traitement des œdèmes cardiopathiques : le patient est placé durant un quart d'heure environ dans un bain d'eau tiède à 34°; une plaque conductrice est placée à la tête de la baignoire, deux autres aux pieds, l'intensité du courant serait de 30 milliampères sous 20 à 30 volts. En opérant de cette façon avec un courant alternatif sinusoïdal, Gautier et Larat prétendent avoir constaté, après une série de bains, la diminution de l'œdème pendant des mois entiers. Je me borne ici à signaler cette déclaration.

VI. — HYDROTHÉRAPIE. — Bouillaud, Hirtz et
Schutzenberger (de Strasbourg), Sieffermann (*De
l'emploi de l'hydrothérapie dans les malad. du cœur, Gaz.
méd. de Strasb.* 1872), et d'autres, ont recommandé
l'hydrothérapie dans les maladies du cœur. D'après
Fléury (*Trait. clin. et thérap. d'hydrothérapie*, 1866), elle
est surtout indiquée à la phase des congestions viscérales. Elle stimule et tonifie les vaisseaux de la
périphérie dont elle combat l'asthénie ; elle diminue
ainsi le travail du cœur et peut faire disparaître
l'anasarque sans spoliation aucune.

La pratique la meilleure consiste à essayer d'abord,
les premières fois, la friction au *drap mouillé* et
tordu, ou les lotions froides avec l'*éponge* imbibée,
sur la partie antérieure du corps. Au bout de
quelques jours, on fait les lotions sur tout le corps,
en commençant par la partie antéro-supérieure du
tronc ; pour stimuler la peau, il est préférable d'ajouter un dixième d'alcool à l'eau de la lotion. Plus tard,
enfin, on continue le traitement par la *douche en jet
brisé*, promenée pendant quelques secondes sur la
colonne vertébrale, puis sur la région thoracique et
celle du foie. On procédera, d'ailleurs, avec une
grande prudence, et la durée des douches sera très
courte (20 secondes au plus).

Cependant, la *douche froide en pluie*, qui ne serait
pas sans danger parce qu'elle produit de la suffocation instantanée, *est à rejeter* surtout dans les cas de
lésions aortiques où de pareils saisissements peuvent retentir sur le cœur et amener des accidents
graves. Le plus souvent on fera bien d'atténuer l'impression subite produite par le froid, en donnant
d'abord une douche chaude à 30°, puis la température de l'eau sera diminuée progressivement pour

arriver peu àpeu à faire tolérer, au bout de quelques jours, la douche froide à 12° ou 15°. On se rappellera cependant que certains malades ne peuvent surmonter l'appréhension que leur cause l'eau froide, on n'insistera pas outre mesure, et l'on s'en tiendra alors à la douche tiède.

Lorsque les *troubles cardiaques* sont d'ordre *purement nerveux*, comme les palpitations des névropathes ou des chlorotiques, comme les fausses angines de poitrine liées au nervosisme, l'*hydrothérapie* est non seulement bien tolérée, mais elle *est un puissant agent thérapeutique*.

Pendant la période de *compensation des affections valvulaires*, c'est une pratique hardie, mais qui peut rendre des services si elle est bien appliquée, et si l'on tient compte des réactions du malade; *on devra*, d'ailleurs, *en surveiller rigoureusement l'emploi* chez les rhumatisants sur lesquels le froid humide agit d'une façon si fâcheuse.

L'*hydrothérapie* est *contre-indiquée* à la période asystolique des affections valvulaires, chez les aortiques, et dans l'angine de poitrine vraie.

VII. — EAUX MINÉRALES. — Nous avons indiqué plus haut l'action des eaux minérales prises sous forme de bains; on a conseillé également, dans un but curatif, l'usage de certaines eaux minérales employées en boissons. Michel Bertrand (1823) a signalé des cas d'amélioration de cardiopathies chroniques sous l'influence des eaux arsénicales du Mont-Dore, et V. Nicolas (1851), par les eaux alcalines de Vichy. Ces eaux agiraient, dans la plupart des cas, par leur effet sur la diathèse rhumatismale, cause de l'endocardite; mais pour que leur action soit vraiment utile, il faut que les malades soient adressés aux stations, dès que la fièvre, les poussées rhumatismales et l'excitation cardiaque ont disparu : quand la maladie du cœur est avancée, on doit s'abstenir de les y envoyer.

Malgré ces observations favorables, il faut reconnaître qu'*il n'existe point d'eaux minérales qui puissent guérir une maladie organique du cœur*, que le traitement hydro-minéral est purément complémentaire et doit toujours être conseillé avec prudence.

VIII. — Inhalations d'oxygène. — Les inhalations d'oxygène recommandées spécialement par Lender (1871) peuvent être utiles, surtout dans les périodes avancées des cardiopathies. A ce moment, en effet, les malades cachectisés présentent presque tous des phénomènes « subasphyxiques », contre lesquels l'air suroxygéné est d'un utile secours, et cela d'autant plus que la généralité des sujets ont des reins malades et de l'albuminurie, et que l'oxygène a une influence heureuse sur la dyspnée urémique.

Les inhalations d'ozone ont été préconisées dans le même but.

IX. — Massage. — Le massage est utile principalement aux cardiaques obèses; on l'emploie encore dans l'hyposystolie contre les infiltrations œdémateuses des membres. Nous n'avons pas à insister ici sur la technique de ce massage, qui doit se pratiquer surtout sur les membres thoraciques et pelviens et sur la région abdominale où, d'après Huchard, il semble produire parfois un effet diurétique appréciable (Cautru, Piatot). On évitera cependant les frictions rudes sur les membres œdématiés où elles

provoqueraient des érythèmes, et surtout des excoriations difficiles à guérir et qui pourraient se spha-
céler. On cherchera surtout à faire de l'*effleurage*,
des *frictions douces*, puis du *pétrissage;* le tout sera
pratiqué, dans le sens de la circulation veineuse.

Le massage est indiqué principalement lorsque
le cardiaque est condamné au repos. Les séances
commenceront de préférence deux heures après le
second déjeuner, elles seront courtes : dix minutes
en moyenne, et répétées chaque jour, pendant une
durée de quatre à six semaines. Le malade sera
placé sur une chaise longue ou sur son lit, et le médecin, placé à sa gauche, massera peu à peu toutes
les régions du corps, sauf la région du cœur qu'il
évitera, dans les commencements du moins. Plus
tard quelques manipulations très douces pourront
être pratiquées en cette région, et avec le plus grand
soin.

Les manipulations générales seront de deux sortes
(Zabludowski, 1896) : percussion avec le rebord du
poing fermé, puis frictions, mouvement de pression et pétrissage.

Le massage donne surtout de bons résultats dans
les névroses cardiaques et dans tous les cas d'affaiblissement du myocarde, à la suite ou pendant la
convalescence des maladies infectieuses, par exemple.

Électricité.

Outre les bains électriques, il convient de citer
encore comme moyen adjuvant de la cardiothérapie
l'emploi des *courants continus* qui, dans certains
cas et aussi dans quelques faits de maladie de
Basedow, a pu produire une sédation marquée

sur le cœur. On applique le pôle positif à la région cervicale, sur le trajet du sympathique, et le pôle négatif est mis en rapport avec la région précordiale; l'intensité du courant employé sera de 10 à 15 milliampères.

Vêtements.

Le malade, dans son habillement, doit être à l'aise, éviter toute constriction soit de la région cervicale, soit de la région abdominale, et surtout autour des membres inférieurs. Les vêtements trop ajustés, les corsets trop serrés, doivent être évités, car ils troublent le fonctionnement du cœur et du poumon. Fraëntzel recommande aux malades de porter de la flanelle sur la peau, des chaussettes de laine, une chaussure à semelles épaisses, afin d'éviter de se mouiller les pieds. Myers (1870) a montré la fréquence des maladies du cœur dans l'armée anglaise, et l'attribue à l'étroitesse de certains uniformes qui, enserrant le cou, entravent la circulation. Cette influence se ferait surtout sentir chez les jeunes recrues dont le thorax, non ossifié encore, se trouve comprimé par l'habit militaire et empêche le développement normal de la poitrine.

Vie sociale. — Professions.

« Le cœur physique est doublé d'un cœur moral, » disait Peter; il faut donc que le cardiaque accommode sa vie de façon à éviter toutes les causes d'émotion vive qui retentissent si fâcheusement sur le cœur. Les situations sociales et les professions qui suscitent des préoccupations permanentes doivent être fermées pour lui : il renoncera à la politique, à la finance, aux fonctions publiques, à la profession médicale, aux affaires industrielles ou commerciales. De même, les efforts musculaires, la fatigue, le travail manuel lui sont funestes; c'est pourquoi, dans le choix d'une carrière, le cardiaque devra renoncer à l'état militaire et à la marine; dans une autre catégorie sociale, les malades devront éviter les métiers qui réclament des efforts musculaires soutenus ou violents, ou encore nécessitent des marches longuement prolongées : forgeron, terrassier, charpentier, mécanicien ou ouvrier de chemin de fer, boulanger, porteur aux halles, camionneur, livreur de marchandises, placier, facteur des postes, etc. Ce qu'il faut pour ces malades, ce sont des professions sédentaires, ou qu'on peut exercer la plupart du temps en restant assis. On voit, par cela même, que les maladies du cœur sont surtout fâcheuses pour la classe ouvrière, car les rudes travaux sont un excitant permanent pour le cœur. On voit journellement la preuve de ce fait dans les hôpitaux urbains : des malades, atteints d'affections du cœur en hyposystolie ou en asystolie véritable, entrent dans nos salles, avec de la dyspnée, des œdèmes et des stases veineuses périphériques, des engorgements viscéraux et des urines rares. Sous l'influence du repos au lit, du régime lacté, des diurétiques et de la digitale, tous ces accidents s'amendent, et le malade se croyant guéri reprend son travail manuel. Peu à peu les troubles fonctionnels du début réapparaissant, les malades rentrent à l'hôpital, puis en sortent de nouveau, améliorés, pour y revenir quelques mois après, etc., et tout recommence jusqu'à la période ultime.

Les cardiaques doivent éviter également tout ce qui excite les mouvements passionnels soutenus : ils renonceront au jeu, et n'useront du coït qu'avec modération ; on sait en effet combien l'abus génital retentit sur le cœur : beaucoup de palpitations n'ont pas d'autre cause.

Menstruation. Mariage. Grossesse.

I. — MENSTRUATION. — Elle est assez fréquemment troublée ; le cœur malade peut être cause de dysménorrhée ; le plus souvent il rapproche les règles, en exagère l'abondance et provoque des ménorrhagies, véritables épistaxis utérines (Duroziez, 1895 ; Dalché). De toutes les cardiopathies, le rétrécissement mitral est celle qui a le plus d'influence sur la menstruation.

II. — MARIAGE. — Pour un jeune homme atteint d'affection du cœur, il est préférable au célibat, car il régularise la vie ; pour une jeune fille, le mariage est plus à redouter, à cause de la *grossesse*. C'est qu'en effet la coïncidence d'une maladie du cœur peut compromettre la santé de la mère et de l'enfant ; les accidents surviennent pendant la grossesse même, durant l'accouchement et la délivrance, et même quelque temps après.

III. — La GROSSESSE a pour conséquence l'augmentation de la masse du sang, la suractivité de la circulation pulmonaire et la dilatation temporaire du cœur (Vaquez, 1898). Or, si la mère est atteinte d'une maladie de cœur, voici ce qui va se passer. Dans les cas les plus simples, on observera quelques troubles nerveux, des palpitations et un peu de dyspnée, à la suite de tout effort. D'autres fois, et surtout dans les cas d'*insuffisance mitrale*, le ventricule gauche hypertrophié fait, à chaque systole, rétrograder le sang dans l'oreillette à travers l'hiatus, avec une impulsion plus forte et en plus grande quantité, puisqu'il circule davantage ; peu à peu et comme conséquence il se produit une stase sanguine dans l'oreillette gauche, puis dans les veines pulmonaires et dans les capillaires du poumon, par excès de pression rétroactive et surabondance de liquide.

Le *rétrécissement mitral* est plus fàcheux encore, car il forme une barrière infranchissable à la déplétion des veines pulmonaires, et favorise au plus haut point la congestion du parenchyme pulmonaire. Quoi qu'il en soit, ces phénomènes peuvent avoir pour conséquence des hémorrhagies bronchiques (hémoptysie), et surtout des accidents très graves de congestion pulmonaire à généralisation rapide, pouvant mettre en danger la vie de la femme. C'est en effet par le poumon que meurt la très grande majorité des femmes cardiaques enceintes. Ces accidents cardio-pulmonaires de la grossesse ont été magistralement décrits par Peter (1873) sous le nom d'*accidents gravido-cardiaques*. Ils *surviennent* principalement *vers le cinquième mois*, parce que, à cette époque, le volume du fœtus est devenu assez considérable, et que la masse du sang qui lui est nécessaire est notablement accrue, d'où il suit que le travail du cœur commence à être plus actif vers cette époque.

Mais les accidents ne sont pas seulement limités aux poumons ; le cœur, qui met en mouvement une masse plus considérable de liquide, ne tarde pas à se fatiguer, il souffre, il se dilate, de là des palpitations et de la dyspnée, et aggravation de l'affection cardiaque préexistante.

D'un autre côté, les cardiaques, pendant leur grossesse, sont sujettes à des métrorrhagies ; quelquefois elles surviennent après l'accouchement, ou au moment de la délivrance, ou un peu après. D'autres accidents ont encore été notés : des syncopes, des embolies, des ruptures du cœur, et même la mort subite, quelques heures ou quelques jours après l'accouchement (Duroziez, *Infl. des mal. du cœur sur la menstr. et la gross.* 1874-1876).

Du côté du *fœtus*, d'autres complications graves peuvent intervenir : les métrorrhagies peuvent être, en effet, suivies d'avortement ou d'accouchement prématuré. Porak (*Th. agrégat.* 1880), chez deux cent quatorze cardiaques, a trouvé cent douze accouchements à terme, et quatre-vingt-huit accouchements avant terme, soit 41,12 pour 100. Sur quarante et une femmes, vingt et une firent une fausse couche vers le sixième mois. Quant au fœtus, il est en danger, car sa mort arrive chez un dixième des cardiaques. Si l'enfant vient à terme vivant, il meurt souvent dans l'enfance ; c'est ainsi que, sur quarante cardiaques, trente-sept perdirent leur enfant avant l'âge de six ans.

Au point de vue de la gravité du *pronostic*, il y a lieu cependant de faire une distinction entre les différentes maladies du cœur : les plus redoutables sont les *affections de l'orifice mitral et surtout le rétrécissement*. L'insuffisance aortique qui expose moins aux complications pulmonaires est moins à redouter ; l'opinion contraire, il est vrai, a été soutenue par Spiegelberg (1871). Jaccoud (1887) pense que les lésions aortiques sont tout aussi graves, seulement les perturbations à redouter sont différentes, et, dans ce cas, ce sont surtout des accidents cérébraux qu'on devra craindre.

Il en résulte que les *maladies chroniques du cœur*, et surtout les affections mitrales, doivent être considérées comme un *obstacle au mariage des jeunes filles*, et cela d'autant plus que l'affection cardiaque est plus ancienne et s'est manifestée déjà par des troubles fonctionnels (palpitations, dyspnée, œdème). Si cependant le mariage a lieu et qu'une grossesse survienne, il faut redoubler de précaution et éviter tout surcroît de travail et d'effort musculaire qui retentirait sur le cœur, notamment dans les premiers mois. C'est pourquoi, après l'accouchement, il faut défendre à la mère d'allaiter son enfant, car l'allaitement paraît augmenter la dilatation hypertrophique du cœur, à cause du travail que lui impose la circulation « adventice » de la sécrétion lactée ; enfin il faut déconseiller absolument une seconde maternité. Telles sont les *conclusions* de Peter sur cette question si éminemment pratique ; il les a résumées par cet aphorisme frappant : *Fille, pas de mariage ; femme, pas de grossesse ; mère, pas d'allaitement.*

Leyden (*Zeit. f. Klin. Med.* 1893) dans un récent mémoire a appuyé les déclarations de Peter :

Les modifications du fonctionnement du cœur pendant la grossesse sont redoutables, dit-il, quand il existe une cardiopathie chronique, surtout au moment du travail. A preuve, la mortalité des complications cardiaques chez les femmes gravides, évaluée à 60 0/0 par Macdonald, à 71 0/0 par Lublinski, 40 0/0 par Schlayer, 37 0/0 par Wesner et 55 0/0 par l'auteur.

D'où ces conclusions : proscrire le mariage des femmes atteintes de cardiopathies chroniques, leur défendre la répétition des grossesses, pratiquer, sans

temporiser, l'avortement si les troubles de compensation deviennent graves (dyspnée, hydropisie,
adynamie rebelle, etc.). Enfin, Leyden estime
que l'usage du chloroforme, avant le travail, est
légitime, à moins de symptômes de profonde adynamie.

A notre sens, *ces conclusions sont trop sévères*, et
dans l'application il y a lieu de se montrer moins
rigoureux : des faits assez nombreux montrent en
effet que la grossesse a pu évoluer assez souvent sans
accident notable. Le danger de la grossesse est réel,
mais n'entraîne point fatalement des conséquences
graves pour la femme atteinte de maladie du cœur.
Nous nous rangeons, à ce sujet, à l'opinion soutenue
nettement par Jaccoud (*Leçon cliniq.*, août 1887), et
nous ne pensons pas qu'il y ait une détermination
identique à prendre dans tous les cas; elle dépendra
de la réponse faite à ces deux questions :

*La malade a-t-elle déjà, oui ou non, souffert du fait des
lésions cardiaques ?*

1° *Si la malade n'a jamais souffert,* il n'y a pas de raison pour interdire le mariage.

Toutefois, il faut tenir compte des *conditions sociales*
de la jeune fille. Il s'agit de savoir si, lorsque cette
femme deviendra enceinte, elle sera dans l'obligation
de travailler, ou si elle pourra obéir aux conseils
médicaux et passer la dernière moitié de sa grossesse dans un repos presque absolu. Dans le premier cas, il y a beaucoup à craindre. Mais néanmoins
il vaudra mieux incliner vers la permission.

2° *La malade a déjà eu des accidents d'asystolie avant le
mariage.* Il y a toutes les probabilités possibles pour
que, une grossesse survenant, les accidents se re-
produisent vers le quatrième ou cinquième mois.

Cependant, ici encore, pas de réponse absolue. Il faut bien examiner quels ont été les accidents survenus. S'il s'agit d'œdème passager, de palpitations, ces accidents n'ont pas une grande gravité. Mais il n'en est pas de même de la dyspnée et des hémoptysies, surtout s'il s'y joint de l'albuminurie. Ces accidents se reproduiront presque fatalement vers le quatrième mois de la grossesse, et comme ils dureront autant qu'elle, il n'est pas certain que la malade y survive. Ici donc, interdiction du mariage.

On s'est surtout préoccupé des lésions mitrales ; les lésions aortiques sont tout aussi graves, et les accidents cérébraux y sont à redouter. Les considérations à examiner seront les mêmes : il faudra considérer l'état antérieur, le caractère des accidents déjà survenus, les conditions matérielles dans lesquelles se trouvera la femme ; enfin, un point fort délicat, c'est qu'il faut également tenir compte des *aspirations morales* de la jeune fille. Dans un cas de ma pratique privée, dit Jaccoud, cette dernière considération aurait suffi à me décider. La jeune fille désirait ce mariage depuis dix-huit mois. Elle avait une lésion aortique. Si on était venu, avec des raisons plus ou moins bonnes, lui dire de renoncer à ce mariage, il y avait à craindre une syncope qui pouvait être mortelle. Car quel est le plus grand danger dans les lésions aortiques? C'est la syncope.

Ces conclusions favorables ont été appuyées par un travail très étendu de Vinay (1893), portant sur un nombre de 1.700 femmes qui se sont présentées pour accoucher, à la Maternité de Lyon.

Vinay divise les cardiopathies des femmes enceintes en trois catégories distinctes :

Un premier groupe comprend les cas où l'affection cardiaque, latente avant la fécondation, continue à l'être pendant la grossesse, le travail et les suites de couches. Ces faits sont plus nombreux qu'on ne l'admet généralement.

Le second groupe est constitué par les cas où le fonctionnement du cœur n'est troublé que faiblement et pour la première fois, au cours de la gestation. Le pronostic est ici moins favorable que pour les faits de la catégorie précédente, mais il reste cependant bénin. En effet, chez ces malades, l'insuffisance cardiaque est peu marquée. De plus, elle peut être atténuée par le repos et le traitement; enfin, elle disparaît à la suite de l'accouchement.

Le dernier groupe se rapporte aux cas dans lesquels on voit survenir l'ensemble des accidents gravido-cardiaques et dont la terminaison est fatale à une époque plus ou moins éloignée de la conception.

L'existence ou l'absence de l'albuminurie est un élément important du pronostic. La présence de l'albumine dans les urines, au cours d'une cardiopathie, est l'indice habituel de la période troublée avec insuffisance de la compensation. C'est toujours un signe fâcheux, mais particulièrement chez la femme enceinte.

Résumé. — La conclusion pratique à tirer de ces faits est que, chez les jeunes filles et les femmes cardiaques, *le mariage et la maternité peuvent, suivant chaque cas particulier, être tantôt permis et tantôt déconseillés.*

Ils pourront être *permis*, mais non sans restriction, quand on se trouvera *en présence d'affections cardia-*

ques bien compensées (qu'il s'agisse d'un rétrécissement mitral aussi bien que d'une insuffisance aortique), dans lesquelles il n'existe pas d'albuminurie *et alors qu'à aucune époque ne sont survenus d'accidents d'asystolie.*

Mais si *la cardiaque* a déjà eu des accidents, si, par exemple, elle *a présenté des signes bien nets d'insuffisance cardiaque*, tels que congestion pulmonaire, hémoptysies et surtout albuminurie, on peut être certain que sa grossesse et l'avenir de son enfant seront gravement compromis, et *on fera bien de lui interdire le mariage et la maternité.*

Si cependant le mariage accompli, et malgré toutes les précautions prises, on voit survenir, pendant la grossesse, les accidents gravido-cardiaques, il faut les attaquer de suite avec énergie par les moyens que nous indiquerons ultérieurement.

Enfin, outre les accidents que nous venons de signaler, il ne faut pas oublier que la puerpéralité expose encore la femme à de graves complications d'une autre nature, nous voulons parler des *endocardites infectantes malignes*, d'autant plus à craindre qu'il existe une cardiopathie préétablie.

Ménopause.

Chez quelques femmes, arrivées à la période de la cessation des règles, on observe des troubles cardiaques complexes : des palpitations, de la tachycardie, etc. Ces phénomènes, purement nerveux d'abord, pourraient dans la suite, au dire de Clément, dégénérer en cardiopathies vraies. Il faudrait donc, à cette période de la vie génitale, éloigner toutes les causes physiques ou morales, capables de stimuler outre mesure le muscle cardiaque. D'après Duroziez, la ménopause est hâtive dans les affections mitrales, et paraît, au contraire, retardée dans les lésions aortiques.

Maladies du cœur chez les enfants.

Elles ne sont point rares (R. Blache, Cadet de Gassicourt, J. Simon, Weill, etc.), soit qu'elles résultent d'une malformation cardiaque congénitale, ou qu'elles succèdent à certaines affections telles que le rhumatisme, la chorée, la scarlatine, etc. Dans tous les cas, il faut veiller à la suppression des exercices physiques brusques : gymnastique, saut, danse, course, jeux violents. L'état sédentaire est ici nécessaire ainsi que le travail intellectuel modéré. Assez souvent *les troubles fonctionnels n'apparaissent qu'à une époque éloignée du début de l'affection cardiaque*, quelquefois même après la puberté, sans doute parce que l'accroissement physiologique du cœur est capable d'établir une compensation suffisante pour maintenir l'équilibre circulatoire.

Quoi qu'il en soit, en mettant le petit malade à l'abri de tout effort brusque et des émotions morales vives, on peut espérer une survie de longue durée ; bien plus, contrairement à ce qui arrive chez l'adulte, l'*affection cardiaque peut guérir complètement* si elle ne résulte point d'une malformation congénitale, si elle n'est pas de date trop ancienne, et si le jeune malade est soumis à une bonne hygiène.

Troubles cardiaques de la croissance.

Nous avons déjà dit qu'au moment de la croissance il n'est pas rare de noter chez les adolescents, surtout chez ceux où elle s'est faite rapidement, des palpitations assez violentes, et quelquefois des signes de *pseudo-hypertrophie* du cœur (R. Pfaff), qui se caractérisent par l'augmentation de la matité précordiale, des palpitations et une impulsion vigoureuse de la pointe. En général, de sept à douze ans, le cœur reste stationnaire; de quinze à vingt ans, il subit un accroissement rapide, devançant parfois le développement général, ou, au contraire, suivant avec peine l'élongation du corps; quoi qu'il en soit, les troubles cardiaques sont assez fréquemment accompagnés d'une céphalée particulière, dite encore : céphalée de croissance. Pour obvier à ces troubles cardiaques, ou tout au moins pour ne pas les accroître, on veillera avec soin à écarter de l'adolescent tout ce qui peut exciter outre mesure le muscle cardiaque : jeux, exercices musculaires violents, etc., etc.

Comme nous l'avons dit précédemment (*voir page* 112), l'*hypertrophie cardiaque imputable exclusivement à la croissance n'existe pas* (Potain); on observe seulement quelques dilatations passagères du cœur, produites le plus souvent par l'abus des exercices physiques, le surmenage, la neurasthénie, et quelquefois aussi par des troubles digestifs.

Cardiopathies des aliénés.

Sennert, Lieutaud, Guislin, et surtout Nasse (1818), ont affirmé que l'aliénation mentale peut être le résultat d'une maladie du cœur. Burrows, en Angleterre, et Romberg, de Berlin, ont fait la même remarque, qui a été surtout appuyée par le travail

de Saucerotte (1844), celui de Limbo (Th. inaug.
1867-8), et le relevé intéressant de Dufour (1876
qui, sur soixante-une autopsies d'aliénés, a constaté
44 cas de cardiopathie.

A côté de ces affirmations catégoriques, il faut signaler l'opinion divergente de Magnan, qui déclare
qu'il n'existe pas de folie cardiaque, « c'est-à-dire
une maladie mentale à caractères nettement définis,
ayant une étiologie, une forme, une marche déterminées ». Si quelques cardiopathes délirent, ils
doivent leurs troubles vésaniques non à l'affection
du cœur, mais à la prédisposition propre à chaque
individu, et la durée du délire et sa gravité sont
en rapport avec la nature même de cette prédisposition. Au point de vue pratique, outre les
indications relevant de l'affection cardiaque, il
faut s'abstenir, d'après cet auteur, de la camisole
de force, cause de gêne pour la respiration et la
circulation.

Anesthésie chirurgicale chez les cardiaques.

En principe, lorsqu'on doit pratiquer une opération chirurgicale chez les cardiaques, il faut s'abstenir de donner du chloroforme, surtout dans les
cardiopathies qui exposent le plus aux lipothymies,
aux syncopes, ou à l'ischémie cérébrale, etc. ; les
maladies aortiques : aortites, insuffisance sigmoïdienne, anévrysmes ; l'angine de poitrine, l'artério-
sclérose du cœur, et en général, dans toutes les affections valvulaires, quoique les mitraux soient moins
exposés que les aortiques. D'ailleurs les recherches
de physiologie expérimentale ont montré que l'ac-

tion toxique du chloroforme s'exerce sur la fibre cardiaque elle-même ; *c'est donc l'état du myocarde bien plutôt que le siège des lésions valvulaires qui prédispose, ou non, aux accidents chloroformiques.* Ainsi, chez les cardiaques, l'interdiction de la chloroformisation prête à de nombreuses exceptions : seule l'asystolie est une contre-indication absolue. Cependant il est nécessaire de prendre des précautions importantes : d'abord il faut avoir recours à la « *chloroformisation goutte à goutte* » (L. Labbé ; Nicaise, 1892). On ne donne au début que quatre à cinq gouttes de chloroforme sur le mouchoir plié en deux, pour couvrir la bouche et le visage, puis dès que survient la période d'excitation, on élève la dose : dix à quinze gouttes au plus, jusqu'à la résolution complète. C'est alors qu'on continuera la chloroformisation goutte à goutte, sans arrêt, d'une façon continue pour entretenir en permanence l'anesthésie qui se produit au bout d'une douzaine de minutes environ, accompagnée de ses signes habituels : abolition du réflexe cornéen et myosis pupillaire.

Enfin *il est nécessaire*, avant d'opérer, *que l'anesthésie soit complète et absolue*. En agissant ainsi, on évitera de provoquer la syncope due au contact des vapeurs chloroformiques avec les cordes vocales (syncope laryngo-réflexe), et aussi celle qui peut résulter d'une action toxique, par absorption trop grande de chloroforme (syncope toxique).

On aura soin encore, suivant la pratique chirurgicale courante, de *maintenir relevé le menton* du patient avec une main, pour empêcher l'asphyxie qui se produirait par le renversement de la langue et l'obstruction de l'isthme du gosier.

Si, malgré toutes les précautions indiquées, la

syncope se produisait, on aurait recours aux inhalations de *nitrite d'amyle* et aux *tractions rythmées de la langue* (Laborde), ainsi qu'aux autres moyens indiqués dans le chapitre consacré au traitement de la syncope.

———————

TROISIÈME PARTIE

THÉRAPEUTIQUE GÉNÉRALE DES MALADIES DU CŒUR

Considérations générales. — Les maladies du cœur peuvent être divisées en maladies *aiguës* et en maladies à marche lente et progressive ou maladies *chroniques*. Le traitement des premières sera étudié ultérieurement à propos de chacune d'elles; quant aux maladies chroniques, celles qui constituent en définitive les véritables cardiopathies, on doit les distinguer, suivant qu'elles occupent le cœur gauche ou le cœur droit. Ces dernières étant presque toujours secondaires, soit à une maladie du cœur gauche, soit à des affections diverses, dont le point de départ peut être le poumon ou les organes digestifs : estomac, foie, intestins; l'étude de leurs indications thérapeutiques viendra après que nous aurons exposé celles des maladies du cœur gauche.

Les maladies du cœur gauche forment, d'après la localisation des lésions, deux groupes distincts : les *maladies mitrales* (rétrécissement de l'orifice, insuffisance valvulaire) et les *maladies aortiques* (rétrécissement orificiel, insuffisance sigmoïdienne).

Cette distinction classique mérite sans aucun doute d'être conservée; cependant il faut recon-

naître qu'au point de vue spécial de la thérapeutique des affections du cœur, il ne faut pas attacher
trop d'importance à la localisation de la maladie
vers tel orifice ou tel voile valvulaire. Les recherches modernes ont établi que dans les cardiopathies,
*c'est l'état du myocarde qui doit surtout attirer l'attention
du clinicien.* Sans doute pour l'avenir du malade, il
n'est point indifférent d'avoir une insuffisance
aortique, ou un rétrécissement mitral, mais encore
une fois ce qui prime le tout, c'est l'état du muscle
cardiaque, et l'on peut dire souvent avec juste raison :
tant vaut le muscle, tant vaut le cœur. C'est qu'en
effet il semble établi que le système cardiaque
dépend moins des centres nerveux, ou des ganglions
de la base, que du muscle cardiaque lui-même.
« Le muscle cardiaque, a-t-on dit, travaille sans
aucune excitation nerveuse, il travaille automati-
quement et par sa propre force. » C'est donc à
soutenir la vigueur du myocarde et à ranimer son
énergie contractile que doivent tendre d'abord les
efforts du médecin dans le traitement des maladies organiques du cœur. *L'état des vaisseaux périphériques* et celui de la *tension vasculaire* seront ensuite
l'objet de ses préoccupations.

A. — MALADIES MITRALES

Pendant leur évolution, généralement longue, les
maladies du cœur présentent un ensemble clinique
différent, suivant que l'affection est de date récente
ou qu'elle remonte à une période éloignée ; à propos
des *indications de la digitale dans les maladies du cœur*
(*voir page* 95), nous avons dit qu'on s'accordait
généralement à considérer dans celles-ci *quatre*

périodes différentes, dont les indications thérapeutiques sont distinctes.

a. — Dans la *première période* des affections cardiaques, les lésions organiques sont constituées, mais les troubles fonctionnels n'ont point apparu encore et le malade conserve un bon état de santé apparent. On a dit avec juste raison qu'il y a lésion, mais pas encore maladie du cœur proprement dite; ce premier stade constitue la période d'*eusystolie*.

b. — Dans la *seconde période*, le complexus pathologique est plus avancé. La lésion d'orifice a pour conséquence première d'accumuler le sang dans la cavité du cœur et dans les parties du système circulatoire situées en deçà de la lésion; et peu à peu la cavité se laisse distendre. Les effets nuisibles de l'altération d'orifice se trouvent ainsi temporairement diminués ou *compensés*, suivant l'expression habituelle, par la dilatation hypertrophique de la cavité en deçà de la lésion organique, et l'augmentation d'énergie contractile du myocarde, conséquence de cette hypertrophie. Dans cette période, dite d'*hypersystolie*, les troubles fonctionnels, encore peu marqués, sont dus principalement à la suractivité du cœur : un peu d'oppression, une impulsion de la pointe plus vigoureuse, quelques palpitations passagères, à l'occasion d'un effort ou d'un exercice musculaire un peu exagéré, quelques poussées congestives, vers la face, parfois des épistaxis, des bourdonnements d'oreille, de la céphalalgie, etc., voilà en quoi consistent, en général, les troubles de cette période.

c. — Cependant, cette suractivité a besoin, non seulement de se maintenir, mais encore d'augmenter chaque jour; bientôt le muscle cardiaque commence

à se fatiguer devant ce surcroît incessant d'activité,
il lutte et ne tarde pas à fléchir : ses contractions
s'affaiblissent, ses cavités se laissent distendre, les
bruits d'abord plus mollement frappés deviennent
arythmiques, le pouls se montre irrégulier; la
compensation a cessé d'être suffisante, l'équilibre
est rompu, la tension artérielle diminue alors que
celle du système veineux s'élève. Les troubles fonctionnels qui en résultent se manifestent par un peu
d'œdème qui apparaît temporairement autour des
malléoles et aux membres inférieurs, les urines sont
plus rares, rougeâtres, sédimenteuses, quelquefois
avec une légère quantité d'albumine, le foie est un
peu gros, les poumons se congestionnent aux bases,
et le malade a de la toux assez fréquente; il expec-
tore quelques crachats blancs, mousseux, un peu
adhérents au vase. Cette *troisième période, véritable
période troublée* des maladies du cœur, constitue le
stade d'*hyposystolie.*

Sous l'influence d'une hygiène bien conduite, du
repos et d'un traitement régulier, ces accidents disparaissent, la tension artérielle se relève, et la diurèse
s'établit, les œdèmes ne se montrent plus. Ce retour
à la santé n'est malheureusement que temporaire, et
dans la suite, plusieurs attaques d'hyposystolie se
succèdent à des intervalles plus ou moins rapprochés, séparés par des périodes de repos de plus en
plus courts.

d. — C'est alors qu'insensiblement le malade
s'achemine vers la *dernière période* des cardiopathies : l'*asystolie,* caractérisée par une altération plus
ou moins profonde du myocarde avec parésie de ses
fibres musculaires, et ataxie des mouvements du
cœur (*cardioplégie* et *cardiataxie* de Gubler). C'est alors

que vont se montrer les œdèmes persistants, les stases veineuses périphériques, les hydropisies des séreuses, les congestions viscérales, la rareté des urines, le pouls petit, arythmique, bref tout ce qui constitue l'*asthénie cardio-vasculaire* (Rigal).

Cette division, encore qu'elle réponde bien au tableau clinique des cardiopathies dans leur longue évolution, a paru à certains auteurs un peu artificielle et surtout trop compliquée ; aussi ont-ils proposé de diviser les maladies organiques du cœur en maladies *compensées* et *non compensées*. Cette division cependant a le tort de n'être point assez précise, car il est bien évident que les malades en hyposystolie et en asystolie, quoique appartenant tous deux au même groupe des cardiaques non compensés, ne sauraient être confondus : le pronostic, les indications thérapeutiques, et le choix des agents médicamenteux ne sont point absolument identiques dans les deux cas.

Nous considérerons donc, pour l'évolution des maladies organiques du cœur, quatre périodes distinctes, dont nous allons indiquer maintenant le mode général de traitement, en commençant par les maladies mitrales.

I. — Traitement des maladies mitrales d'origine récente

Lorsque la lésion valvulaire est à la *période aiguë*, son traitement se confond avec celui de l'endocardite aiguë ; nous renvoyons le lecteur au chapitre où ce traitement est indiqué.

Il arrive malheureusement trop souvent que malgré le traitement énergique de la période aiguë, la lésion valvulaire se développe et passe à l'état chronique ; d'autres fois l'altération a pris cette forme d'*emblée*, et le résultat de ces deux processus est la création d'une lésion indélébile de l'appareil mitral. Mais pendant un temps, variable suivant chaque individu, mais en général assez long, si la lésion est créée, la maladie ne l'est point encore, en ce sens que le sujet ne présente pas de troubles apparents, ou tout au moins sérieux, dans sa santé générale. On conçoit donc qu'à cette période le traitement doit être, par-dessus tout, un traitement hygiénique.

Il convient d'établir de suite que désormais le cœur n'est plus fait que pour une petite besogne. Tous les efforts vigoureux ou prolongés, tous les exercices musculaires intenses et de longue durée, doivent être interdits rigoureusement.

Si le sujet est un *enfant*, il faut empêcher les jeux violents, les sauts, les courses, les marches prolongées et la plupart des exercices de gymnastique de force.

S'il s'agit d'un *adolescent*, il faut proscrire la danse et tous les exercices sportifs, dont on a beaucoup abusé dans ces dernières années, sous prétexte d'entraînement physique (marches forcées, courses de vitesse, foot-ball, bicycle, etc.). L'abus de quelques-uns de ces exercices peut entraîner, chez ceux qui sont en bonne santé, des accidents sérieux de dilatation cardiaque aiguë avec asystolie transitoire : aussi conçoit-on quelles perturbations sérieuses il pourrait produire sur un cœur déjà malade.

Chez l'*adulte*, les mêmes recommandations sont de mise, mais ici se présente la question très importante de l'influence des professions sur les maladies du cœur. La fatigue et l'effort soutenu d'une part, ainsi que les émotions fréquemment renouvelées, activent l'évolution fâcheuse des cardiopathies : aussi, dès qu'on est consulté sur le choix d'une carrière pour un jeune homme atteint de maladie du cœur, doit-on conseiller les professions qui ne réclament que peu de travail musculaire et permettent de rester assis ou de ne faire que des mouvements doux pendant la plus grande partie du temps. Déjà, à propos de l'*hygiène des cardiaques*, nous avons insisté sur ce point et montré que les cardiaques devaient renoncer aux travaux manuels un peu rudes, de même que, dans un autre ordre d'idées, aux grandes affaires industrielles et à la finance qui suscitent des émotions vives sans cesse renouvelées. De même l'état militaire, la marine, la profession médicale ne sauraient convenir aux cardiaques.

Parmi les professions manuelles à éviter, nous signalerons surtout celles de forgeron, charpentier, maçon, terrassier, déménageur, porteur aux halles, camionneur, mineur, homme d'équipe, livreur de marchandises, boulanger, facteur, placier, qui exigent de la force musculaire ou des marches prolongées. Il faut renoncer aussi à certains métiers qui exposent au froid humide et par suite au rhumatisme : blanchisseur, teinturier, corroyeur, batelier, etc.

Ces prescriptions d'hygiène seraient insuffisantes, si elles n'étaient appuyées de certaines précautions concernant le régime alimentaire : les sujets, au lieu de faire trois repas copieux, devront de préférence multiplier ceux-ci et les faire peu abondants ; les aliments seront choisis parmi ceux dont la digestion est facile, pour éviter l'encombrement de l'estomac, et une distension qui retentirait sur le fonctionnement du cœur. On s'exposerait autrement à créer un état dyspeptique souvent fatal aux cardiaques (palpitations, dilatation du cœur droit, asystolie d'origine gastrique, etc.). L'usage habituel de l'alcool est à surveiller : on le permettra seulement, sous forme de vin, coupé d'eau simple ou faiblement minéralisée, aux repas. Un petit verre de liqueur douce et aromatique, pris immédiatement après le principal repas, peut être toléré de loin en loin ; quant aux spiritueux ou aux boissons alcooliques soi-disant apéritives, leur proscription est absolue. On ne permettra qu'à titre d'exception les infusions stimulantes de café, de thé, de maté, etc., leur action étant nuisible sur le cœur (palpitations, etc.); quant au tabac, il est interdit sans exception aucune. La régularité des garde-robes est encore un point sur lequel doivent veiller les malades; l'usage des laxatifs répondra à cette indication. Les cardiaques devront séjourner le moins souvent possible dans les lieux surchauffés et mal aérés, tels que les salles de théâtre, de bal, de concert, car nous avons montré l'influence mauvaise de la chaleur sur les cardiopathies.

Tels sont, en résumé, les préceptes généraux du traitement, essentiellement hygiénique, auquel doit se soumettre le malade atteint d'affection mitrale d'origine récente; il complétera son traitement par un genre de vie réglé et méthodique, à l'abri des émotions morales, autant que faire se peut, en évitant les veilles prolongées et les excitations passionnelles que produisent le jeu et certains spectacles trop émouvants, cirques, ménageries, théâtre de drame, etc., en un mot tout ce qui surexcite le cœur.

II. — Traitement des maladies mitrales compensées (hypersystolie)

La délimitation rigoureuse entre cette période et la précédente est chose difficile : elle en est la suite nécessaire, obligée pour ainsi dire. La période de compensation est l'expression d'un complexus déjà plus avancé; ce qui domine toutes les manifestations pathologiques, c'est la dilatation hypertrophique du muscle cardiaque. Ici comme précédemment, le traitement sera purement hygiénique, et les agents médicamenteux n'y occupent qu'une place secondaire. Je ne reviendrai pas sur l'influence des professions, sur la réglementation du régime alimentaire, pas plus que sur les autres principes d'hygiène générale que nous avons rappelés précédemment; qu'on sache seulement que leur importance est au moins aussi grande à cette période que dans la précédente; je ne veux insister seulement que sur quelques points particuliers.

Jusqu'au siècle dernier, suivant l'inspiration de Sénac, de Valsalva et de Corvisart, on s'attachait à traiter l'hypertrophie du cœur; la diète sévère était l'élément capital du traitement. Cette pratique était mauvaise et ne contribuait pas peu à hâter l'affaiblissement du myocarde. Aujourd'hui, au contraire, la thérapeutique des cardiaques s'efforce de conserver, puis de relever les forces du malade, dont il aura tant besoin dans l'avenir pour lutter contre le mauvais fonctionnement de son cœur. Le régime alimentaire, loin d'être débilitant, sera donc substantiel et réparateur. Tout en évitant la fatigue et les longues courses, on permettra la marche, la promenade, quelques occupations manuelles peu fatigantes, et même quelques exercices appropriés. Par ces moyens, on tiendra l'appétit en éveil, et on évitera l'obésité qui succéderait à un long repos.

Cependant, malgré le traitement le plus rationnel, il arrive assez fréquemment, surtout à la suite d'un manquement aux prescriptions hygiéniques indiquées (écart de régime, tabac, surmenage, émotions vives, etc.), il arrive, disons-nous, que le cœur présente un peu d'excitation passagère : le malade sent son cœur battre dans la poitrine, il éprouve une oppression inaccoutumée, ou quelques poussées congestives vers la tête, le teint est plus animé, la face est le siège de bouffées de chaleur, il y a de la céphalalgie, des battements dans les tempes, des bourdonnements d'oreille, et quelques épistaxis peuvent survenir ; l'examen direct montre alors un choc énergique, violent, de la pointe du cœur, et des battements tumultueux. C'est alors qu'il faut recourir à un *sédatif* du cœur, comme le bromure de potassium ou de sodium, à la dose quotidienne de 2 à 4 grammes, à prendre pendant 5 à 6 jours consécutifs, puis cesser, et le reprendre de temps à autre pendant quelques jours, si cela est nécessaire.

Chez les névropathes invétérés ou chez les malades dont le système nerveux a été momentanément ébranlé (émotions vives, par exemple), on aura recours, de préférence, aux *antispasmodiques* : l'éther, la valériane (poudre, extrait, teinture), ou mieux, au valérianate d'ammoniaque (1 gramme dans une potion édulcorée de 150 grammes ; chaque cuillerée à soupe représente 10 centigrammes de sel ; on en donnera deux par jour). On prescrira encore

le valérianate d'ammoniaque, en pilules de 5 centigrammes à la dose de deux à trois, ou la solution de Pierlot, à la dose de deux à trois cuillerées
à café par jour dans un peu d'eau, ou d'infusion de
tilleul ou de feuilles d'oranger au moment des repas.
La digitale ne trouve pas, dans ce cas, son indication
réelle, car il n'y a point à agir ici sur les œdèmes, sur
l'arythmie cardiaque, ni à provoquer une diurèse
évacuatrice ; cependant, elle peut encore rendre service pour ralentir les mouvements cardiaques et en
modérer l'éréthisme. On la donnera à la dose de
32 gouttes (10 centigrammes de poudre de feuilles),
durant 4 à 5 jours au plus, pour éviter l'effet accumulatif et les troubles digestifs. La digitaline cristallisée peut trouver également son emploi à la dose
d'un granule de 1/4 de milligramme durant 4 à
5 jours au plus ; mais, nous le répétons, *ce sont les
sédatifs* et les nervins tels que les bromures, la valériane et ses composés, *dont il faut attendre le meilleur
résultat.*

Le traitement sera complété par le repos, un
régime alimentaire doux, la proscription du thé, du
café et du tabac. Il est indispensable de veiller également à la régularité des garde-robes, par des lavements laxatifs, des purgatifs légers : rhubarbe, podophyllin, evonymine, etc., et même à des intervalles
plus ou moins éloignés, quelques verres d'eaux minérales de Montmirail, Pullna, Hunyadi-Janos, etc.

Dans d'autres circonstances, le malade présente
concurremment des signes évidents d'anémie, ce
qu'on observe tout particulièrement dans le rétrécissement mitral pur des jeunes femmes, lequel est
bien plutôt une maladie d'évolution, qu'une cardiopathie organique proprement dite. On recommandera

l'emploi quotidien des toniques, des amers, comme
le *quinquina*, sous forme d'extrait mou en pilules, ou
de macération aqueuse d'écorces, préférablement au
vin, souvent excitant et pouvant faire naître des gas-
tralgies. Le *fer*, vanté surtout par Scott Alison (*De
l'empl. des ferrug. notam. dans le trait. des affect. or-
ganiq. du cœur*, 1851), peut être utile dans le même
cas, mais on sait, d'autre part, que les préparations
martiales peuvent produire des accidents congestifs.
On ne prescrira donc le fer que dans des conditions
bien déterminées, et encore avec les plus grandes
précautions. Mais on fera mieux encore de s'en abstenir dans les maladies mitrales véritables (d'origine
rhumatismale) qui prédisposent plutôt aux congestions qu'à l'anémie. On s'en abstiendra encore
lorsque le rétrécissement mitral pur paraît se rat-
tacher à une origine tuberculeuse, comme dans les
cas étudiés par Potain, Tripier et P. Teissier. C'est
pourquoi il a paru préférable à certains auteurs de
substituer au fer le *manganèse*, ou mieux l'*arsenic*,
qui, outre une action tonique sur le cœur, stimule les
fonctions générales, active l'appétit, et par cela même
diminue les désordres anémiques. Il ne faut pas oublier cependant que certains malades supportent
mal ce dernier médicament qui produit chez eux des
troubles digestifs, notamment la diarrhée. Dans le
même ordre d'idées, et aussi dans le but de retarder
l'évolution de la cardiopathie mitrale vers l'hyposystolie, on a conseillé l'hydrothérapie. On a prétendu
que ce moyen était très favorable aux cardiaques
anémiés avec grand abattement des forces, palpitations, oppressions, et Hirtz déclare avoir fait disparaître en six semaines tous les accidents secondaires,
dans un cas d'insuffisance mitrale, par l'usage des

douches froides journalières d'une demi-minute de durée. L'hydrothérapie est un moyen très efficace, mais très énergique, et déjà nous avons dit qu'il faut, dans son emploi, les précautions les plus minutieuses. C'est qu'en effet on expose le malade à un double danger : ou bien on exagère, par un exercice trop actif, la réaction nécessaire qui favorise les bons effets de l'hydrothérapie, et alors on augmente l'excitabilité cardiaque, ou bien la réaction est insuffisante, et l'action du froid humide peut produire une poussée rhumatismale très fâcheuse pour le cœur.

Lorsque l'éréthisme cardiaque sera calmé, on cessera tout médicament, puis on soumettra le malade durant plusieurs mois à la *médication iodurée*, l'iodure de sodium de préférence, parce qu'il est mieux supporté par l'estomac. On le prescrira à la dose de 60 centigrammes par jour, pris en deux fois, immédiatement avant chaque repas, dans un peu d'infusion de tilleul ou de feuilles d'oranger, ou suivant l'un des moyens que nous avons indiqués. Le traitement sera suivi, chaque mois, pendant trois semaines, interrompu ensuite pendant dix jours, puis repris de nouveau de la même façon, et cela durant plusieurs mois consécutifs, en tenant compte de la tolérance de l'estomac.

Cette médication a pour but de favoriser la résolution des épaississements et des indurations valvulaires; en fait, elle est trop souvent insuffisante, on devra toutefois ne pas perdre espoir, et se rappeler que Potain a vu des lésions valvulaires, en apparence fort graves, consécutives au rhumatisme articulaire aigu, disparaître sous l'influence de cette médication.

III. — Traitement des maladies mitrales en hyposystolie.

Cette *période troublée* des maladies mitrales (*dyssystolie;* Fernet) est caractérisée par la rupture des phénomènes de compensation, qui assuraient jusqu'alors au malade, une santé relativement bonne. Elle se montre à une époque variable, suivant l'apparition plus ou moins rapide de l'insuffisance du myocarde et de l'asthénie du système vasculaire. (Rigal), suivant la résistance des divers organes et l'état de tonicité de leur réseau capillaire, enfin suivant les conditions générales d'hygiène et de régime propres à chaque malade (And. Petit). Ainsi que l'a montré Stokes, les accidents de cette période ont une évolution relativement indépendante du degré de la lésion orificielle ou valvulaire, qui leur a donné naissance. Les troubles fonctionnels y sont nombreux, mais transitoires : à de certaines périodes, sous l'influence de causes diverses ayant surmené le cœur, celui-ci, fatigué de la lutte qu'il soutient depuis longtemps, finit par fléchir : il y a de la faiblesse et de l'arythmie dans ses contractions, et la petite circulation ne tarde guère à s'entraver; plus tard la gêne s'étend à toute la circulation de retour, d'où des stases, des œdèmes périphériques, et des congestions viscérales plus ou moins persistantes.

Le plus souvent, sous l'influence du repos complet, du régime lacté et d'une médication appropriée où la digitale joue le rôle prépondérant, ces véritables petites *attaques d'asystolie passagère*, sont enrayées pour un temps plus ou moins long; le malade reprend un état de santé apparent, et les choses dureront ainsi d'autant plus longtemps, que le sujet ménagera mieux son cœur. Peu à peu cependant et après une série d'attaques analogues à celles que nous venons de décrire, le cœur cède définitivement, il y a asystolie complète, et le malade entre dans la période ultime des maladies mitrales.

Pendant cette période d'hyposystolie, la médication ne s'éloigne pas sensiblement de celle qui conviendra plus tard dans l'asystolie finale; aussi, pour éviter les redites inutiles, nous confondrons son étude avec celle du traitement de l'asystolie, auquel nous arrivons maintenant.

IV. — Traitement des maladies mitrales à la période asystolique.

(Traitement de l'asystolie.)

Cette période est caractérisée, en premier lieu, par un affaiblissement considérable de la force contractile du cœur, manifestée cliniquement par une faiblesse et une arythmie des bruits cardiaques, par de la stase veineuse et de l'œdème périphérique, des hydropisies des séreuses, des congestions vers les principaux viscères : poumon, foie, rein, cerveau, de la rareté des urines, et d'une façon générale par l'affaiblissement de la pression artérielle et l'augmentation de la tension veineuse.

Les conséquences de ces troubles complexes sont nombreuses et échappent à toute description régulière; c'est qu'en effet, *chaque malade fait son asystolie à sa manière propre*, si l'on peut dire ainsi ! Chaque organe lutte isolément suivant que son état antérieur d'intégrité ou de maladie augmente ou diminue sa résistance.

Chez les alcooliques, par exemple, les accidents de congestion et de stase veineuse commenceront de préférence par le foie, d'où ascite précoce avant que l'œdème des membres inférieurs, et que les complications vers le poumon et le rein se soient manifestées.

De même les bronchitiques, les emphysémateux, commenceront plus volontiers leur asystolie par le poumon. De là ces différences si grandes entre les malades; les manifestations viscérales, indépendantes les unes des autres, présentent une répartition variable des accidents, de là toute une série d'*asystolies locales*, si l'on peut dire ainsi.

On conçoit cependant qu'on ne puisse étudier les indications thérapeutiques que comportent les accidents asystoliques de chaque organe en particulier; il est préférable de les rassembler en plusieurs groupes. Nous aurons donc, dans le traitement de l'asystolie, à étudier les moyens thérapeutiques à employer contre :

a. les *troubles cardio-vasculaires*;

b. les *hydropisies* (œdème du tissu cellulaire souscutané, ascite, hydrothorax, etc.),

c. les *congestions viscérales* (poumon, foie, reins, cerveau),

d. les *accidents dyspnéiques*,

e. les *troubles digestifs*,

f. les *troubles nerveux*.

a) Traitement des troubles cardio-vasculaires.

Les troubles cardiaques se décèlent par des signes variables : faiblesse des bruits, impulsion de la pointe imperceptible, battements tumultueux, désordonnés, arythmie (intermittences, irrégularités, etc.). Le médicament par excellence de cette faiblesse arythmique est la *digitale;* son emploi est ici formellement indiqué. Or nous avons précédemment étudié, avec de longs détails, les indications de la digitale, son action thérapeutique et ses différents modes d'emploi (*voir p.* 42), le lecteur voudra bien se reporter à ce chapitre où il trouvera tous les renseignements nécessaires sur ce sujet. Il suffira de dire ici que le malade doit garder d'abord le *repos absolu,* condition nécessaire à la réussite du traitement; il prendra ensuite un *purgatif salin,* pour débarrasser les voies digestives, puis sera soumis à la *digitale* sous l'une des formes indiquées précédemment. On choisira de préférence l'infusion ou la macération de poudre de feuilles à la dose de 25 à 40 centigrammes par jour, édulcorées d'un sirop diurétique (sirop des cinq racines, sirop d'uva-ursi, etc.) prises en deux ou trois fois, surtout le matin à jeun. Le médicament sera prescrit durant 4 à 6 jours au plus, à cause de ses effets accumulatifs et des troubles digestifs qu'il peut produire. Au bout de quelques jours de repos durant lesquels, d'ailleurs, l'action digitalique continue à se faire sentir, le médicament pourra être repris, s'il y a lieu. Pour éviter les troubles digestifs ou les accidents d'intolérance, quelques médecins conseillent de prescrire la digitale à dose décroissante durant 5 à 6 jours, ou préfèrent encore recourir à la *digitaline* suivant le conseil de Potain. On donnera par exemple, un matin, et en une seule fois, dans une tasse d'infusion diurétique ou simplement aromatique : 50 gouttes d'une solution alcoolique au millième de digitaline cristallisée, qui représentent un milligramme de digitaline cristallisée. On se contente de cette dose unique; ou bien encore, on donne le lendemain 20 gouttes seulement de cette solution, puis on cesse durant 4 à 5 jours, pour revenir à la médication quelques jours après, s'il y a indication. La teinture alcoolique (54 gouttes d'emblée, c'est-à-dire 1 gramme de teinture équivalant à 17 centigrammes environ de poudre de feuilles) pourra également être choisie, quoique son action soit plus lente. Durant tout le temps du traitement digitalique, le malade restera soumis au *régime lacté absolu*.

Après suppression de la digitale, on pourra, s'il y a lieu, continuer son action diurétique en prescrivant durant quelques jours le *vin diurétique amer de la Charité* qui ne contient pas de digitale, puis après suppression de celui-ci, l'action tonique de la digitale sera heureusement complétée par le *strophantus* durant une quinzaine de jours consécutifs. Ainsi réglé, le traitement de l'asystolie m'a donné des succès nombreux.

Lorsque, dès le début même, la digitale est mal tolérée, ou que, pour d'autres raisons, on ne peut avoir recours à elle, le cœur en asystolie peut encore être modifié d'une façon heureuse par d'autres médicaments cardiaques, dont nous avons étudié les effets thérapeutiques. *L'extrait de strophantus*, à la dose de deux granules d'un milligramme chaque, le premier jour, puis à celle de trois à quatre durant les dix ou douze jours qui suivent, est un médicament précieux, qui se rapproche de la digitale, mais dont on n'a pas à craindre les effets accumulatifs. Le *sulfate de spartéine* (5 à 10 centigrammes par jour) relève le pouls et l'action du myocarde; le *muguet* peut être aussi d'un bon emploi (extrait aqueux surtout), mais je lui préfère l'*adonis* et surtout l'*adonidine*. Cependant il faut bien reconnaître que *la digitale reste* encore *le médicament par excellence* de l'hyposystolie et *des états asystoliques*, le seul qui ne donne point de déboires, *si on sait bien l'employer*.

Dans la période avancée de l'asystolie, l'asthénie cardio-vasculaire est complète, les contractions du cœur sont très affaiblies (cardioplégie) et arythmiques ; le pouls est petit, misérable, irrégulier, l'infiltration œdémateuse des extrémités est considérable, il y a des plaques marbrées et de la cyanose des pieds, des mains ; les joues, les lèvres sont violacées, le refroidissement périphérique est intense et le malade présente des tendances aux défaillances, aux lipothymies, etc. Dans ces conditions, et surtout lorsque le muscle cardiaque épuisé par une série d'attaques antérieures, cesse de répondre aux incitations digitaliques, il faut stimuler vivement et énergiquement le myocarde et le système vasculaire, et pour cela il faut recourir aux *cordiaux* et aux *stimulants*. Loin de proscrire l'*alcool*, comme au début et pendant la période compensée, il faut le faire intervenir : on prescrira les vins de Porto, de Malaga, de Xérès, de Banyuls, l'élixir de Garus, ou plus simplement le *cognac* sous forme de grogs, les *potions cordiales* au vin rouge, au rhum, additionnées de *teinture de cannelle, d'acétate d'ammoniaque* et de *liqueur d'Hoffmann*. On peut s'adresser encore à certains cordiaux populaires, composés de vin blanc, de cannelle, d'écorce de citron, de clou de girofle et de sucre, qui se boivent chauds, et sont véritablement des *stimulants*, très actifs. De même on peut employer aussi les alcoolats aromatiques, désignés sous le

nom de *stimulants diffusibles*, tels que l'alcoolat de
menthe, de mélisse, etc. L'*éther*, qui stimule la circulation avec tant d'énergie, sera recommandé sous
forme de sirop (trois à cinq cuillerées à soupe par
jour), de perles de gélatine renfermant chacune deux
gouttes ou plus simplement à la dose de dix à vingt
gouttes, dans une potion sucrée et aromatisée, ou
mieux encore sous forme d'injections sous-cutanées
(une à trois ou quatre seringues de Pravaz dans les
24 heures, par exemple); de même dans le but de
combattre l'asthénie du cœur et des vaisseaux, on
pourrait recourir aux injections hypodermiques de
camphre, suivant les formules que nous avons indiquées, et à la dose de une à quatre seringues de
Pravaz dans les 24 heures. Enfin le *café* torréfié en
infusion est encore un agent d'une grande énergie
en pareil cas.

On se trouvera bien également de prescrire les différentes préparations à base de *kola*, qui agit à la fois
comme tonique du cœur et comme tonique général
(Combemale. *Bullet. thérap.*, 1892). On pourrait prescrire, par exemple, trois à quatre cuillerées à soupe
par jour d'un vin généreux : Malaga, Marsala, Frontignan, etc., dans lequel on ajoutera 20 à 30 grammes
(par litre) de *teinture de kola*, de *teinture de coca*, et 6 à
8 grammes d'*extrait mou de quinquina*; le tout serait
édulcoré avec du sirop de framboise, cerise, groseille, etc. On le prendrait coupé d'un peu d'eau.

Mais, *de tous les agents thérapeutiques, les meilleurs et les plus énergiques en pareil cas* sont la
spartéine, et *surtout la caféine* qui offre une puissante
ressource, alors que le muscle dégénéré a cessé de
répondre à la digitale. Mais si l'on veut obtenir une
action efficace, c'est à dose élevée qu'il faut prescrire

la caféine (la caféine pure, préférablement aux sels de caféine), à la dose de 0 gr. 75 centigr., 1 gramme, 1 gr. 20 même dans les cas urgents, soit par la voie stomacale dans une potion gommeuse, ou mieux sous forme d'injections sous-cutanées dont nous avons indiqué les meilleures formules (*voir page* 125).

b) Traitement des hydropisies.

Un des premiers effets des cardiopathies en asystolie est de produire des hydropisies dans le tissu cellulaire (œdème des membres inférieurs surtout, et des parois abdominales) et dans les cavités séreuses : ascite, hydrothorax. Il importe cependant de remarquer que le développement des hydropisies n'est point nécessairement un signe d'asystolie et dépend plutôt des obstacles mécaniques apportés à la circulation générale que de l'état de déchéance du myocarde; inversement, il peut y avoir un affaiblissement considérable du cœur sans hydropisie marquée. Cependant la persistance de celle-ci indique forcément que le muscle cardiaque est profondément altéré, et les vaisseaux dans un état d'asthénie manifeste.

Outre la gêne considérable qu'ils occasionnent, ces œdèmes pourraient encore, d'après Eichhorst (1898), produire une *auto-intoxication, en retenant dans la sérosité épanchée des substances nocives.* Elle se manifesterait par de la somnolence, des troubles psychiques et de la dyspnée, qui se dissiperaient après la disparition des hydropisies par les diurétiques et notamment par l'usage des feuilles de digitale (10 centigrammes) et de la diuréline (1 gramme) associées à 30 centigrammes de sucre en poudre, dans un cachet; on en prendrait trois par jour, après les repas, durant une huitaine de jours.

Quoi qu'il en soit, pour faire disparaître les hydropisies, nous avons *trois voies* à notre disposition : le *rein*, l'*intestin* et la *peau*; c'est donc aux diurétiques, aux purgatifs et à certains moyens d'excitation ou de décharge cutanée que nous allons recourir.

1° **Diurétiques.** — C'est encore à la *digitale* qu'il faut s'adresser en premier lieu; son action diurétique est considérable. Dans ce but, le médicament est presque toujours prescrit sous la forme liquide; les meilleures préparations sont l'infusion et la macération. Dans les cas urgents, on aura recours à l'infusion qui peut être préparée sur-le-champ; la macération, au contraire, demande au moins douze heures de préparation : quoi qu'il en soit, ces tisanes, données à la dose de 25 à 40 centigrammes suivant la méthode indiquée, produisent une diurèse abondante qui va persister encore trois ou quatre jours après la cessation du médicament. Pour continuer l'action diurétique, on pourra alors, après la cessation de la digitale, prescrire la théobromine, ou l'extrait de strophantus, après avoir fait prendre durant trois à quatre jours deux ou trois cuillerées à soupe de vin diurétique amer de la Charité.

On a prétendu que, si on veut obtenir la diurèse, il faut s'adresser à la macération, de préférence à toute autre préparation digitalique. Potain n'est point de cet avis; il a montré que l'infiltration œdémateuse est la condition qui règle la polyurie digitalique. Pour lui, la préparation de digitale employée ne serait que secondaire, et chez les malades infiltrés on obtiendra toujours une diurèse identique, à la condition que la dose du médicament soit la même et ingérée dans le même laps de temps. Quant au choix à faire entre la digitale et *la digitaline*, cette dernière *doit être préférée* sans conteste, ainsi que nous l'avons dit plusieurs fois déjà. A l'exemple de mon maître Potain, je recommande tout spéciale-ment la solution alcoolique de digitaline cristallisée au millième, à la dose de cinquante gouttes, prise un seul jour, en une ou deux fois le matin, à jeun.

Chez certains malades dont l'infiltration œdéma-teuse énorme a produit une sorte de sclérème éléphan-tiasique, il arrive que la digitale ne produit aucun effet diurétique. Dans ce cas, les vaisseaux distendus par la stase sanguine considérable ont perdu toute contractilité, et restent dans une sorte d'état paraly-tique; d'autre part, les lymphatiques comprimés par cette énorme infiltration, ne peuvent plus accomplir leur travail de résorption. En pareille circonstance, il peut être utile de pratiquer une déplétion séreuse, en faisant sur les membres infiltrés quelques *mouche-tures* avec une aiguille aseptique ou avec la pointe du thermocautère. D'autres fois, quand cette infiltration énorme, accompagné de cyanose, indique une sur-charge considérable du système veineux, une *saignée* préalable aura le meilleur résultat : elle diminuera la réplétion vasculaire, et les vaisseaux soulagés, repren-dront leur contractilité; c'est alors seulement que la digitale agira avec toute sa puissance diurétique.

La *scille* est un diurétique d'une puissance moindre; elle est néanmoins d'un usage assez répandu, seule ou associée à la digitale, principalement sous forme de teinture (de dix à quarante gouttes, par exemple). Chez les enfants, cette association est recommandée par Jules Simon. La scille entre dans la compo-sition d'un assez grand nombre de boissons diurétiques (oxymel, vins) dont nous avons donné la composition et indiqué l'emploi.

On connaît la puissance diurétique de la *caféine*; c'est un excellent médicament lorsque la digitale est impuissante (cardioplégie). Dans ces cas, la caféine est pour un temps le médicament de salut; grâce à elle, on peut espérer une survie plus ou moins longue. Il faut prescrire la caféine à dose élevée : 75 centigrammes à 1 gramme d'emblée.

On obtient des résultats plus rapides et plus énergiques en procédant par *à-coup*, au moyen des injections hypodermiques bien préférables à la voie stomacale. On injectera, par exemple, deux à quatre seringues de Pravaz, contenant chacune 25 centigrammes de caféine. Il m'a semblé en outre que l'action diurétique de la caféine était quelquefois augmentée, quand elle était prescrite *après* quelques jours de digitale.

La *théobromine*, principe actif du cacao, très voisine de la caféine, est également diurétique, et diurétique d'emblée; elle présente l'avantage sur la lactose de ne point demander, comme elle, une grande quantité de liquide pour être ingérée; on la prescrit en pastilles, en capsules ou en cachets de 50 centigrammes. La dose est de quatre, soit 2 grammes pour le premier jour, puis 3 à 4 grammes, en six ou huit cachets pour le deuxième; puis 4 à 5 grammes en huit ou dix cachets pour le troisième. Le quatrième jour, on suspend le traitement pendant quatre à cinq jours, puis on donne de nouveau 2 à 3 grammes par jour, durant trois jours, pour assurer l'effet thérapeutique.

A côté de ces diurétiques puissants, nous signalerons encore d'autres agents dont l'action est moindre, et qui ne peuvent trouver leur emploi que dans des cas bien déterminés. Tels sont : l'*ergot de seigle*, qui élève la tension artérielle, et par cela même augmente la quantité d'urine rendue dans les vingt-quatre heures; la *strychnine*, et mieux le *calomel* qui, dans des cas graves d'asystolie, alors que les diurétiques habituels avaient échoué, a provoqué, entre les mains de Jendrassick, une diurèse évidente, à la dose de 50 à 60 centigrammes divisés en 3 paquets pour une journée, et cela pendant deux jours au plus. L'*urée* en solution aqueuse (0,60 centigr. à 2 grammes) a donné aussi des résultats appréciables.

La médication devra être complétée par l'usage du diurétique par excellence : le *lait*, et par certaines tisanes hydragogues; mais ici c'est le lait qui occupe la première place. *Dans la plupart des cas d'asystolie*, on obtient des *succès remarquables par l'association de ces deux agents : la digitale et le lait*. C'est donc à eux qu'il faudra recourir d'abord; les autres médicaments n'auront à intervenir qu'après. Mais pour obtenir de cette association le maximum d'effet utile, il faut que le *lait* soit prescrit *comme régime exclusif*. Le malade en consommera de 2 à 3 litres par jour, froid, chaud, bouilli, à son gré, par petites tasses, toutes les heures ou toutes les deux heures. En peu de temps, les effets diurétiques produits sont positivement merveilleux, et il n'est point rare de voir des infiltrations œdémateuses énormes des membres, du scrotum, de la paroi abdominale et des lombes, ainsi que des épanchements dans les séreuses, être évacués en quelques jours, et les malades sont comme *vidés*, si l'on peut parler ainsi. *Dès que l'œdème a disparu, il faut cesser la digitale;* la continuer serait expo-

ser le malade aux accidents multiples de l'intolérance et même de l'intoxication digitaliques.

Quelques personnes supportent peu le lait ou le
digèrent mal, d'autres s'en fatiguent rapidement à
cause de la saveur fade et pâteuse qu'il laisse dans
la bouche ; dans ce cas, pour faire accepter le régime
lacté, on fera appel à des moyens divers, indiqués
antérieurement (*voir p.* 232), que le médecin variera
suivant le goût du malade et la nécessité du moment.

La *lactose* a été vivement recommandée comme
diurétique. G. Sée pense que la diurèse produite par
le lait tient en partie à la lactose ; il la prescrit à la
dose de 100 grammes dans deux litres d'eau, pure,
ou aromatisée avec du rhum, de la menthe, de la
mélisse, ou mêlée à un peu de vin blanc. La lactose
aurait encore l'avantage de pouvoir être prise avec
une alimentation mixte et même avec le régime
carné. Tout en reconnaissant le pouvoir diurétique
de la lactose, il n'en est pas moins évident que son
action est bien inférieure à celle du lait, et d'ailleurs,
dans la pratique, il n'est guère aisé de faire boire
deux litres de liquide aux cardiaques, qui n'ont
point de polydipsie et dont les voies digestives
fonctionnent souvent d'une façon imparfaite.

Reste enfin toute la série innombrable des *tisanes
diurétiques*, dont on faisait, autrefois surtout, un
usage immodéré ; elles ne constituent en réalité
qu'un adjuvant bien faible à la médication. En premier lieu viennent les eaux minérales faiblement
minéralisées, telles que celles d'Évian, de Con-
trexéville, de Vittel, de Martigny, d'Alet, etc. La plupart n'agissent qu'en introduisant dans l'économie
une quantité plus grande d'eau, qui augmente la
masse du sang, élève la pression artérielle et favorise

la diurèse. Parmi les tisanes, les plus renommées sont le chiendent (20 grammes de racines coupées par litre), la racine d'asperge (15 grammes), la pariétaire (10 grandes feuilles), les fleurs de genêt (15 à 20 grammes), la reine-des-prés (6 à 10 grandes fleurs), la queue de cerises (20 grammes), l'uva-ursi (30 grammes), le maïs (20 à 30 grammes de stigmates), la canne de Provence (20 grammes), le genévrier (macération de 50 grammes de baies; 4 cuillerées à soupe par jour), le café vert (infusion de 80 grains dans un litre d'eau bouillante, et laisser macérer douze heures), la feuille de bouleau, etc. Il faut mentionner encore certains sirops, comme celui des cinq racines par exemple (ache, asperge, fenouil, persil, petit houx), que j'emploie habituellement pour édulcorer la macération de poudre de feuilles de digitale. Enfin, on a quelquefois l'habitude d'ajouter aux boissons diurétiques aqueuses certains sels de potasse, qui en augmentent le pouvoir diurétique (nitrate, acétate; dose : 2 à 4 grammes par litre); je n'en fais guère usage, évitant le plus possible l'emploi des sels potassiques dans les cardiopathies.

2° **Purgatifs.** — Il faut encore chercher à diminuer l'abondance de la sérosité qui infiltre les tissus, en provoquant, à l'aide de purgatifs, une déperdition aqueuse par le tube intestinal. Déjà, à propos du régime des cardiaques, nous avons insisté sur la régularité nécessaire des garde-robes, et dans le but de l'obtenir nous avons conseillé les eaux minérales purgatives et les purgatifs salins, tels que les sels de magnésie, le sulfate de soude, le sel de Seignette, etc. Mais chez les cardiaques asystoliques, ces moyens sont insuffisants; ce n'est plus aux purgatifs doux qu'il faut s'adresser, mais aux drastiques

qui seuls peuvent provoquer une sécrétion intestinale abondante; les plus employés sont le jalap
et la scammonée.

La racine de *jalap* peut être prescrite en paquets
ou en cachets à la dose de 30 à 50 centigrammes.
Assez souvent on l'associe à la poudre de scammonée, soit sous forme solide, dans un cachet contenant de 30 à 50 centigrammes de chaque substance,
soit encore sous la forme liquide désignée sous le
nom de teinture de jalap composée, ou plus souvent
d'*eau-de-vie allemande*, qui est une macération alcoolique de ces deux drastiques et d'un troisième, la
racine de turbith végétal. L'eau-de-vie allemande se
prescrit à la dose de 10 à 20 grammes; lorsqu'on
veut en augmenter l'action, on y ajoute quelquefois
du nerprun, purgatif hydragogue qu'on prescrit sous
forme de sirop (20 à 30 grammes), et le tout est pris
dans une tasse de tilleul, le matin, à jeun. Cette teinture de jalap composée est d'une grande énergie,
mais elle est d'une saveur fort désagréable ; de plus,
elle provoque assez souvent de vives coliques intestinales.

La *scammonée* peut encore se prescrire seule à la
dose de 30 à 60 centigrammes, ou associée au calomel, à la dose de 25 à 30 centigrammes de chaque,
et on donne le tout dans une tasse de lait.

Une autre préparation, dans laquelle entrent également le jalap et la scammonée, est connue sous le
nom d'*électuaire* de Cruveilhier. Ces deux drastiques
y sont incorporés avec du séné et de la gomme-gutte,
dans un mélange semi-liquide de miel et de sirop de
nerprun. On en prend une cuiller à café le matin.

La racine de *turbith* (convolvulacées) est un purgatif drastique qu'on pourrait prescrire en poudre à

la dose de 25 centigrammes, ou encore en infusion : 4 grammes pour un litre d'eau; elle est d'un usage peu répandu.

La *gomme-gutte* et la *coloquinte* sont peu employées à cause de leur violence; associées à l'aloès en parties égales (1 gramme) et à l'extrait de jusquiame (25 centigrammes) pour 20 pilules, elles forment une préparation que Trousseau recommandait volontiers à la dose d'une pilule à prendre le soir.

Quel que soit le drastique choisi, il faut ne le donner qu'avec ménagement, car l'action énergique de ces purgatifs produit quelquefois une vive irritation du tube digestif qui peut devenir une complication véritable.

3° **Décharge cutanée.** — On a songé encore à diminuer l'infiltration œdémateuse des membres en agissant directement sur la peau.

Le *massage* des membres a été employé avec quelque succès; il doit être pratiqué sans violence, de peur de provoquer des érythèmes et des excoriations aux membres infiltrés; les manipulations seront faites dans le sens de la circulation veineuse.

On a employé également les *onctions* sur la peau œdématiée, avec un liniment composé de teinture de digitale et de teinture de scille; on pensait réveiller ainsi l'action des vaisseaux périphériques et provoquer une diurèse suffisante, d'où diminution de la masse liquide infiltrée. C'est un moyen infidèle.

Mais plus souvent on cherche à provoquer une spoliation séreuse à travers la peau elle-même; dans quelques cas, d'ailleurs, le phénomène s'établit spontanément. En effet, chez certains malades, la peau des membres, rosée, lisse et brillante, distendue à l'excès et prête à se rompre, se recouvre d'un suintement liquide, qui s'établit à travers des gerçures, des éraillures multiples. Ce que la nature indique elle-même, nous l'obtenons par les *piqûres*, les *mouchetures au thermocautère*, la ponction *capillaire*, et la *résication*.

Les *piqûres* sont pratiquées, non avec la lancette ou le bistouri qui font de trop grandes ouvertures favorisant les infections, les érysipèles et le sphacèle, mais avec une aiguille fine, flambée à la lampe et qu'on fait pénétrer de 1 à 3 centimètres. Les régions choisies pour les piqûres seront de préférence la région tarsienne, la région supérieure et la face externe de la jambe, et la région externe des cuisses ; on les pratiquera surtout vers les parties déclives, mais on évitera les parties postérieures où la cicatrisation serait impossible. Le scrotum est parfois distendu d'une façon considérable, de même le fourreau de la verge, et cela à un point tel que le gland est caché, l'ouverture du méat recouverte par des bourrelets œdémateux ; le malade éprouve alors une véritable difficulté pour uriner. Dans ce cas, les piqûres seront pratiquées sur le scrotum à 1 ou 2 centimètres du raphé médian, et à l'opposé de la région des bourses qui repose sur le lit. Pour faciliter l'écoulement du liquide, le malade devra garder la position assise dans le lit, ou en cas d'impossibilité, il sera assis sur un matelas dont une partie est relevée derrière lui en forme de dossier, les jambes à peu près pendantes, hors du lit.

Dès que la piqûre est faite, on voit sourdre le liquide, qui s'écoule goutte à goutte d'une façon continue, et la quantité ainsi évacuée jour et nuit est quelquefois de plusieurs litres dans les 24 heures. Assez souvent l'écoulement s'arrête au bout de 24 à

36 heures, parce que la sérosité s'est coagulée ; on
peut alors renouveler ces piqûres, sans toutefois
le faire trop souvent, car le liquide évacué appelle une nouvelle production de liquide, cause
d'épuisement profond pour le malade. Ce procédé
rend de signalés services, surtout s'il n'est pas pratiqué à des périodes trop avancées de la maladie ; il
a cependant des inconvénients fort sérieux. D'abord,
par suite de l'écoulement incessant de la sérosité,
les draps du malade sont sans cesse mouillés, et
cette humidité constante, très désagréable au malade, est une cause d'irritation pour la peau œdématiée qui macère incessamment dans ce milieu
humide, d'où des érythèmes, des écorchures très
rebelles, qui se produisent au moindre frottement
des draps. De plus, ces piqûres, quoique pratiquées
avec toutes les précautions voulues, peuvent devenir
le point de départ de lymphangites, d'érysipèles, de
phlegmons et même de sphacèle. On recommandera,
pour se mettre à l'abri de ces accidents, de renouveler très fréquemment les alèzes, de tenir du linge
sec sous les membres, ou bien d'y placer de la toile
de caoutchouc. Des poudres isolantes (fécule, amidon, talc de Venise, lycopode, quinquina, etc., seront
disposées en couche épaisse sous le siège du malade,
et recouvriront les parties érythémateuses.

Pour éviter ces différentes complications, on remplace quelquefois les piqûres pratiquées avec l'aiguille, par des *mouchetures* ou même de petites
incisions des tissus œdématiés, avec la pointe ou
le couteau du *thermocautère* chauffé au rouge
blanc.

On a proposé encore, pour empêcher le contact
permanent de la peau infiltrée avec la sérosité des

mouchetures, de faire sur les régions malades de petites *ponctions capillaires*. Pour cela, on introduit sous la peau un petit trocart muni d'une canule en argent, percée de trous latéraux, longue de 2 centimètres, et dont l'extrémité libre est engainée dans un tube de caoutchouc qui va porter dans un vase le liquide recueilli par la ponction. D'après Southey (*Associat. franc. Avanc. Scienc.* Le Havre, 1877) qui a proposé ce moyen, la douleur serait moindre que celle provoquée par les piqûres, l'écoulement serait plus abondant et plus rapide : enfin, la propreté en est parfaite, et n'expose point aux complications d'érythème ou de sphacèle. Ce moyen paraît bon, en effet, quand le malade est docile, mais s'il remue, le tube de caoutchouc se détache de la canule et le liquide baigne les draps.

Trousseau avait proposé autrefois de remplacer les piqûres par des *frictions énergiques* avec l'huile de croton, pratiquées sur les deux jambes jusqu'au tiers supérieur des cuisses. Celles-ci provoquent, en effet, une *vésication* très marquée, suivie d'évacuation séreuse très abondante, mais cette médication est douloureuse et peut produire d'énormes plaques de sphacèle ; c'est une méthode qu'il faut complètement abandonner.

Il en est de même de certains moyens pour provoquer artificiellement la sudation : les bains de vapeur, le jaborandi ou les injections sous-cutanées de pilocarpine ; tous ces procédés sont à rejeter.

En résumé, les piqûres avec l'aiguille aseptique et les incisions superficielles au thermocautère sont les meilleurs moyens de provoquer une décharge séreuse par la peau.

Traitement des épanchements des cavités séreuses

Lorsqu'il s'est produit dans la plèvre un hydro-thorax abondant, il devient une gêne nouvelle pour le cœur et les organes respiratoires ; le mieux est donc de l'évacuer, sans attendre, par la thoracen-tèse.

Si l'épanchement est moyen, ou même de petite quantité, plusieurs auteurs conseillent encore de procéder à l'évacuation immédiate; il arrive souvent, en effet, dans les cardiopathies compliquées d'hydro-thorax que les médicaments cardiaques restés d'abord inefficaces reprennent toute leur action par le fait même de la soustraction du liquide pleural, *véritable barrage local*, comme disait Peter, même en petite quantité.

Dans l'ascite par cirrhose atrophique du foie, l'obstacle reste permanent, quoi qu'on fasse ; après la ponction, la sérosité se reproduit presque toujours, et la répétition des paracentèses, véritables saignées blanches, ne fait qu'épuiser rapidement le malade ; aussi la règle est-elle de s'abstenir le plus long-temps possible et de ne ponctionner que lorsque le malade ne peut plus attendre. Au contraire, dans l'ascite par cirrhose du foie d'origine cardiaque, due en dernière analyse à la « congestion méca-nique des veines sus-hépatiques », il faut avant tout modifier la circulation de la veine cave, dimi-nuer par suite la stase des veines sus-hépatiques et modifier ainsi la circulation du système de la veine porte. C'est pourquoi, si le malade n'est point arrivé à la période extrême (*cachexie cardiaque*), si l'œdème des membres inférieurs est peu accusé, et au contraire l'ascite abondante, il faut ponctionner et débarrasser

les malades d'un épanchement qui gêne la fonction
du diaphragme et augmente ainsi les troubles de la
circulation.

d) Traitement des congestions viscérales.

Congestion pulmonaire. — C'est sur le poumon, placé directement entre les deux cœurs, que
retentissent en général les premiers troubles fonctionnels des cardiopathies ; les maladies mitrales
sont plus spécialement exposées à ces complications.
Il y a lieu de faire une distinction importante, entre
les divers processus congestifs qui se produisent
vers le poumon, dans le cours des maladies organiques du cœur.

Dans l'*artério-sclérose*, chez les malades atteints de
myocardite dystrophique par endartérite oblitérante, ou encore dans la variété dite hypertrophique
(Rigal et Juhel-Renoy), on observe fréquemment de
véritables crises de congestion pulmonaire, survenant par poussées successives, brusques, mobiles,
affectant le plus souvent un seul poumon.

Dans les *maladies aortiques* (Lasègue, 1884), la
congestion pulmonaire est souvent une fluxion
active, hypérémique, reconnaissant pour cause un
excès d'activité du cœur gauche : c'est une congestion à forme artérielle, active, à crises souvent
d'une grande violence.

Dans les *maladies mitrales*, au contraire, la congestion pulmonaire relève de la stase veineuse, conséquence du trouble mécanique apporté à la circulation ; elle est bilatérale, passive, et caractérisée par
de la submatité, des râles sous-crépitants fins aux
bases, dus en partie à l'œdème pulmonaire concomi-

lant, de la toux, de l'expectoration blanchâtre, mousseuse, un peu adhérente et quelquefois teintée très légèrement de sang. Sa marche est lente, progressive, sans accès, accompagnée de dyspnée graduelle diurne, mais exagérée par le moindre effort. C'est cette congestion œdémateuse, par stase, des mitraux que nous avons en vue ici pour l'instant; l'œdème congestif aigu des aortiques sera étudié ultérieurement (*voir p.* 340).

Les moyens dont nous disposons pour la combattre sont assez nombreux ; ils comprennent un traitement externe et une médication interne.

a) Le *traitement externe* comprend les rubéfiants et les révulsifs habituels. On conseillera de préférence les *ventouses sèches*, moyen énergique excellent qu'on peut appliquer rapidement sur le dos ou la partie antérieure de la poitrine, sans fatigue et sans douleur pour le malade. On les renouvellera fréquemment, si cela est nécessaire, au nombre de 30 à 50 chaque fois, et on aura soin de ne pas les laisser en place plus de cinq à dix minutes, et de ne point les appliquer sur les parties œdémateuses, où elles produiraient des phlyctènes douloureuses. A défaut de ventouses, on peut prescrire de larges *cataplasmes sinapisés* pendant une demi-heure à trois quarts d'heure, appliqués en arrière, sur le dos, à la partie inférieure de préférence, ou le long de la paroi axillaire. Ce moyen est bien préférable aux sinapismes simples, dont l'action irritante sur la peau est très rapide et dont l'effet ne dure guère ; les cataplasmes sinapisés, au contraire, agissent plus lentement, sont bien supportés par les malades et les effets sont plus durables. On peut les renouveler plusieurs jours de suite, mais sans les appliquer à la même place. Si

les phénomènes congestifs ne se sont point amendés
avec ces moyens, on peut recourir aux *pointes de
feu*, sous forme de mouchetures nombreuses pratiquées rapidement avec la pointe du thermocautère,
par séances plus ou moins rapprochées. Enfin il faut
en arriver parfois à l'emploi des *vésicatoires*, de
grandeur moyenne, de 10 à 12 centimètres carrés
environ, et qu'on laissera en place six à huit heures
environ, en ayant soin, après avoir lavé au savon la
peau du malade, d'interposer entre celle-ci et la surface vésicante un papier de soie, ou mieux un papier
huilé; on évite ainsi que des fragments de l'emplâtre,
détachés du vésicatoire, continuent l'effet vésicant.
Pour éviter l'action fâcheuse du cantharidisme, on
recouvrira le vésicatoire d'une large couche de
camphre; si, malgré tout, il se produisait du ténesme
vésical, on y remédierait par un lavement d'eau
tiède additionnée de dix à douze gouttes de laudanum
de Sydenham, ou encore par de larges cataplasmes
très chauds, arrosés également de laudanum, placés
sur le bas-ventre.

Lorsque le malade est capable de marcher et de
sortir un peu, quelques cliniciens conseillent, contre
ces congestions pulmonaires des affections mitrales,
l'emploi du *bain d'air comprimé*. La compression initiale devra s'opérer lentement, ne pas dépasser une
demi-atmosphère au-dessus de la pression atmosphérique; la séance durera une heure environ et se ter-
minera par une décompression lente. Au sortir de la
cloche, les malades éprouvent une sensation de froid,
dont ils doivent être prévenus d'avance, pour qu'ils
se couvrent en conséquence. Ce traitement, soit
en comprimant et en déplissant les vésicules pulmonaires, soit par action chimique en fournissant à l'hé-

matose une plus grande quantité d'oxygène sous un même volume, ou par cette double action, « combat efficacement les congestions pulmonaires chroniques » (Peter) des cardiaques. Sans nier les heureux effets de ce traitement, je ne saurais le conseiller d'une façon ferme ; peut-être pourrait-on en réserver l'emploi pour les congestions pulmonaires qui surviennent passagèrement dans le cours de la période hyposystolique, mais, en tous cas, on ne saurait y songer pour les asystoliques, qui tous d'ailleurs sont alités ou non transportables.

b) La *médication interne* comprend surtout les expectorants et les balsamiques. Chez les individus jeunes, on peut prescrire, au début, l'ipécacuanha à la dose de 1 gramme à 1 gr. 50, qui aide l'expectoration en provoquant des efforts musculaires qui compriment le poumon, « comme on ferait d'une éponge », et en chassant ainsi le sang. On sait, en effet, que chez les animaux qu'il empoisonnait expérimentalement par l'émétine, Pécholier a trouvé les poumons exsangues. Chez les gens âgés on ne prescrira guère ce moyen, car les efforts violents du vomissement peuvent exposer les vieillards à des ruptures vasculaires intracérébrales.

Dans le but de *modifier la sécrétion bronchique*, on peut prescrire avec avantage le kermès à une petite dose (5 centigrammes) ; l'oxyde blanc d'antimoine (1 à 4 grammes) peut-être moins actif ; la gomme ammoniaque à la dose de 50 centigrammes à 1 gramme, dans une potion de 100 grammes, dont l'action anticatarrhale et expectorante, sans être considérable, peut être utile cependant. Dans le même but, on conseillera encore les balsamiques, les baumes de tolu, du Pérou, la térébenthine, le

goudron, les bourgeons de sapin, le benjoin, etc.
Le baume de tolu est prescrit directement à la dose
de 50 centigrammes à 2 grammes dans une potion
gommeuse de 120 grammes, ou sous forme de sirop
(30 à 50 grammes), ou de pastilles, une vingtaine par
jour. On l'associe encore dans un julep, en parties
égales (30 à 50 grammes) au sirop de térébenthine.
Le baume du Pérou, liquide aromatique d'un brun
foncé, est prescrit en potion ou en pilules à la dose
de 1 à 2 grammes. On recommandera la térébenthine, principalement sous forme de sirop, à la dose
de 50 à 100 grammes, ou en pilules de 20 centigrammes : 4 à 10 jour. Le goudron végétal, dit en-
ore goudron de Norvège, obtenu par la combustion
du pin maritime, est ordonné sous forme de boisson
aqueuse (5 grammes pour 1 litre), de sirop ou de
capsules de 10 centigrammes (3 à 6 par jour). Les
bourgeons de sapin s'emploient en décoction (8 à
15 grammes pour 1 litre d'eau) ou en sirop. Le benjoin est prescrit rarement en nature ; on lui préférera
l'acide benzoïque à la dose de 50 centigrammes à
1 gramme, ou encore le benzoate de soude à la même
dose. Ce traitement balsamique se trouve résumé
dans les pilules de Morton (gomme ammoniaque, benjoin, baume de tolu, safran) dont on donnera 2 à 5 pilules de 20 centigrammes par jour. Chez ces malades,
on pourra encore, suivant le conseil de Peter, recommander, comme adjuvant léger, des inhalations de sel
volatil anglais (ammoniaque, carbonate d'ammoniaque et essences odoriférantes; ou, suivant une
formule plus simple, une petite éponge avec de
l'acide acétique glacial) qui provoquent de fortes
inspirations, et par là décongestionnent les vésicules pulmonaires en les déplissant puissamment.

C'est encore comme auxiliaire précieux qu'on recommandera les inhalations d'oxygène; leur emploi est d'autant plus indiqué que le plus grand nombre des malades asystoliques ont de l'albumine dans les urines et des altérations rénales plus ou moins profondes; par suite, la dypsnée cardiaque se complique de dypsnée urémique qui réclame les inhalations d'oxygène.

Quelquefois, chez les asystoliques par maladie mitrale, l'*expectoration* est teintée de sang; si celui-ci est peu abondant, le traitement ne présente aucune indication spéciale; dans le cas contraire, on aura recours aux révulsifs cutanés, et on donnera à l'intérieur les astringents, l'ipécacuanha, l'ergot de seigle, l'ergotine ou mieux l'ergotinine suivant les formules indiquées (*voir p.* 156).

La *toux* est un accident qui manque rarement, et devient parfois une complication réelle. On la combattra par certaines préparations calmantes qui renferment de l'opium à faible dose, car il faut, dans les affections mitrales, éviter les doses fortes d'opium; on donnera le sirop diacode ou sirop d'opium faible (20 grammes représentent 1 centigramme d'extrait d'opium), ou même le sirop thébaïque (20 grammes représentent 4 centigrammes d'extrait d'opium) ou encore le sirop de codéine du *Codex* à la dose de 20 grammes, et on les prescrira dans une potion de 120 grammes. Si l'on préfère les préparations solides, on peut donner une pilule de cynoglosse de 20 centigrammes, laquelle renferme 2 centigrammes d'opium et la même dose de poudre de jusquiame. Enfin d'autres médications : l'eau distillée de laurier-cerise (4 à 12 grammes), l'alcoolature de racines d'aconit (20 gouttes en vingt-quatre heures), la teinture de belladone, pourront être utilisés en pareille circonstance.

Le traitement que nous venons d'indiquer convient aux formes habituelles, moyennes, de la *congestion* pulmonaire *passive* des cardiaques, mais elle serait insuffisante dans certains cas graves d'emblée avec cyanose, pouls imperceptible, orthopnée, menace d'asphyxie. Ici, il faut agir vite en produisant une déplétion du système vasculaire, non par des *ventouses scarifiées* qui seraient insuffisantes et répondent peut-être mieux, en général, aux poussées congestives hypérémiques qu'aux congestions mécaniques par stase, mais en pratiquant une *saignée* de 200 à 300 grammes. Celle-ci terminée, le malade éprouve généralement du bien-être, le pouls reprend de la vigueur, et la respiration devient plus aisée. Le lendemain de cette déplétion veineuse, ou les jours suivants, on pourra donner alors de la *digitale*, et si le cœur ne répond qu'imparfaitement à son action, il faudra prescrire la *caféine*. L'intervention de la saignée est d'autant mieux justifiée en pareille circonstance que les cardiaques, à cette période, présentent presque tous des signes d'urémie plus ou moins marquée.

Congestion du foie. Foie cardiaque. — La congestion hépatique est très fréquente dans la période troublée des maladies du cœur et dans l'asystolie. Le plus souvent, c'est le poumon qui ouvre la scène et le foie qui suit; mais quelquefois, alors que le poumon est à peine atteint, on observe au contraire des signes très nets de congestion hépatique. En pareille circonstance, on trouve presque toujours chez le malade des causes individuelles qui prédisposent à cette congestion prédominante du foie, dont la plus fréquente est l'alcoolisme.

La congestion du foie chez les cardiaques se manifeste de deux façons : dans des cas nombreux, elle
est découverte seulement par la palpation de l'abdomen, sans que le malade ait éprouvé jusqu'alors
aucune gêne de ce côté ; tout au plus accuse-t-il un peu
d'endolorissement au niveau de l'hypochondre droit
au moment de la palpation. Dans d'autres circonstances, les signes sont plus nets : le patient se plaint
de pesanteur, de gêne douloureuse dans la région
hépatique ; il existe, en même temps, un peu de
subictère appréciable aux sclérotiques, et dans l'u-
rine, de coloration brun foncé, on note la présence
de pigments décelés par le réactif de Gmelin.
La percussion et surtout la palpation montrent
que le foie est gros et dépasse le rebord costal de plusieurs centimètres. A une période plus
avancée des cardiopathies, il peut se produire, non
plus de la congestion simple, mais de la cirrhose
hépatique d'origine cardiaque, avec ou sans poussées
légères, et toujours subaiguës, de périhépatite ; il
n'est pas rare alors de constater la présence d'une
ascite concomitante.

Les troubles fonctionnels de cette congestion hépatique, peuvent être nuls ou perdus dans l'ensemble
symptomatique de la cardiopathie ; quelquefois cependant ils se manifestent par des troubles digestifs
variés : digestions laborieuses, nausées, vomissements bilieux, etc.

Dans les cas de gêne douloureuse accentuée, on
pourra, chez les malades non cachectiques, appliquer
au niveau du foie, quelques sangsues, ou mieux
quelques ventouses scarifiées ; le plus souvent cependant on pourra s'en tenir aux vésicatoires, aux

pointes de feu répétées à plusieurs reprises. En même temps on donnera à l'intérieur des préparations mercurielles : le calomel (10 à 20 centigrammes en 3 ou 4 paquets), les pilules bleues (mercure éteint; dose : 1 à 3), les pilules de Belloste (mercure, aloès, scammonée et jusquiame), à la dose de 1 à 3 dans les vingt-quatre heures ; ces préparations pourront être répétées plusieurs jours de suite, et pour combattre l'hydrargyrisme qui pourrait en résulter, on joindra aux prescriptions, le chlorate de potasse. Ces préparations, et en particulier le calomel, ne sont point cholagogues, comme on l'a dit. Ce dernier cependant facilite l'excrétion biliaire, l'exagère même, par son action péristaltique sur l'intestin.

Le podophyllin, les purgations salines au sulfate de soude ou de magnésie, les eaux purgatives de Montmirail, de Pullna, de Miers, sont d'un utile secours, de même que les lavements quotidiens d'eau bouillie et refroidie, qui provoquent des selles bilieuses et décongestionnent le foie.

Quant à l'ascite qui peut survenir à la suite de la *cirrhose cardiaque*, nous avons indiqué déjà la conduite à tenir en pareil cas.

Outre l'augmentation de volume du foie, décelée par la palpation, on perçoit encore quelquefois à la main, au niveau du foie des cardiaques, des battements isochrones au pouls radial et au pouls veineux vrai des jugulaires ; ils sont l'indice d'une insuffisance de la valvule tricuspide, qui réclame un traitement que nous indiquerons ultérieurement.

Estomac cardiaque. — La stase sanguine qui accompagne l'hyposystolie, et surtout la période asystolique, se fait sentir sur l'estomac comme sur les autres viscères ; elle produit des perturbations sur la nutrition de ses parois ; par suite, la sécrétion gastrique se trouve altérée, et des troubles dyspeptiques en sont la conséquence. Mais comme ces troubles s'observent également dans le cours des affections aortiques, encore qu'ils reconnaissent là un autre mécanisme, nous en renvoyons la description et le traitement au chapitre dans lequel sera étudiée la thérapeutique des dyspepsies cardiaques (*voir p.* 353).

Congestion rénale. — Le rein participe également aux phénomènes de congestion passive qui se montrent dès que la compensation est rompue. Au début, les accidents se manifestent par la diminution des urines, mais la congestion n'est point la cause unique de cette diminution, qui s'explique surtout par la présence de l'infiltration œdémateuse des extrémités. Les malades retiennent dans leurs tissus l'eau de l'urine, ce qui a permis de dire « qu'ils n'urinent point parce qu'ils sont hydropiques ». Pour favoriser cette diurèse, c'est à la digitale ou à la caféine qu'il faut s'adresser de préférence, associées au régime lacté ; les autres diurétiques, théobromine, scille, etc., peuvent être utiles également.

Mais le véritable signe de la congestion rénale, c'est la présence de l'albumine dans les urines ; en faible quantité en général, du moins au début, elle peut devenir ultérieurement très abondante ; la congestion rénale n'est alors qu'un acheminement à la néphrite. Le traitement de la congestion rénale d'origine cardiaque (*rein cardiaque*) consiste dans la révulsion locale : cataplasmes sinapisés, ventouses sèches ou même scarifiés (ces dernières en petit nombre, et seulement dans les cas où il n'existe point d'œdème de la région lombaire), des badigeonnages de teinture d'iode, application de coton iodé, des pointes de feu en séries, etc. L'emploi des vésicatoires est contre-indiqué, à cause de l'action fâcheuse de la poudre de cantharide sur le rein. A l'intérieur, on donnera les diurétiques : la digitale, mais il faudra en surveiller attentivement l'action et la tolérance par l'organisme et de plus, en cas d'albumine très abondante, la supprimer ou ne la donner que pendant un temps assez court ; on prescrira encore avec succès, la caféine, la scille, la théobromine, les tisanes diurétiques : queues de cerises, uva-ursi, chiendent, fleurs de genêt, feuilles de bouleau, etc., et par-dessus tout, le régime lacté exclusif. Plus tard ce régime sévère pourra être modifié progressivement : dix à douze jours de lait seront suivis d'une période équivalente de régime végétal, de lait en boisson ou en potages ; plus tard on ajoutera les viandes blanches, les œufs en petite quantité, mais on s'abstiendra rigoureusement de vin, de viandes brunes, de poisson et de pain. Si le lait ne peut plus être supporté, on le supprimera de suite à cette période, de façon à pouvoir le reprendre intégralement à une époque ultérieure ; la boisson consistera alors en eaux minérales de table, surtout les eaux non gazeuses d'Alet, d'Evian, aiguisées d'un peu de vin blanc très léger.

D'autres moyens ont été employés quelquefois pour combattre l'albuminurie, mais leur action est bien effacée auprès de celle du régime lacté. Parmi les plus employés, citons le tannin ou mieux l'acide gallique en potion ou en pilules à la dose d'un gramme par jour en moyenne ; on a vanté récemment le lactate de strontium : 4 à 6 grammes en moyenne ; je l'ai expérimenté souvent ; toujours j'ai trouvé son action infidèle et surtout non durable.

Enfin, à des périodes plus avancées dans le processus, si on est amené à reconnaître l'existence d'une néphrite, on tirera quelque profit de la médication iodurée.

Encéphalopathies. — Les phénomènes de stase sanguine et de suffusion séreuse vers l'encéphale se manifestent par un état de somnolence, de torpeur ou même de demi-coma plus ou moins accentué; le malade semble indifférent à tout ce qui l'entoure et ses réponses sont lentes, mais l'intelligence reste intacte. Toutefois, dans quelques circonstances, les accidents ont pris un caractère plus grave et quelques auteurs, Corvisart, Raynaud, Peter et d'autres, ont vu des cas de délire avec excitation maniaque. Limbo, dans une thèse (1878) que nous avons signalée déjà, a résumé quelques-uns de ces faits d'encéphalopathie cardiaque qui se sont augmentés depuis, de quelques cas intéressants (Parant, *Ann. Méd. psych.*, 1889; Fauconneau, 1890, etc.). On a observé ainsi du délire, des hallucinations nocturnes, des accès de manie, des impulsions, et même du délire de persécution. Ces accidents peuvent d'ailleurs se montrer en dehors des phases asystoliques, ne se manifestent guère que chez les sujets prédisposés, individuellement, ou par l'hérédité névropathique.

Contre ces troubles de congestion passive de l'encéphale, on se gardera de conseiller l'opium ou ses dérivés qui aggraveraient le processus congestif : c'est aux *bromures alcalins* qu'il faudra s'adresser. Ceux-ci agissent sur les centres nerveux, décongestionnent l'encéphale et produisent de l'hypnose; le sommeil n'apparaît guère d'ailleurs que trois ou quatre heures après l'ingestion du médicament. Sous l'influence du bromure de sodium (2 à 4 grammes) les accidents s'amendent, et le malade peut compter

sur plusieurs heures de bon sommeil; mais pour
que cette action sédative persiste, il faut prolonger
l'usage des bromures alcalins pendant deux semaines au moins, et y revenir si cela est nécessaire.

L'*hydrate de chloral* (1 à 2 grammes en moyenne) rendra encore de signalés services dans l'insomnie des
affections mitrales; on l'a associé quelquefois avec
un certain succès, aux bromures : on formule par
exemple : bromure de sodium, 2 à 3 grammes;
hydrate de chloral, 1 gramme. Cependant, il est
important de savoir que le chloral de même que le
bromure ne doivent être prescrits que pendant la
période hyposystolique et dans quelques cas d'asystolie passagère. Lorsque celle-ci, définitive, est
arrivée à la cardioplégie, ces deux agents sont contre-
indiqués à cause de leur action paralysante et de
l'affaiblissement des contractions cardiaques qu'ils
produisent. On pourrait recourir alors au *trional* au
sulfonal (0,75 centigrammes à 1 gramme). Celui-ci
est un assez bon hypnotique, mais le sommeil ne
survient qu'au bout d'une heure et demie à deux
heures et se continue pendant six heures environ, et
il n'est pas rare qu'il se poursuive le lendemain
pendant une partie de la journée. Cependant le
sommeil n'est point calme et est souvent entrecoupé
de soupirs; toutefois le malade ne souffre pas,
et le cœur en général n'est point troublé; dans
quelques cas, néanmoins, il faiblit un peu, et le
pouls s'accélère tout en diminuant d'amplitude. Il
ne faut donc pas, dans les maladies organiques du
cœur, prolonger trop longtemps l'administration du
sulfonal; il y a même avantage à ne point le prescrire
aux artérioscléreux (Scheney, 1888).

D'autres préparations peuvent être employées dans

les congestions encéphaliques d'origine mitrale :
l'*hypnal*, à la dose de 1 gramme dans un demi-verre
d'eau, car il n'a pas de saveur mauvaise ; l'*uréthane*,
à la dose de 0,50 centigrammes à 2 grammes, en
solution aqueuse, aromatisée d'un peu d'eau de
fleurs d'oranger ; le *bromidia* (bromure de potassium et
chloral : àà 1 gramme ; extrait de chanvre indien et
extrait de jusquiame : àà 1 centigramme), à la dose
d'une à trois cuillerées à café, dans un peu d'eau
sucrée. La *paraldéhyde* est d'une action variable : son
action est lente et souvent instable ; elle agit, a-t-on
dit, de la même façon que le chloral, mais sans produire de dépression vasculaire. Elle se prescrit à la
dose de 2 à 4 grammes à prendre en une fois. Les
malades la refusent quelquefois à cause de sa saveur
désagréable et de l'odeur qu'ils exhalent par le poumon, après absorption. Pour la faire tolérer, on
pourra la donner avec du sirop de groseille ou d'é-
corce d'oranges amères, ou additionnée de sirop de
menthe. On peut encore la prescrire dans une
potion de 100 grammes, édulcorée de sirop de
laurier-cerise, et additionnée d'une douzaine de
gouttes de teinture de vanille (Yvon) ; on l'a donnée
également en lavement (5 pour 20) et en injection
hypodermique ; c'est, en somme, un médicament d'action incertaine. On a proposé encore le *chloralose*
(glucose et chloral) à la dose de 0,05 à 0,10 centigrammes. Ces faibles doses ne doivent pas être
dépassées, car, au delà, l'administration du chloralose a été suivie d'accidents graves : convulsions,
collapsus, refroidissement (Rendu).

Lorsque les signes de congestion cérébrale sont
très accusés et coïncident avec un état de stase considérable étendu à la plupart des viscères, une émis-

sion sanguine, surtout une saignée un peu copieuse, pourra être nécessaire avant toute autre médication.

Dermopathies. — Les extrémités, surtout au niveau des membres inférieurs, outre qu'elles sont le plus souvent infiltrées, sont aussi le siège habituel de rougeurs, d'érythèmes eczémateux, et quelquefois de fissures, d'excoriations fréquemment accompagnées de prurit. On conseillera des lotions émollientes ou boriquées chaudes, une pommade à base d'axonge benzoïnée ou mieux de vaseline boriquée, ou de lanoline additionnées d'oxyde de zinc, étalée sur la peau et recouverte ensuite d'une couche mince de poudre d'amidon.

D'autres malades se trouveront mieux de l'abstention des corps gras; on recommandera alors de saupoudrer la peau avec un peu de poudre de quinquina, de poudre de talc de Venise, ou plus simplement encore de poudre d'amidon et d'oxyde de zinc mélangées en parties variables.

e) Traitement des troubles nerveux.

Il n'y a pas que les malades atteints de *fausses cardiopathies* (palpitations nerveuses, pseudo-angine de poitrine, etc.) qui soient sujets à des troubles nerveux, fréquents et de toute espèce, les sujets porteurs d'une *affection organique* du cœur présentent aussi des manifestations névropathiques importantes. On connait par exemple les rapports fréquents de l'*hystérie* et du *rétrécissement mitral* (Potain, Armaingaud, Giraudeau).

Mais on peut encore rencontrer des *paralysies* dans le cours des cardiopathies. Ces paralysies sont de deux sortes : les unes, *durables*, sont produites par *embolie* ou par *hémorrhagie cérébrales*, ce sont les plus fréquentes; les autres, moins connues, sont des paralysies *transitoires*. Celles-ci peuvent être rapportées simplement à l'*hystérie*. Dans d'autres cas, ces paralysies seraient *d'origine toxique* (Achard, Lévi, 1897), par stase sanguine dans le foie, et défaut de dépuration par le rein cardiaque ; en somme, produites par *hépato-toxémie*. Ces paralysies passagères affecteraient surtout, si l'on en croit ces auteurs, le type de la paralysie faciale isolée, ou de la paralysie faciale périphérique avec hémiplégie alterne. Il s'agit en réalité plutôt de parésie que de paralysie, et la durée varie de quelques heures à plusieurs jours.

Le traitement de ces paralysies transitoires réclame les antispasmodiques, les frictions stimulantes; celui des paralysies avec lésion centrale se confond en partie avec celui de l'embolie ou de l'hémorrhagie cérébrales.

f) Traitement des inflammations.

Celles-ci présentent rarement le caractère nettement aigu des phlegmasies franches; presque toujours leur marche est subaiguë, sans réaction fébrile nette. D'autres fois leur évolution est réellement torpide, leur durée longue, avec une certaine tendance à la chronicité.

La *pneumonie lobaire*, fibrineuse, aiguë est rare; elle survient comme maladie infectieuse intercurrente, sans rapports étroits avec la cardiopathie; au contraire, la *bronchite* et la *bronchopneumonie*, qui relèvent directement de l'affection du cœur, sont plus communément observées.

La *bronchite* est très fréquente, surtout dans le cours des affections mitrales; elle est plus rare et à marche plus lente, dans les altérations aortiques. Mais c'est dans le cours du rétrécissement mitral qu'on l'observe de préférence ; les malades en effet sont souvent très sensibles aux causes, même légères, de refroidissement : la toux est fréquente, la dyspnée, parfois assez vive, s'accompagne d'une expectoration filante, aérée, mousseuse, quelquefois légèrement striée de sang, caractéristique d'une congestion bronchique. L'auscultation dénote des ronchus et des râles sibilants disséminés, et des foyers de râles sous-crépitants fins qui peuvent se cantonner en des régions diverses, quelquefois dans la fosse sous-claviculaire et faire croire facilement à des foyers de tuberculose. Contre ces poussées congestives, on aura recours à la révulsion locale, aux larges cataplasmes sinapisés, aux ventouses sèches répétées, aux pointes de feu et même aux petits vésicatoires. A l'intérieur, la codéine, le laurier-cerise sont les meilleurs agents à employer; on y joindra les expectorants et les balsamiques, suivant la posologie déjà indiquée (*voir p.* 317).

Comme ces poussées congestives ou ces inflammations bronchopulmonaires surviennent surtout chez les malades dont l'asthénie cardiaque est grande, on conseillera, en outre, une médication de soutien : les cordiaux, l'alcool, l'extrait mou de quinquina, les stimulants diffusibles : l'acétate d'ammoniaque, la liqueur d'Hoffmann, l'éther, les toniques du cœur, surtout la caféine, ou encore la spartéine, sont les agents les plus recommandables.

Dans quelques circonstances, la phlegmasie pulmonaire prend de suite les allures très graves d'une *bronchite capillaire*, d'un *catarrhe suffocant*. En ce cas, il faut agir vite et avec énergie : une saignée de 300 grammes au moins, suivie d'un vomitif et de révulsion énergique, sont les moyens qui s'imposent. Ces accidents sont plus fréquents à la suite des maladies aortiques qu'à la suite des affections mitrales ; ils constituent un des modes de la *dyspnée cardiaque* que nous étudierons ultérieurement (*voir p.* 338).

y) Traitement des hémorrhagies.

Ces hémorrhagies sont habituellement localisées à certaines muqueuses ou sur certains viscères, il est exceptionnel de voir se produire un processus hémorrhagique généralisé, sorte de purpura hemorrhagica.

Les hémorrhagies les plus fréquentes sont les hémoptysies (beaucoup plus rares chez les aortiques que dans les lésions mitrales), les crachats hémoptoïques de l'apoplexie pulmonaire (plus fréquents au contraire chez les aortiques que dans les maladies mitrales, d'après Bucquoy), l'épistaxis et les métrorrhagies (épitaxis utérine) ; ces dernières sont moins fréquentes ; plus rares encore sont les hématémèses et les hématuries.

Maurice Raynaud pense que ces hémorrhagies sont parfois d'une utilité réelle, en favorisant une déplétion sanguine qui conjure momentanément des accidents plus graves; mais, par leur abondance et leur répétition, elles constituent une complication sérieuse des maladies du cœur qu'il importe de conjurer.

Pour arrêter ces hémorrhagies et en empêcher le retour, on s'adressera surtout à l'ergot de seigle, aux injections sous-cutanées d'ergotine ou d'ergotinine, aux astringents, aux limonades minérales froides, à la décoction de térébenthine, aux liqueurs hémostatiques : eaux de Léchelle, de Tisserand, de Pagliari (eau, alun et benjoin), à la glace.

Suivant leur localisation, ces hémorrhagies réclament certains *soins spéciaux*. Contre les *hémoptysies*, les révulsifs sur le thorax et les extrémités, le séjour à l'air frais, la station assise immobile, le silence et le repos absolus. Contre l'*épistaxis*, le tamponnement simple antérieur, ou le tamponnement des orifices antérieur et postérieur, les injections intra-nasales avec une solution chaude d'antipyrine, les applications de glace à la nuque ; le perchlorure de fer *intus* et *extra*, malgré son usage traditionnel est peu recommandable, en général. Dans les *métrorrhagies*, le repos absolu dans le décubitus dorsal, les injections d'eau boriquée très chaude, l'hydrastis canadensis, le tamponnement, sont les moyens habituels préconisés avec succès.

Ces hémorrhagies peuvent se produire aussi pendant la *période d'hypersystolie :* on observe alors qu'elles coïncident avec un état passager d'excitation, d'éréthisme du cœur, avec battements violents, tumultueux, causé fréquemment par un repas trop copieux, le séjour dans un milieu confiné à température élevée (salle de fête, bal, théâtre), ou encore par un surcroît d'activité musculaire, une émotion vive, etc. Dans le premier cas, le calme, le séjour à l'air frais s'imposent de suite ; en outre, la digitale (teinture alcoolique), à cause de son action cardio-vasculaire, interviendra utilement dans le traitement de ces hémorrhagies. Chez les nerveux, les bromures, le valérianate d'ammoniaque, seront préférables pour amener la sédation du cœur.

h) Traitement de la gangrène.

Aux membres inférieurs, distendus par l'infiltration œdémateuse, la moindre écorchure, ou quelquefois les mouchetures pratiquées dans un but thérapeutique, peuvent entraîner le sphacèle ; c'est la *gangrène humaine*.

D'autre part, un fragment de végétation endocardique, un débris valvulaire, un caillot sanguin peuvent être entraînés par le torrent circulatoire et aller obturer un rameau artériel important. Quand le corps obturant occupe un des membres thoraciques, il se produit de la mortification au-dessous du point embolisé : c'est la *gangrène sèche*. Lorsque l'embolie siège dans le cerveau, elle entraîne le ramollissement cérébral du territoire vasculaire irrigué par l'artère obstruée.

La gangrène des membres sera traitée par l'enveloppement dans l'ouate hydrophile ou la flanelle, après pansement avec une poudre isolante : quinquina, amidon, talc, benjoin, ou mieux poudre d'iodoforme, de salol, etc. En outre, on s'efforcera de lutter contre le refroidissement et de stimuler la peau et la contractilité vasculaire. Pour cela on fait des frictions cutanées très légères, associées au massage local et à des liniments légèrement stimulants : baume de Fioravanti, teinture de noix vomique, etc.

L'antisepsie la plus rigoureuse doit présider à ces pansements ; on pourra, dans ce but, faire des lavages, ou des lotions avec des substances antiseptiques : l'acide borique, la liqueur de Van Swieten, la résorcine (2 0/0), etc.

Plus tard, lorsque les parties sphacélées se détachent, l'antisepsie doit être rigoureusement observée : on appliquera de la poudre de charbon de bois, de benjoin, de quinquina, de salol, de myrrhe, etc., et on enveloppera le membre dans l'ouate.

Les parties mortifiées pourront être encore enveloppées de bandes ou de compresses de gaze, imbibées de formol, d'eau boriquée, de solution de sublimé faible, additionnés de quelques gouttes d'essences odorantes de thym, de lavande, de verveine, de benjoin, etc., pour combattre l'odeur gangréneuse qui s'exhale des parties sphacélées.

B. — MALADIES AORTIQUES

Les considérations dans lesquelles nous sommes entré à propos des maladies mitrales, nous permettent d'être bref au sujet des maladies aortiques; car, si les œdèmes, les hydropisies, les congestions viscérales sont plus marqués, et surtout plus précoces dans les affections mitrales, il est évident que les maladies aortiques, à des stades avancés de leur évolution, présentent également les mêmes accidents, et par suite des indications thérapeutiques presque identiques. Nous n'insisterons donc ici que sur les particularités que présente le traitement des maladies aortiques.

Une conséquence des plus sérieuse des affections aortiques, c'est l'anémie qu'elles occasionnent; la pâleur généralisée, la décoloration des téguments sont si fréquentes qu'elles constituent l'*habitus*, le *facies aortique*. Cette anémie, en ce qui concerne le cerveau, donne lieu à des symptômes multiples dont les plus fréquents sont les céphalées, les vertiges, les éblouissements, les lipothymies ; d'après Peter, le vertige survient tout particulièrement le matin, lorsque le malade quitte son lit pour s'habiller ; il pourrait même se produire alors des attaques convulsives à type épileptiforme ; cette complication est tout au moins, à mon sens, fort rare. L'insomnie, par contre, est très fréquente.

On obtiendra surtout d'excellents résultats avec l'*opium* ou ses dérivés, pour calmer cette insomnie tenace des aortiques. En dehors de cet hypnotique, on pourrait, avant toute prescription, recourir à quelques moyens vulgaires, certaines infusions (tilleul, feuilles d'oranger), le lait chaud, et surtout la réduction du repas du soir. En outre, l'exercice musculaire avant et après le repas est d'une pratique heureuse il aide à la formation de l'acide sarcolactique « qui fatigue et fait dormir ».

Parmi les *toniques généraux* propres à enrayer l'*anémie* des aortiques, on choisira les amers et surtout le quinquina, les phosphates, l'hémoglobine et quelques préparations ferrugineuses ou arsenicales. Les bonnes préparations martiales ne manquent point : le protochlorure de fer, le protoxalate, le citrate ammoniacal, le tartrate ferrico-potassique, l'iodure de fer sont généralement bien tolérés.

Cependant, dans les cas où les préparations ferrugineuses sont mal supportées, on pourra remplacer le fer par son succédané, le manganèse. On le prescrira sous forme de carbonate de manganèse, en pilules de 0,20 centigrammes ; de 2 à 4 par jour. C'est un moyen recommandable.

L'arsenic sera prescrit sous forme d'arséniate de soude, de liqueur de Fowler, ou encore de granules de dioscoride à l'acide arsénieux.

Ces symptômes anémiques ont une importance très grande dans l'histoire clinique des maladies aortiques ; ils sont en général très marqués au début du rétrécissement aortique, où l'aglobulie n'est point rare. L'anémie est ici favorisée par l'insuffisance nutritive de la plupart des organes, résultant du rétrécissement artériel ; dans d'autres cas elle résulte surtout de ce qu'une partie de la masse sanguine destinée à la nutrition générale, retourne vers le cœur à chaque diastole (insuffisance aortique). En pareils cas, il se produit ce que Potain a désigné sous le nom de *méiopragie* (de μεῖον, moindre, et πράσσω, fonctionner), c'est-à-dire un ensemble complexe de troubles morbides par insuffisance de fonctionnement.

Un autre symptôme d'une gravité plus grande encore, qu'on observe particulièrement dans les affections aortiques, c'est la *dyspnée*.

Mais la dyspnée cardiaque a une importance si grande dans les maladies du cœur, que nous consacrerons, plus loin, un chapitre spécial à sa pathogénie et à son traitement (*voir p. 338*). Il suffira, pour l'instant, de dire que les principaux moyens à employer, pour combattre cette dyspnée chez les aortiques, sont principalement les *préparations bromoiodurées*, l'*éther*, les *inhalations de chloroforme*, l'*iodure d'éthyle* et surtout le *chlorhydrate de morphine* en injections sous-cutanées. Lorsque les lésions aortiques paraissent ressortir d'une maladie générale agissant sur le système artériel tout entier (lésions aortiques endartéritiques de Peter, ou encore lésions aortiques artérielles), la dyspnée est quelquefois, nous le verrons, d'origine toxique par insuffisance rénale ; le régime lacté est ici le traitement par excellence.

Des accidents d'une autre nature, d'intensité et de gravité variables, sont encore assez fréquents dans les maladies aortiques, et principalement dans l'insuffisance des valvules sigmoïdes. On observe assez fréquemment une *douleur rétro-sternale*, sourde, continue, avec périodes de rémission, mais s'exagérant sous l'influence des mouvements et des efforts; elle est sous la dépendance de l'aortite chronique et des poussées aiguës qui en traversent le cours; dans d'autres occasions, les phénomèmes observés sont ceux de l'*angine de poitrine*, et réclament un traitement spécial que nous indiquerons ultérieurement. Notons, pour le moment, que ces douleurs rétro-sternales sont soulagées par des *révulsifs* (ventouses scarifiées, pointes de feu, petits vésicatoires volants), appliqués au niveau du deuxième ou du troisième espace intercostal, au voisinage de la région aortique. Dans les intervalles de calme de ces accès, on pourra, pour en combattre le retour, appliquer un *cautère* à la poudre de Vienne, de la grandeur d'une pièce de deux francs en moyenne; dès la chute de l'escarre, on entretiendra la suppuration avec les moyens habituels, pendant plusieurs semaines ou plusieurs mois; Bouillaud, qui recommandait volontiers ce moyen, déclarait s'en être toujours bien trouvé.

Chez d'autres malades, des *troubles nerveux* complexes se font sentir du côté des *voies digestives;* ils consistent surtout en une sorte de dyspepsie tenace : lenteur des digestions avec crise de gastralgie, ou mieux d'épigastralgie plus ou moins vive, pyrosis et flatulence.

Parfois ces troubles ressemblent si étroitement à des accidents purement gastriques, que les malades se croient atteints d'une affection de l'estomac et se présentent comme tels, chez le médecin qu'ils vont consulter. Or, si celui-ci, dérouté par les renseignements donnés par le malade, borne son examen aux voies digestives et néglige de pratiquer l'auscultation du cœur, la nature de la maladie court risque de passer inaperçue.

Ces accidents gastriques, cette épigastralgie des aortiques, bien décrits par Leared (1867) et par Broadbent, seront calmés par l'*opium*, et surtout par les injections sous-cutanées de *chlorhydrate de morphine*.

Cette revue des indications thérapeutiques générales, présentées par les maladies mitrales et les affections aortiques, doit être complétée maintenant par l'examen particulier de certains troubles morbides, communs aux mitraux et aux aortiques, et qui par leur importance méritent une étude spéciale. Nous voulons parler de la *dyspnée* et de la *dyspepsie* des cardiaques, ainsi que du traitement qu'on doit leur appliquer.

De la dyspnée cardiaque.

La gêne de la respiration est un des phénomènes les plus précoces dans les affections du cœur; c'est, en tous cas, celui qui cause aux malades les plus cruelles angoisses et réclame le plus vivement le secours du médecin. Cette dyspnée se montre aux différentes périodes de la maladie avec des caractères cliniques un peu différents; mais ce qu'il importe le plus de connaitre, ce sont les causes qui la produisent, car chacune d'elles comporte un traitement particulier.

1. — Pendant les premiers stades des maladies du cœur, la *dyspnée* est toute *physique*, c'est la *dyspnée d'effort*, bien décrite déjà par Corvisart (*Ess. sur les malad. et les lés. organ. du cœur*, etc., 2e édition, p. 129, Paris, 1811). La respiration, dit-il, « éprouve une gêne que l'on peut caractériser plus particulièrement en disant qu'elle est courte et difficile. Le moindre exercice cause un essoufflement accablant ; de temps en temps, le malade est forcé, pour respirer plus facilement, de suspendre la marche, surtout quand il monte un escalier. » C'est en effet à l'occasion d'un effort quelconque que se manifeste, surtout sous forme de paroxysmes, la gêne respiratoire ; les causes de cet effort sont multiples : marche, montée, déplacements brusques, déploiement de force musculaire, ou même impression morale vive, autant de raisons qui précipitent les mouvements du cœur et causent au malade une angoisse respiratoire vive. Contre la dyspnée d'effort, c'est surtout aux moyens hygiéniques qu'il faut recourir : le repos physique et moral, le travail modéré, accommodé à l'état du cœur (voir *Hygiène des cardiaques*). Comme adjuvant, on conseillera l'usage des bromures, de la valériane et de l'éther ; on recommandera encore, s'il s'agit d'un aortique avec signes d'anémie, les toniques, le quinquina, le fer à petites doses, et les préparations arsénicales dont les propriétés eupnéiques sont bien connues.

2. — Durant la période troublée des maladies du cœur, ainsi que dans les phases d'asystolie, la *dyspnée* cardiaque est toute *mécanique*.

a) Elle reconnaît comme origine, d'abord la rupture de compensation, plus tard l'asthénie cardiovasculaire et ses effets : les *stases* et les *œdèmes* périphériques, la *congestion passive* des poumons. Nous avons décrit déjà les caractères de cette dyspnée ainsi que les moyens thérapeutiques qui lui conviennent (*voir p.* 314).

b) Mais la dyspnée mécanique peut se produire encore par un processus différent : par *congestion active*, c'est à-dire par une sorte de fluxion hypérémique causée par excès d'activité du cœur gauche (Lasègue) ; elle peut se montrer sous forme d'accès, de crises paroxystiques.

Ici le traitement doit être immédiat et énergique. Localement on aura recours aux ventouses scarifiées, aux pointes de feu, aux larges cataplasmes sinapisés ; à l'intérieur, on donnera la digitale, dans les cas d'éréthisme marqué du cœur ; chez les névropathes, et si, d'autre part, il n'y a aucune indication spéciale pour la digitale ou ses dérivés, on calmera le cœur par les bromures alcalins. Quant à la toux, résultant de cet état congestif, elle sera traitée par les moyens indiqués antérieurement.

c) Une troisième variété de dyspnée mécanique est causée par un véritable *œdème aigu du poumon* à marche rapide, qu'on voit survenir dans le cours des maladies aortiques, et dont la production paraît être indépendante de toute espèce d'hypérémie de l'organe. Cet œdème aigu du poumon, décrit par Andral, Fournet, et surtout par Grisolle, a été vu et étudié plus récemment par Bouveret et par Huchard. Son début est rapide, et même foudroyant dans les cas suraigus. Il se caractérise par une dyspnée intense qui aboutit en quelques minutes à une véritable orthopnée avec suffocation, cyanose, refroidissement, et la mort peut survenir en quelques minutes ou en un quart d'heure. Dans la forme aiguë proprement dite, l'évolution est moins brusque, mais encore d'une haute gravité; il y a de la toux incessante et dyspnée vive, avec exagération habituelle de la sonorité pulmonaire, et pluie de râles crépitants très fins dans les poumons. Si la dyspnée n'a pu être calmée, il survient bientôt une sorte de parésie des bronches, râles trachéaux et mort. L'expectoration, si elle peut se produire, est blanche, mousseuse, visqueuse, filante, aérée, analogue à du blanc d'œuf battu et quelquefois un peu sanguinolente. *Cette redoutable complication s'observe, de préférence,* dans le *cours des maladies aortiques* et des *cardiopathies artérielles.* La pathogénie en est encore obscure; attribué tour à tour à une paralysie ou à un spasme du ventricule gauche, l'œdème aigu du poumon procéderait encore, d'après d'autres théories, de troubles d'innervation vaso-motrice dans le domaine de l'artère pulmonaire. J'aime mieux, pour mon compte, supposer qu'elle relève d'une intervention morbide née sous l'influence du pneumogastrique. Quoi qu'il en soit, contre ces accidents redoutables, *il faut agir vite et énergiquement :* une *copieuse saignée* de 300 grammes au moins, une large application de *ventouses scarifiées* doivent ouvrir la scène, accompagnées d'une dérivation intestinale par des drastiques. Le traitement sera complété par des *révulsifs énergiques* et répétés : ventouses sèches, pointes de feu, vésicatoires appliqués sur la poitrine. D'autre part, il importe de relever rapidement l'énergie du myocarde. Pour cela on s'adressera en premier lieu aux injections sous-cutanées de *caféine* à la dose de 50 à 75 centigrammes et, même au-dessus, ou encore à celle d'*huile camphrée*. Enfin, si la crise se poursuit encore, elle peut se compliquer d'une sorte d'état parétique des bronches suivi d'encombrement pulmonaire; cette redoutable complication pourra être enrayée par des injections sous-cutanées (2 *milligrammes* par jour environ) de *sulfate de strychnine*, ou deux pilules par jour, contenant chacune 10 centigrammes de poudre de digitale et 1 milligramme de sulfate de strychnine. De même on pourrait recourir à l'*électrisation du pneumogastrique*.

Il importe de savoir que, dès les premières atteintes de l'œdème aigu du poumon, on supprimera, *sur l'heure*, la médication iodurée, si le malade y était soumis entièrement; car nous avons vu précédemment que les iodures peuvent produire quelquefois des suffusions œdémateuses. Dans un cas, j'ai pu enrayer ces redoutables accidents par une saignée copieuse suivie d'un éméto-cathartique; ce dernier moyen, cependant, ne saurait être employé avec trop de prudence, surtout lorsqu'il s'agit d'artérioscléreux, dont le système artériel, fragile, peut se rompre sous l'influence des efforts violents du vomissement.

3. — La *dyspnée cardiaque* peut être de nature *toxique;* elle se montre dans trois circonstances principales.

a) Tantôt elle complique ou se surajoute, pour ainsi dire, à la dyspnée mécanique par congestion passive, lorsque la simple congestion rénale ou les altérations du rein cardiaque font place à des lésions plus profondes de néphrite interstitielle diffuse. Cette dyspnée *urémique* réclame un traitement spécial : les purgatifs drastiques, les inhalations d'oxygène, et, à l'intérieur, le bromure de sodium ou de potassium, ou encore de strontium, ainsi qu'on l'a proposé récemment (2 à 5 grammes), associé à une faible quantité d'iodure, sont les agents de choix en pareil cas. Si la dyspnée est considérable, et que l'état général du malade ne s'y oppose pas, une émission sanguine au début même du traitement, peut juguler les accidents de suffocation. Enfin, le régime lacté exclusif s'impose d'emblée; il sera suivi d'une façon continue pendant plusieurs semaines consécutives, et remplacé plus tard par des laitages, des œufs, des légumes, des fruits. L'alimentation végétale sera poursuivie le plus longtemps possible; dans tous les cas, l'usage de la viande et du poisson devra être proscrit pendant une durée indéfinie.

b) La dyspnée toxique peut survenir encore à une autre période, et dans des conditions tout autres, sous l'influence de la toxicité urinaire. D'après Ducamp (*Montpellier méd.*, 1891), la toxicité des urines reste à son taux normal dans les maladies du cœur qui ne s'accompagnent ni d'hypertrophie bien marquée, ni de troubles circulatoires périphériques. Dans l'hypertrophie, elle s'élève considérablement et dépasse le double de la toxicité normale; au contraire, dans l'asystolie, elle s'abaisse à peu près de la moitié de la normale. D'un autre côté, d'après Huchard (*Soc. méd. hôpit.*, 1892), certains malades atteints d'affections aortiques sont parfois exposés, dès le début de ces cardiopathies, même s'ils n'ont point d'albumine dans l'urine, à ces accès de dyspnée, que beaucoup de médecins désignent encore sous le nom d'asthme ou de pseudo-asthme cardiaque, si bien décrit cliniquement par Trousseau. Or cette dyspnée paraît être de nature toxique, causée par une insuffisance

rénale précoce, avec imperméabilité relative du
rein, qui élimine incomplètement les toxines développées ou introduites par l'alimentation. Comme conséquence logique de cette théorie, le traitement doit
comprendre à la fois, la suppression des substances
alimentaires capables d'introduire des ptomaïnes
dans le tube digestif, et leur remplacement par le
régime lacté, et, d'autre part, l'emploi de certaines
substances qui maintiennent l'antisepsie intestinale;
salicylate de bismuth, bétol, salol, benzo-naphtol
(2 à 4 grammes par jour, par cachets de 50 centigrammes). L'alimentation se composera de 3 litres
de lait en moyenne par jour, pendant une huitaine;
puis des laitages, des œufs, des légumes, et plus tard
des viandes très cuites. La charcuterie, les fromages
avancés, les conserves, les bouillons de viande seront
défendus. Cette dyspnée, en dernière analyse, serait
d'origine urémique, un peu particulière à la vérité.

Ce serait une grande exagération, que de croire
cependant que tous les cas de dyspnée paroxystique,
intermittente, à forme de pseudo-asthme, des affections aortiques, puissent être conjurés seulement
par le régime, associé aux antiseptiques des voies
digestives. La toxicité des urines n'est pas l'origine
univoque de cette dyspnée; elle peut dépendre également d'une cause *nerveuse*, et, comme telle, ainsi
que Dujardin-Beaumetz et Ferrand l'ont remarqué,
elle se trouve considérablement amendée par l'usage
des bromures alcalins; quelques faits négatifs ne
sauraient diminuer l'importance réelle de cette inter-
prétation.

Cependant, de préférence à toute autre médication, on aura recours contre cette dyspnée au *chlorhydrate de morphine* dont l'action eupnéique est si

puissante ; on le donnera surtout en injections sous-cutanées, à la dose d'un demi à 1 centigramme, seul ou associé à 1 milligramme de sulfate neutre d'atropine (*voir p.* 193) dans le cas où la morphine, mal supportée, donnerait naissance à des vomissements. Il n'est pas de médecin qui n'ait constaté *l'heureux effet de cette médication dans les crises de dyspnée* cardiaque, spécialement *chez les aortiques.* La médication demande seulement à être appliquée avec prudence, surtout chez les sujets dont le rein fonctionne mal, et qui ont de l'albumine dans les urines. Chez tous les malades, d'ailleurs, on fera sagement de n'injecter que des doses petites, comme celle que nous venons d'indiquer, car il sera nécessaire d'y revenir. On devra même se mettre en garde contre les sollicitations du malade, qui réclamera souvent cette injection à la moindre menace de dyspnée. En agissant sans mesure, on exposerait le patient aux accidents de la morphinomanie. Nous avons dit enfin que les bains d'air comprimé pouvaient être utilisés dans quelques cas de dyspnée cardiaque bien déterminés. On pourra encore prescrire des inhalations d'oxygène, et même de chloroforme. L'éther, l'iodure d'éthyle sont également d'un utile secours ; quant aux inhalations de pyridine (dérivé du goudron de houille) qu'on a encore proposées, elles s'adressent bien plus à l'asthme vrai qu'à la dyspnée cardiaque ; dans quelques cas on pourrait recourir aux inhalations d'iodure d'éthyle chloroformé, par exemple, un mélange d'iodure d'éthyle : 20 grammes, et de chloroforme, 3 grammes.

Lorsque les crises paroxystiques de dyspnée seront calmées, on s'adressera alors aux iodures. L'iodure de potassium ou de sodium sera prescrit à le dose de

1 à 2 grammes par jour, suivant une des nombreuses formules que nous avons indiquées (*voir p.* 171), et en ayant soin d'associer à l'iodure une petite quantité d'opium. Ce traitement devra se prolonger fort longtemps avec des intervalles de repos; si les accès sont atténués, le malade peut diminuer la dose.

Dujardin-Beaumetz a proposé, il y a quelques années, d'associer, pour le traitement de cette dyspnée, le bromure de potassium à la *ciculine*, alcaloïde de la grande ciguë. On emploiera la ciculine à l'état de sel pur et cristallisé, soit le chlorhydrate de ciculine qui renferme 77 pour 100 de ciculine, ou mieux encore le *bromhydrate* (61,06 pour 100 de *ciculine*); on les donnera particulièrement sous forme d'injections hypodermiques, à la dose de 1 à 2 centigrammes dans les vingt-quatre heures. Si on donne le médicament par la voie stomacale, la dose sera de 1 à 10 centigrammes. La difficulté d'obtenir ces produits à l'état absolument pur est la cause, sans doute, que la ciculine n'a pas encore pris droit de cité dans la pratique journalière.

c) A ces deux causes de dyspnée toxique, il faudrait en ajouter une troisième, si l'on en croit Eichhorst (de Zurich). Cet auteur prétend en effet (1898) que, pendant les périodes d'hyposystolie, le rein fonctionne mal et n'élimine que lentement les substances nocives accumulées dans la *sérosité des hydropisies* et de là pénétrant dans le sang; il se produirait ainsi une *auto-intoxication*, caractérisée cliniquement par de la dyspnée et des troubles cérébraux. Contre ces accidents, Eichhorst recommande l'emploi de la digitale et de la diurétine associées, dans le but de produire une large diurèse.

4. — La *dyspnée cardiaque*, enfin, peut être de *nature*

réflexe et reconnaître pour cause des troubles dyspeptiques, d'origine gastrique ou quelquefois hépatique,
plus rarement intestinale. Ces accidents ont été signalés pour la première fois par le professeur Potain
(*Associat. franç. pour l'avancem. des Scienc.*, 1878) ; nous
les avons étudiés ailleurs avec de longs détails
(E. Barié, *Rech. clin. sur les accid. cardio-pulm. consécut. aux troubl. gastro hépatiq.*, Rev. de *Méd.*, 1883).
L'ensemble des phénomènes est le suivant : troubles
digestifs primitifs, entraînant à leur suite des accidents dyspnéiques, suivis à leur tour de perturbations
cardiaques, qui se traduisent par des signes de dilatation du cœur droit, pouvant aller jusqu'à l'insuffisance tricuspidienne. Résumons d'abord en quoi
consiste cette dyspnée, on comprendra mieux ensuite
l'enchaînement de ces divers phénomènes, un peu
complexes en apparence, qui aboutissent, en dernière
analyse, à la création d'une maladie du cœur droit,
d'origine gastro-hépatique.

Cette dyspnée est caractérisée par une gêne respiratoire, variant depuis l'oppression la plus légère
jusqu'à la dyspnée vraie ; quelquefois même c'est de
l'orthopnée pouvant aller jusqu'à l'accès de suffocation. Quelle que soit d'ailleurs la forme clinique observée, c'est immédiatement après le repas que survient la gêne respiratoire, et la quantité d'aliments
ingérée n'a aucune influence sur sa production :
chez les individus prédisposées, une simple cuillerée
de potage, la moindre parcelle d'aliments, suffisent à
éveiller tout l'ensemble morbide.

C'est donc là une dyspnée bien spéciale, indépendante de toute distension de l'estomac par les
gaz de la digestion, toute différente également de
l'oppression passagère, et d'ordre purement méca-

nique, qu'on observe chez les gros mangeurs après un repas copieux.

Cette gène respiratoire s'annonce souvent par une sensation de plénitude, de constriction à l'épigastre qui, dans certains cas, pourrait remonter même jusqu'au larynx en produisant un sentiment de strangulation, avec ou sans spasme glottique ; c'est ce que Beau désignait sous le nom d'aura gastro-épiglottique.

La période de temps qui sépare l'ingestion des aliments de l'apparition de la dyspnée est généralement courte ; dans bon nombre de faits, c'est au bout de quelques instants seulement ; dans d'autres cas, il a fallu de quinze à vingt minutes environ.

La durée des accidents est variable : nous avons vu plusieurs fois la dyspnée persister pendant plusieurs heures, tout en diminuant d'intensité à mesure qu'elle se prolongeait ; le plus souvent, au bout d'une demi-heure environ, tout rentre dans l'ordre ; quelques malades, cependant, conservent encore longtemps après une véritable anhélation fort pénible. Il est exceptionnel de voir la dyspnée se borner à un seul accès d'oppression ; le plus souvent, après chaque repas, les accidents dyspnéiques se renouvellent, et cela jusqu'à ce que le malade, soumis à un traitement convenable, ait recouvré l'intégrité des voies digestives.

Chez certains malades, toutes les crises se ressemblent, les phénomènes présentent constamment les mêmes caractères et la même intensité, très atténués chez celui-ci, d'une grande violence chez celui-là. Dans une autre catégorie de faits, au contraire, on n'observe aucune régularité, et à un accès léger d'oppression succède, sans cause apparente, une

crise violente allant jusqu'à la suffocation, avec cyanose et menace d'asphyxie. Ces accès violents surviennent après le repas, de même que les crises légères. Quelquefois, ils sont précédés par une sorte
d'aura, caractérisée par des palpitations, du vertige,
de la rougeur des pommettes, de la pesanteur de
tête ; dans d'autres cas, l'oppression s'établit d'emblée. D'abord légère, elle ne tarde pas à s'accroître
au point de produire une angoisse véritable : le malade, s'il est couché, se redresse et s'assoit sur son
lit, la bouche largement ouverte, les narines dilatées,
les mains appuyées sur tout ce qui l'entoure, pour
mettre plus facilement en jeu toutes les forces inspi-
ratrices. Le besoin d'air est impérieux et nullement
apaisé par l'accélération des mouvements respiratoires, qui dépassent parfois le nombre de soixante
à la minute. Il semble au malade que quelque chose
s'oppose à l'entrée de l'air dans les voies respiratoires, et cependant celui-ci pénètre sans aucune
difficulté et remplit le thorax, comme le dénote l'auscultation. C'est qu'en effet le malade étouffe, non pas
parce que l'air ne s'introduit pas dans le poumon,
mais parce que le sang n'arrive plus au contact de
l'air dans l'alvéole, pour assurer le mécanisme régulier de l'hématose. *Ce n'est pas dans les voies respiratoires que réside l'obstacle, mais dans le système circulatoire intra-pulmonaire.*

Quoi qu'il en soit, cette véritable *soif d'air* non
apaisée produit bientôt une angoisse inexprimable
avec asphyxie imminente ; le visage d'abord pâle se
recouvre d'une sueur visqueuse et devient violacé,
principalement au pourtour des yeux, aux lèvres, à
la région malaire. Les extrémités inférieures sont
refroidies et livides, le pouls s'accélère ; il est mou,

dépressible, les pupilles se dilatent, la parole est
entrecoupée, le corps immobile, sauf le thorax incessamment soulevé pour faire appel à l'air, et le
malade paraît en grand danger, comme devant succomber dans l'accès de suffocation. Au plus fort
de la crise, on voit survenir chez quelques malades
de petits crachats de sang rouge, rutilant ; ils sont
rarement abondants, mais se répètent à courts intervalles. Cette orthopnée, qu'on a comparée à tort à
l'accès d'asthme et qui ressemble plutôt aux accidents dyspnéiques symptomatiques de l'embolie
de l'artère pulmonaire, peut durer pendant chaque
accès un temps assez long ; ainsi, chez une malade,
pendant les huit accès qu'elle a présentés en six semaines, nous l'avons vue durer chaque fois près de
trois quarts d'heure.

Cependant, peu à peu, la dyspnée diminue, les
respirations se ralentissent et se régularisent, et
l'orage se calme tout à fait, ou laisse après lui un peu
d'anhélation qui peut durer jusqu'au prochain accès
de dyspnée.

Il y a une opposition singulière entre ces accidents
respiratoires, si graves en apparence, et les signes
physiques qui les accompagnent. La percussion ne
révèle rien d'anormal, la sonorité est conservée dans
toute l'étendue de la cage thoracique ; dans quelques
cas exceptionnels, M. Potain l'a trouvée légèrement
exagérée pendant toute la durée de la crise. L'auscultation montre que la pénétration de l'air se fait
sans difficulté, jusque dans les dernières ramifica-
tions bronchiques ; dans quelques faits, le murmure
vésiculaire a paru plus rude, et la respiration plus
sèche.

Quant au *retentissement sur le cœur*, il se traduit

par la dilatation de ses cavités droites, révélée par ses signes ordinaires. Le plus souvent, on perçoit d'abord à l'auscultation, une accentuation très manifeste du bruit diastolique au niveau de la base, et son maximum d'intensité existe dans une zone bien limitée, au niveau du deuxième espace intercostal gauche, le long du rebord sternal, c'est-à-dire au foyer habituel d'auscultation des bruits qui se passent dans l'artère pulmonaire. En ce point, le second bruit est fortement frappé, vibrant, parfois d'un timbre métallique ; puis, à mesure qu'on s'éloigne de ce foyer et qu'on se porte vers la droite, l'intensité diminue peu à peu, et le bruit perd tout à fait son éclat quand on est arrivé vers le lieu d'élection des bruits aortiques, au niveau du deuxième espace intercostal droit.

Que signifie cette accentuation du bruit diastolique, si nettement systématisée au cœur droit ? Elle indique que la tension artérielle est exagérée considérablement dans le cœur à sang noir, et que cet excès est la conséquence d'un obstacle en aval, c'est-à-dire dans la circulation pulmonaire.

On peut percevoir encore, par l'auscultation, deux signes importants : un bruit de galop diastolique se passant dans le ventricule droit, avec ses caractères habituels que nous avons décrits autrefois (*Bruits de souffle et bruits de galop*, Paris, 1893), et un souffle systolique, vers l'épigastre et le long du bord droit du cœur, indice d'une insuffisance tricuspidienne, causée par la dilatation extrême du ventricule droit, qui peut encore se révéler par un pouls veineux vrai des jugulaires et un pouls veineux hépatique.

Quant au *mécanisme* qui relie entre eux ces accidents complexes, il est en définitive fort simple.

La première hypothèse qui s'est présentée tout
naturellement à l'esprit, pour l'explication des accidents cardio-pulmonaires des dyspeptiques, était
d'ordre purement mécanique. Sous l'influence, di-
sait-on, de la distension exagérée de l'estomac par
les aliments après le repas, ou par des gaz chez les
individus atteints de flatulence stomacale, il y a refoulement du diaphragme vers le thorax et gêne
des appareils cardio-pulmonaires ; dès lors, l'oppression, la dyspnée, les palpitations cardiaques, tout
s'explique par la compression. Cette cause existe,
en effet, et l'anhélation légère qui suit les repas
abondants n'a guère d'autre raison. Mais dans ce
cas il ne s'agit que d'incidents légers, de durée courte ;
jamais les troubles respiratoires ne vont jusqu'à la
suffocation avec cyanose et refroidissement périphérique, jamais le cœur droit ne se laisse distendre.
En second lieu, la flatulence et le refoulement ne
sauraient expliquer les cas dans lesquels la dyspnée
survient immédiatement après l'ingestion de quelques cuillerées de potage, alors que l'estomac est
à peu près vide ; il faut donc chercher ailleurs la solution du problème. Or, si l'on considère que *l'accentuation du second bruit au niveau de l'artère pulmonaire* indique un excès de tension dans ce vaisseau,
que cette accentuation apparaît dès le début des accidents et dans le temps même où le ventricule droit
se dilate, on arrive à cette idée que *l'augmentation de
pression dans l'artère pulmonaire ne peut trouver sa
raison d'être que dans une résistance exagérée du côté des
capillaires du poumon*, ce qui conduit à cette *conclusion
que l'influence gastrique ou hépatique agit d'abord sur
le poumon, qu'elle y excite la contractilité des capillaires,
et que le ventricule droit ayant à lutter contre un obstacle*

puissant et inaccoutumé, se laisse distendre d'abord et s'hypertrophie ensuite.

Ainsi, la dyspepsie gastro-hépatique va retentir sur le cœur droit par l'intermédiaire du poumon, et l'arc réflexe est ainsi constitué : point de départ, l'estomac ou le foie ; point d'arrivée, le poumon ; celui-ci, à son tour, est le point de départ d'une action secondaire allant aboutir au cœur. Mais, alors que le premier stade est sous la dépendance directe d'une influence nerveuse étendue de l'estomac au poumon, le second obéit à la loi mécanique qui veut que toute cavité du cœur, sise en deçà d'un obstacle, se distende d'abord et s'hypertrophie ensuite.

Quant à l'influence nerveuse qui régit tous ces phénomènes, elle s'exerce surtout par l'intermédiaire du grand sympathique ; le pneumogastrique y joue peut-être aussi un rôle, mais celui-ci paraît secondaire.

Les *accidents cardio-pulmonaires* que nous venons de rappeler surviennent un peu plus souvent chez les femmes que chez les hommes ; ils *sont toujours la conséquence de troubles fonctionnels légers* des voies digestives : embarras gastrique, lithiase biliaire, et *jamais d'altérations organiques* profondes comme le cancer, par exemple.

Le *traitement* qui convient à cette dyspnée cardiaque d'origine gastro hépatique est le régime lacté absolu, et rien autre.

Les doses, le mode d'emploi du lait, ainsi que les moyens de le faire tolérer par l'estomac, ont été indiqués antérieurement (*voir p.* 228).

Le régime lacté réussit merveilleusement dans les troubles d'origine gastrique ; son action est infidèle, lorsque le foie est le point de départ des accidents.

C'est alors par le traitement de la lithiase biliaire
qu'on calmera ces troubles cardio-pulmonaires.

Dyspepsie des cardiaques.

Il n'y a guère de maladies organiques du cœur, qui
ne s'accompagnent à un certain moment de troubles
digestifs plus ou moins accentués ; ils sont aussi fréquents dans les affections aortiques que dans les affections mitrales.

Au début des cardiopathies, les accidents dyspeptiques sont généralement isolés et semblent reconnaître pour cause une influence réflexe, partie du
cœur malade et reflétée sur la plupart des organes,
mais avec prédominance vers l'estomac. Plus tard,
à la période hyposystolique et dans l'asystolie, les
troubles circulatoires et la stase sanguine se font
sentir sur la plupart des organes, poumons, foie,
rein, cerveau, etc., et l'estomac y participe également. Bien plus, les altérations concomitantes de ces
viscères exagèrent l'état de souffrance de l'estomac ;
c'est ainsi, par exemple, que le rein, devenu insensiblement un rein cardiaque, élimine incomplètement et imparfaitement les produits de désassimi-
lation, et la digestion gastrique se trouve atteinte,
par cela même.

Du côté de l'estomac, la stase sanguine se manifeste par une nutrition insuffisante de ses parois, et
consécutivement la sécrétion gastrique se trouve
altérée en quantité et en qualité ; plus tard la motri-
cité elle-même de l'estomac peut être atteinte, et
cet état favorise un certain degré de dilatation
stomacale consécutive. Les altérations anatomiques
qui résultent de cet état, et sur lesquelles nous ne

pouvons insister ici, se résument en des lésions
d'ordre congestif : dilatation capillaire, pointillé ec-
chymotique, érosions hémorrhagiques et quelquefois un début de travail scléreux dans les parois des
capillaires et des veines.

Les troubles fonctionnels engendrés par ces altérations sont complexes (Muller, *De la dyspepsie card.*,
th. Paris, 1886; Hautecœur, *Etud. sur les troubl. et les
lés. de l'estom. chez les card.*, th. Paris, 1891); l'anorexie est variable, mais les digestions sont laborieuses surtout pour la viande; il y a des pesan-
teurs à l'épigastre, de la distension gazeuse, rarement des vomissements, et plus rarement encore des
hématémèses. On note encore de la constipation, et
quelquefois, surtout chez les malades aortiques, des
crises d'épigastralgie et d'entéralgie. De plus, on
observe encore une perturbation dans le chimisme
stomacal : d'après Hüffler, il y aurait diminution de
l'acide chlorhydrique dans le suc gastrique.

Traitement. — Pour lutter contre cette dyspepsie
des cardiaques, il faut chercher d'abord à régulariser le fonctionnement du cœur, et par suite celui
de l'estomac. Pendant la période de rupture de compensation et de stase viscérale avec œdème périphérique, la digitale serait évidemment indiquée, mais,
vu l'état de l'estomac, elle court grand risque de
n'être point tolérée. On essaiera néanmoins la macération, les boissons froides étant généralement mieux
supportées; elle sera donnée avec intention par
cuillerée, en la faisant précéder au besoin d'un
peu de glace; on alternera avec la potion de Rivière.

Mais la solution alcoolique au millième de digitaline cristallisée, qui n'est point nauséeuse, devra, par

cela même, être presque toujours, préférée à la digitale, en macération.

Les purgatifs sont absolument indiqués et seront employés avant l'administration de la digitaline, facilitant ainsi la tolérance gastrique. Un peu plus tard, contre l'*hypochlorhydrie*, on prescrira l'acide chlorhydrique officinal, à la dose de quelques gouttes dans l'eau; on pourrait formuler : eau distillée 200 grammes, acide chlorhydrique 2 grammes (une à deux cuillerées à soupe dans un demi-verre d'eau, en deux fois *après* le repas). Chez d'autres malades, l'acide peut être incorporé dans une limonade, ou dans une potion au sirop de limon par exemple.

A vrai dire, l'hypochlorhydrie n'est pas absolue, et dans d'autres circonstances il semble au contraire que ce soit l'*hyperchlorhydrie* qui domine; dans ce cas, on aura recours au bicarbonate de soude, non à doses massives, mais à doses moyennes et répétées, à la craie préparée au sous-nitrate de bismuth et à la magnésie calcinée.

La *gastralgie* sera combattue par l'opium, surtout sous forme de laudanum, par le chlorhydrate de morphine, en solution, telle que les gouttes blanches de Gallard (chlorhydrate de morphine 10 centigrammes, eau de laurier-cerise 5 grammes : une à deux gouttes au commencement de chaque repas); par l'eau chloroformée saturée, additionnée de 1 à 2 centigrammes de chlorhydrate de cocaïne; les gouttes noires anglaises (vinaigre d'opium), deux à trois gouttes dans un peu d'eau; l'extrait gras de cannabis indica, à la dose de 2 à 10 centigrammes; l'extrait fluide de condurango, etc.

L'*inappétence* cédera devant l'emploi des amers,

colombo, gentiane, quassia amara, associés ou non à la noix vomique. Le régime lacté sera prescrit, de préférence à tout autre; on en rendra la digestion plus facile, en le faisant suivre d'une petite quantité de pancréatine, après chaque tasse. Plus tard viendront les laitages, les œufs, les légumes, les herbes et les salades cuites. L'usage de la viande ne sera permis que tardivement, et en commençant toujours par des viandes blanches très cuites.

Traitement des maladies du cœur chez les enfants.

Chez les enfants, le pronostic des maladies du cœur est moins grave que chez l'adulte; généralement *la tolérance pour les lésions organiques est plus grande*, et souvent, par une hygiène sévère et un traitement rigoureusement suivi, on peut espérer sinon une rétrocession absolue, du moins une amélioration notable.

Quant aux détails du traitement, Jules Simon en a donné un excellent tableau dans ses leçons cliniques. Voici, d'après lui, comment il faudrait agir pour traiter une cardiopathie infantile :

1° *Au début; contre la lésion organique, médication locale :* petits vésicatoires ou pointes de feu sur la région précordiale, en les répétant toutes les semaines; de plus, en permanence, enveloppement du thorax par une couche d'ouate.

A l'intérieur : contre les mouvements fébriles, accidents fréquents : le salicylate de soude (un demi-gramme tous les cinq jours); contre l'*arythmie*, la teinture de digitale (dose quotidienne : 10 à 20 gouttes pendant une semaine, et un repos alternatif de même durée); contre l'*asystolie*, l'infusion de la même plante, 30 centigrammes de feuilles sèches, quotidiennement pendant cinq jours, puis repos de même durée pour éviter l'accumulation (*Voir encore la digitale chez les enfants*, p. 73).

Dans l'intervalle de l'administration de la digitale, prescrire l'iodure de potassium ou de sodium à doses faibles (20 à 30 centigrammes par jour).

2° Comme *traitement préventif de l'asystolie :* activer la circulation périphérique par un bon fonctionnement de la peau (friction, massage, gymnastique passive), et par cela soulager le cœur. Parmi les toniques, éviter les préparations martiales dans la crainte de congestions viscérales et préférer l'hémoglobine en sirop, en vin, plutôt qu'en pilules, et à la fin des repas; l'huile de foie de morue durant l'hiver; les phosphates pulvérisés en mélange aux aliments, ou l'arsenic en solution :

Arséniate de soude....................... 0 gr. 10
Eau distillée........................... 500

Dose : une cuillerée à café à chaque repas.

Prohibition des bains de mer, dans la crainte de poussées rhumatismales sur le péricarde ou l'endocarde, et de provocation à l'asystolie; abstention d'eaux minérales.

3° Comme *médication symptomatique*, prévenir la constipation par des laxatifs, répétés une ou deux fois par semaine (eau de Châtel-Guyon, Montmirail, etc., etc.); enfin, calmer les palpitations, et combattre l'insomnie par les préparations bromurées à petites doses, bientôt discontinuées, pour ne pas provoquer l'anémie.

QUATRIÈME PARTIE

TRAITEMENT DES MALADIES DU CŒUR EN PARTICULIER

Nous avons fait connaître, dans les chapitres précédents, la thérapeutique générale qui convient aux maladies du cœur ; nous allons montrer maintenant comment les moyens dont elle dispose trouvent leur application dans chaque maladie du cœur en particulier.

I. — MALADIES ORGANIQUES.

Traitement de la péricardite.

A. Péricardite sèche.

a) L'indication première est de combattre la *phlegmasie* du péricarde.

Corvisart, Bouillaud et Hope ont vivement conseillé la *saignée* ; Bouillaud notamment faisait pratiquer plusieurs saignées pendant les trois ou quatre premiers jours de la maladie, et les faisait suivre de l'application de sangsues nombreuses ou de ventouses scarifiées. Ce traitement, énergique s'il en fut, lui aurait donné douze guérisons sur quinze cas. Cependant, ce moyen est fort contestable, car il

laisse les malades dans un état de faiblesse considérable et prédispose au collapsus, ainsi que Gendrin
l'avait déjà vu; Stokes y est complètement opposé.
Il est bien préférable, pour s'opposer au travail
phlegmasique, de recourir aux *ventouses scarifiées*, et,
plus tard, à des applications renouvelées de *pointes
de feu*, ou encore aux *vésicatoires* recommandés spécialement par Corvisart.

Dans le même but, Bamberger et Friedreich ont
proposé l'emploi local du *froid*, en appliquant sur la
région précordiale des *compresses d'eau froide* fréquemment renouvelées, ou des *sachets de glace*. Gendrin, en France, avait recours à la vessie de glace
qu'il laissait en place pendant deux jours environ;
elle avait pour effet, d'après lui, de diminuer les
douleurs locales, de calmer les battements tumultueux
du cœur et l'anxiété extrême du malade. J'ai employé
ce traitement en suivant exactement la technique de
Gendrin; il a été bien supporté par les malades, mais
le bénéfice qu'ils en ont retiré a été assez médiocre;
je ne saurais donc le recommander d'une façon particulière.

En Angleterre, Hope, Taylor et d'autres ont préconisé vivement les *mercuriaux*, et Stokes a insisté
surtout sur l'emploi du *calomel;* ces agents sont
abandonnés chez nous.

Il en est à peu près de même du *tartre stibié* à hautes
doses, recommandé par Jaccoud, dans la péricardite rhumatismale, comme s'opposant à la production de l'épanchement liquide. Au début même de
l'affection, le malade prend 0,30 à 0,40 centig. de
tartre stibié, administrés dans une journée, en six à
huit fois, et la médication est suivie de cette façon
durant deux ou trois jours, en mettant un intervalle

de vingt-quatre heures, entre chaque jour de traitement, durant lequel on doit, d'autre part, relever les forces du patient par des toniques et une alimentation substantielle. Malgré tout, ce traitement déprime sensiblement le malade et reste peu appliqué.

La *digitale* est indiquée lorsque le cœur faiblit et que déjà se montrent quelques signes d'épuisement cardiaque ; lorsque la péricardite est accompagnée de phénomènes fébriles, l'indication de la digitale est encore plus manifeste : elle abaisse la température, en même temps qu'elle relève l'énergie du muscle cardiaque. Dans ce cas, il est inutile et même dangereux d'imiter la pratique de Friedreich, qui donne le médicament à haute dose ; au contraire, suivant le précepte de Gendrin, les doses petites de 10 centigrammes de poudre de feuilles en macération, ou de 32 gouttes de teinture alcoolique qui représentent 10 centigrammes de feuilles sèches, sont d'un emploi plus judicieux ; elles diminuent l'excitation cardiaque, ralentissent le pouls, et lui redonnent de la vigueur. Nous mentionnerons seulement comme mémoire la *vératrine*, proposée par Friedreich parce qu'elle calme les douleurs et abaisse la température ; on la donnerait à la dose de 5 à 25 milligrammes progressivement ; de même d'après Stokes, l'*acide cyanhydrique médicinal* (2 à 10 gouttes). Le premier de ces médicaments est bien rarement employé ; quant au second, d'un maniement dangereux, on ne saurait vraiment le recommander.

b) La *douleur* précordiale pourra être combattue par le *salicylate de soude*, et à un degré moindre par l'*antipyrine*, surtout lorsque la péricardite survient dans le cours du rhumatisme articulaire aigu ; dans d'autres cas, par l'*opium* ou les injections sous-cutanées de *chlorhydrate de morphine*. Bernheim (1887) a fait la juste remarque que ces opiacés doivent être maniés avec grande prudence, lorsque le muscle commence à fléchir et que ses contractions sont affaiblies et précipitées, à cause de leur action déprimante sur l'innervation cardiaque. Les *révulsifs* divers trouvent encore ici leur emploi justifié : pointes de feu, ventouses, vésicatoires.

Dans les cas plus bénins, il suffira de s'adresser aux *liniments* belladonés ou chloroformés ou encore au stypage au *chlorure de méthyle*, etc.

c) La *dyspnée*, souvent si vive, sera calmée par l'*éther* et les injections de *chlorhydrate de morphine*: elles procurent au malade un soulagement réel.

d) L'*insomnie* sera combattue par le *chloral* (1 à 2 gr.), ou le *sulfonal* à la dose de 0,50 à 1 gramme, peut-être mieux par l'*hypnal* (antipyrine et chloral) à la même dose.

e) A cette période encore, quoique plus rarement que dans le stade d'épanchement, on observe quelquefois des *signes* évidents *d'affaiblissement du myocarde*; pour le combattre, on prescrira les *cordiaux*, l'alcool, le quinquina, la kola, l'acétate d'ammoniaque, la liqueur d'Hoffmann, le vin de Champagne. Dans les cas d'adynamie extrême à marche rapide, il faudrait recourir aux injections sous-cutanées d'*éther*, de *spartéine*, et principalement de *caféine*, et même aux injections de *sérum artificiel*, soit intraveineuses, soit plus simplement sous la peau.

f) La *nature* de la péricardite fournit certaines indications thérapeutiques spéciales. Dans la *péricardite rhumatismale*, de l'aveu du plus grand nombre des cliniciens, le *salicylate de soude* trouvera son emploi à la dose de 2 à 5 grammes ; dans les cas de péricardite secondaire à certains états infectieux (scarlatine, fièvre typhoïde, etc.), on s'adressera aux toniques et aux stimulants du cœur : digitale, caféine, spartéine, etc.

B. Péricardite avec épanchement.

1° *Traitement médical.*

Lorsque l'*épanchement* s'est produit, il faut recourir aux *vésicatoires* volants, employés avec toutes l'antisepsie désirable, aux *diurétiques* (digitale, lait, caféine, lactose, théobromine, scille, etc.), ainsi qu'aux *purgatifs salins* (sulfate de soude, de magnésie, sel de Seignette, etc.).

Cependant, malgré le traitement, si l'épanchement augmente et surtout s'accompagne d'affaiblissement cardiaque avec menace de suffocation, il faudra — tout en soutenant l'énergie contractile du myocarde par les moyens déjà indiqués — songer à la *paracentèse du péricarde.*

2° *Paracentèse du péricarde.*

Cette opération tentée pour la première fois par Desault (1798) et renouvelée depuis par un certain nombre d'auteurs : Schuh (1840), Schonberg, Kyber, Romero, Aran, Trousseau, H. Roger et d'autres, est devenue, grâce aux appareils aspirateurs et à l'antisepsie, relativement assez facile. Les indications ont été résumées par Henri Roger : « Grandeur de l'épanchement, urgence d'accidents qui menacent la vie, doivent être pour l'opérateur les deux conditions décisives. » Donc, après avoir bien établi le diagnostic et rejeté l'hypothèse d'une *tumeur du médiastin* ou d'un *épanchement pleurétique*, qui ont été quelque-

fois confondus avec la péricardite avec épanchement,
on choisit avec soin l'espace intercostal où l'on se
propose d'opérer. La plupart des auteurs, suivant
les indications de Trousseau et de Jobert (de Lam-
balle), choisissent le 4ᵉ ou 5ᵉ espace intercostal, à
1 centimètre et demi environ, du rebord gauche du
sternum, de façon à éviter l'artère mammaire
interne qui passe à 1 centimètre de cet os ; mais c'est
être encore trop près de l'artère, et il est préférable
de ponctionner à 4 ou 5 centimètres du sternum. Dieu-
lafoy conseille de se rapprocher de la pointe et de
ponctionner, à gauche, en moyenne à 6 centimètres
en dehors du rebord sternal. Plus récemment, Rendu
(*Soc. Méd. hôpit.*, 1882) a montré qu'on ne pouvait
suivre une règle fixe ; il remarque que le liquide de
l'épanchement s'accumule toujours à la base du péricarde vers la région diaphragmatique. L'abaissement
du diaphragme, et, par suite, celui de la sonorité gastrique, est le meilleur indice des progrès de la collection liquide. Or, dans ce mouvement d'abaissement
du diaphragme, il n'est nullement probable que la
pointe du cœur continue nécessairement à reposer sur
la face convexe du trèfle aponévrotique, puisque l'organe est retenu en haut par le faisceau des gros vaisseaux aortique et pulmonaires. Le *cœur est* plus vrai-
semblablement *refoulé en haut et en arrière*, et, pour
peu que la voûte du diaphragme s'abaisse, *il reste
entre la pointe du cœur et la cloison diaphragmatique
un espace appréciable.* En ce point, une ponction
doit être nécessairement couronnée de succès et
exempte de danger, parce que c'est là que le liquide
s'amasse en plus grande quantité, et qu'en rasant la
limite supérieure du diaphragme, on est sûr de ne
pas blesser le ventricule. Donc, toutes les fois qu'on

pourra constater, pendant plusieurs jours, l'abaissement progressif du diaphragme avec des signes évidents d'épanchement péricardique, *on ira à coup sûr au-devant de la collection en ponctionnant à 1 centimètre environ au-dessus de la limite inférieure de la matité ; tantôt ce sera le sixième, tantôt le septième espace intercostal que l'on ponctionnera*, ce pourra même être dans le huitième espace, si l'on fait la paracentèse très en dehors du sternum, comme dans un fait de Potain.

Opération.

Dans l'opération telle qu'elle était pratiquée par Trousseau, Aran, Roux et d'autres, on incisait d'abord couche par couche avec le bistouri, avant d'enfoncer le trocart. Aujourd'hui, après lavage préalable et antiseptique de la peau, on l'anesthésie chez les personnes pusillanimes, par le stypage, le chlorure d'éthyle, etc. ; puis, après avoir fait une ponction exploratrice avec la seringue de Pravaz, on se sert des appareils aspirateurs. *On enfonce perpendiculairement le trocart* le plus fin de l'appareil Potain, et non l'aiguille qui peut écorcher le cœur avec sa pointe, après que le liquide a été évacué. L'aspiration doit être ensuite pratiquée avec lenteur ; dès qu'elle est terminée, on applique un pansement antiseptique par occlusion. C. Paul est d'avis de ne pas pratiquer d'aspiration, qui déterminerait, pense-t-il, une symphyse cardiaque après que la plus grande partie de l'épanchement est évacuée, et oblige à cesser l'aspiration. D'après lui, il serait préférable de laisser la canule en place pendant une heure environ, car il y a constamment des adhérences qui empêchent le liquide de s'écouler rapidement ; de plus, en ne pratiquant pas l'aspiration de suite, on verrait le li-

quide sortir d'abord en jet saccadé correspondant
au pouls, puis en bavant; ce caractère établirait
qu'on est bien dans le péricarde et non dans la plèvre.
Malgré ces raisons qui ne manquent point de valeur,
nous pensons qu'il est préférable de recourir à l'aspiration, pratiquée lentement avec les trocarts capillaires, et avec toutes les précautions antiseptiques
d'usage. Cependant, le liquide, une fois évacué, peut
se reproduire ; pour l'éviter autant que possible, on
pourrait, suivant le conseil d'Aran, faire suivre la
ponction d'une injection de teinture d'iode iodurée.

Les *accidents opératoires* sont peu nombreux.

1° La *blessure du cœur* peut être suivie d'arrêt subit
du cœur; en général, elle n'a point la gravité que
l'on croirait au premier abord.

2° La blessure de *l'artère mammaire interne* sera
évitée si on se rappelle que celle-ci se trouve environ à 0,010 millimètres du bord gauche du sternum.

3° L'*entrée de l'air dans la plèvre* ne serait pas très
rare, d'après Trousseau ; elle serait causée par la pénétration du trocart dans le cul-de-sac pleural gauche;
son pronostic ne serait pas très grave lorsque l'épanchement est aseptique.

Quelle est la *valeur thérapeutique de la ponction du
péricarde?* La statistique va nous donner la réponse.

H. Roger (1875), sur 14 observations de paracentèse
péricardique, a noté que 6 fois la mort était survenue de un à cinq jours après l'opération ; 3 fois, au
bout de quelques semaines. Un seul cas de guérison
avait été définitif. Cette statistique ne serait guère
encourageante si on devait s'en tenir à elle exclusivement, mais des faits plus récents modifient heureusement cette impression première. Dans un travail paru en 1879, Hindenlang (*Deutsch. Arch. f. Klin.*

med., t. XXIV) relève, sur 65 observations, 21 cas de guérison ou d'amélioration, ce qui donne une statistique de 32 pour 100 de succès.

Sur un total de 79 cas, West trouve 45,5 pour 100 de succès ; enfin Bernheim, réunissant tous les cas publiés, arrive à une moyenne de 35 guérisons pour 100.

En résumé, la *ponction du péricarde* doit être considérée seulement comme une *ressource d'urgence* pour les cas graves avec menace de suffocation immédiate pour le malade ; avec les moyens dont nous disposons actuellement, l'opération ne peut plus être redoutée et permet d'espérer la guérison dans le tiers des cas environ.

La *gravité* du pronostic dépend moins de l'opération elle-même que de la nature de la maladie, de l'état du cœur et de l'état général du malade. C'est dans la *péricardite séreuse* et de nature rhumatismale que les succès sont les plus fréquents ; ils le sont encore relativement dans la *péricardite purulente* ; ils le sont moins dans la *péricardite hémorrhagique*.

Les *contre-indications* de la ponction du péricarde sont nettement déterminées : lorsque la péricardite est de nature tuberculeuse et s'accompagne de lésions pulmonaires avancées, il faut s'abstenir d'opérer. Il en sera de même lorsque l'épanchement purulent est la manifestation locale d'une maladie infectieuse, caractérisée, d'autre part, par des foyers multiples de suppuration.

C. Hydropéricarde.

L'*hydropéricarde* sera traité par les révulsifs et les diurétiques, en ne perdant pas de vue, dans les indications du traitement, la cause qui lui a donné naissance : mal de Bright, tuberculose, etc. En cas d'abondance extrême du liquide épanché, et devant l'insuccès des autres moyens, on songera à la paracentèse du péricarde, en suivant les règles exposées plus haut. Sans doute, les résultats en sont moins beaux que dans le cas de péricardite avec épanchement, de nature rhumatismale, mais on a vu plusieurs fois survenir la guérison locale sans empêcher, bien entendu, les progrès de la tuberculose pulmonaire causale ; les observations d'Aran, de Trousseau, de Lasègue (1854) et de quelques autres sont très nettes à ce double point de vue.

D. Hémopéricarde.

L'*hémopéricarde* ne comporte rien de spécial dans son traitement qui est généralement impuissant ; on devra cependant, dans le cas de paracentèse, se borner à une évacuation partielle, car la décompression rapide pourrait amener des ruptures vasculaires nouvelles et une hémorrhagie menaçante (Mathieu).

E. Péricardite purulente.

Dans les cas de *péricardite purulente*, les ponctions répétées sont parfois nécessaires ainsi que les lavages antiseptiques ; c'est pourquoi certains médecins ont été amenés à inciser largement le péricarde pour obtenir l'évacuation totale du liquide et permettre les lavages répétés et le drainage (Rosenstein, 1881 ; Davidson, 1891 ; Kœrte, 1892). D'après un travail récent de Sievers (*Zeitsch. f. Klin. med.*, XXIII), sur 8 cas opérés, 4 furent suivis de guérison. Pour ce auteur, l'incision du péricarde doit être pratiquée dans le 4e ou 5e espace, à quelques centimètres du bord gauche du sternum ; il est quelquefois nécessaire de pratiquer au préalable la résection du segment costal, mais on doit autant que possible éviter cette complication.

Plusieurs cas de guérison ont été observés, chez les *enfants*, par l'incision et le drainage. Dickinson et West en ont cité des exemples curieux.

F. Symphyse cardiaque.

Le traitement de la *symphyse cardiaque* se bornera à remplir les indications découlant de l'état général du malade et à relever ses forces par tous les moyens appropriés. L'iodure de potassium a été employé comme résolutif, mais sans succès appréciable, et les révulsifs cutanés sont le plus souvent impuissants. Ce qui importe avant tout, c'est de surveiller l'état du muscle cardiaque et de retarder, autant que possible, l'affaiblissement et la dégénérescence qui le menacent. Les toniques généraux, la spartéine et la caféine sont indiqués ici très nettement.

G. Pneumopéricarde.

Dans le cas de pneumopéricarde traumatique, il faut avant tout obturer la plaie aussi rapidement et aussi complètement que possible (iodoforme, salol, gaze, couche épaisse d'ouate, ceinture de flanelle, etc.), après avoir lavé la peau antiseptiquement et enlevé les corps étrangers, s'il y en a. Quand il y a épanchement avec menace de suffocation, il faut pratiquer la ponction du péricarde.

Traitement des endocardites.

Suivant l'usage classique, nous devrions conserver la distinction entre les *endocardites aiguës* ou *subaiguës simples* et les *endocardites infectieuses*. Mais ce langage a cessé d'être exact, depuis que les recherches modernes ont montré que l'endocardite simple elle-même est d'origine infectieuse. Il est donc préférable, à l'exemple de Hanot (1890), de distinguer dans les endocardites une *forme infectieuse atténuée* ou *bénigne* et une *forme infectante maligne*.

A. Endocardite aiguë et subaiguë simple
(ou infectieuse atténuée).

1° Traitement prophylactique. — Lorsqu'on se trouve en présence d'un malade atteint d'une de ces nombreuses affections qui ont une si fâcheuse influence pathogénique sur l'endocardite, est-il possible d'aller au-devant des accidents qui menacent le patient et d'empêcher le développement de la maladie cardiaque? C'est là un point qui a beaucoup exercé la sagacité des cliniciens, justement convaincus de la faiblesse de nos moyens dès que l'endocardite est constituée. Pour arriver à ce but, chez les rhumatisants par exemple, qui forment la grande majorité des sujets exposés à l'endocardite, Jaccoud (1862) a insisté sur l'emploi de la *médication alcaline* dont les propriétés antiplastiques s'opposeraient à l'organisation des produits et à la formation des coagulations intra-cavitaires. H. Davies (1864), toujours dans le même but prophylactique, préfère le traitement externe par les topiques et propose de

couvrir les articulations malades de larges vésicatoires, de façon à produire une dérivation énergique
du processus phlegmasique. D'autres, comme Stri-
ker, ont prétendu que le *salicylate de soude* est le
véritable traitement préventif de l'inflammation de
l'endocarde ; quoique cet espoir soit trop souvent
déçu, il ne faut pas hésiter à donner d'emblée, 3 à
5 grammes de salicylate de soude par jour, dans les
formes aiguës ; on devra le donner encore à une période plus avancée de la maladie : « C'est, à mon avis,
un devoir, a dit Potain, quand chez un rhumatisant
les signes de l'endocardite survivent aux manifestations articulaires, de continuer l'emploi du médicament (salicylate de soude) jusqu'à ce que le retour
des bruits à l'état absolument normal indique une
résolution complète des altérations valvulaires, ou
jusqu'à ce qu'on ait acquis la triste conviction que la
lésion organique, définitivement constituée, est désormais hors d'atteinte du remède. Il est donc souvent utile de prescrire encore une dose quotidienne
de 4 à 5 grammes pendant quatre à cinq jours, une
semaine ou deux après la cessation du traitement. »

D'un autre côté, pour essayer de dissoudre les
dépôts fibrineux de l'endocardite, Richardson a
donné le *carbonate d'ammoniaque* à l'intérieur, et Ger-
hardt a proposé les aspirations d'*eau alcaline* : de 4
à 10 grammes de carbonate de soude dans un demi-
litre d'eau. Or, il faut bien le reconnaître, tous ces
moyens sont trop souvent impuissants pour prévenir la maladie cardiaque.

2° Traitement curatif. — Mais que faire dès que la
maladie est déclarée? Faut-il se borner à la simple
expectation, à l'exemple de Bamberger, qui déclare

que la plupart des malades, morts dans le cours de l'endocardite, ont succombé non à la maladie, mais au traitement? Le médecin doit s'élever contre une assertion aussi injuste qu'inexacte, car, s'il est vrai que nous ne puissions pas guérir l'endocardite, nous sommes du moins en mesure d'en modérer les effets d'une façon considérable. Il faut donc traiter les malades atteints d'endocardite; nous avons essayé il y a longtemps déjà (voir *Endocardite, Dict. Encyclop. des Sc. médic.* 1887) d'indiquer les lignes générales de ce traitement pour lequel nous disposons de *topiques locaux* et de *moyens généraux*.

a. *Topiques locaux.* — Les *antiphlogistiques* ont été préconisés surtout par Bouillaud et on sait avec quelle énergie! « Plus encore que la péricardite, dit-il, l'endocardite intense réclame impérieusement le prompt et puissant secours des émissions sanguines; l'urgence du traitement est plus grande et plus flagrante dans le cas d'endocardite que dans celui de la péricardite, car la première de ces maladies, lorsqu'elle est très violente, entraîne des altérations immédiates bien plus dangereuses, bien plus prochainement mortelles que celles produites par la seconde. Toutefois, le nombre et la date des émissions sanguines générales et locales seront déterminés par l'intensité de la maladie, la force et l'âge des sujets, la complication. » Ce n'est que sur les sujets jeunes, vigoureux, pléthoriques, présentant une fièvre intense et un éréthisme cardiaque considérable, qu'une phlébotomie pourrait, dès le début, amener une rémission sensible; mais la méthode des *saignées abondantes* a été abandonnée, car elle exagère considérablement l'anémie déjà si profonde dans le rhumatisme, et peut par cela même favoriser la paralysie du muscle cardiaque.

On a substitué à cette pratique celle des *ventouses scarifiées* au niveau de la région précordiale ; ce procédé, qui ne saurait agir directement sur le processus irritatif ou phlegmasique de l'endocarde, produit néanmoins d'excellents effets : la dérivation locale et la perturbation nerveuse qu'il engendre, diminuent certainement la fluxion cardiaque.

Friedreich et Walsh donnent la préférence comme moyen local à l'*application de la glace*, jour et nuit, au niveau de la région du cœur, et Gendrin (*Leç. sur les mal. du cœur et des gr. art.*, 1842, p. 548), bien avant eux, avait précisé l'indication de la « vessie de glace » en même temps qu'il en notait les heureux effets sur la maladie. « L'effet direct de ce topique est de diminuer immédiatement les douleurs locales, de calmer les battements tumultueux du cœur et l'anxiété extrême du malade ; le plus souvent l'effet topique réfrigérant a même pour résultat de réprimer en peu de temps la violence de l'état fébrile et d'abaisser la fréquence du pouls au-dessous de son rythme normal. » Ce procédé ne parait pas cependant avoir une influence aussi heureuse dans l'endocardite que dans les cas de péricardite : c'est pourquoi certains auteurs lui ont substitué l'emploi de larges *résicatoires, loco dolenti*. Bouillaud les faisait panser avec 30 à 40 centigrammes de poudre de digitale ; cette médication n'a pas prévalu.

b. Traitement général. — Jaccoud, qui s'oppose à l'emploi du salicylate de soude dans toutes les manifestations viscérales du rhumatisme articulaire aigu, a conseillé très vivement l'emploi du *tartre stibié* à la dose de 40 centigrammes chez l'homme et de 30 centigrammes chez la femme, pris par cuillerée à bouche toutes les heures. Le traitement est poursuivi pendant deux ou trois jours, suivant l'effet obtenu, en ayant soin de mettre un intervalle de vingt-quatre heures entre chaque jour de médication; dès la seconde ou troisième potion, cet auteur a constaté souvent la diminution et même la disparition des signes stéthoscopiques. Toutefois ce traitement ne convient qu'aux individus robustes et pleins de vigueur; chez la femme, l'enfant, et les sujets affaiblis, il est formellement contre-indiqué.

Stokes et Graves ont vanté l'usage des *préparations mercurielles*, mais cette médication ne paraît pas avoir donné de résultats formels; bien plus, elle n'est pas sans danger, c'est pourquoi elle est tombée dans l'oubli.

Lorsque la fièvre est intense, le pouls fréquent, et que les phénomènes d'éréthisme cardiaque sont dominants, il faut alors avoir recours aux modérateurs du cœur, et dans ce cas la *digitale* est le premier médicament auquel on doit s'adresser. Sous son influence, l'activité exagérée du cœur se calme rapidement, les contractions se ralentissent et se régularisent; on évite ainsi, dans la mesure du possible, que des dépôts phlegmasiques se détachent des valvules et aillent former des embolies secondaires. On pourrait prescrire la teinture alcoolique à la dose de 32 gouttes (0,60 centigrammes) ou d'emblée 54 gouttes (1 gramme) par jour; mais il me semble préférable souvent de remplacer la teinture par l'infusion ou la macération de feuilles de digitale, à la dose de 25, 40 centigrammes (quelques-uns portent la dose jusqu'au delà de 1 gramme, ce qui est excessif) par jour pour 120 à 150 grammes d'eau, à prendre en quatre fois, ou par cuillerée à bouche, d'heure en heure, en ayant soin de faire édulcorer le mélange avec 25 ou 30 grammes de sirop. Cette médication donne d'excellents résultats : le pouls se ralentit, les battements du cœur sont moins violents et par suite l'oppression se calme peu à peu ; mais chez certains malades, l'intolérance ne tarde pas à se manifester : il survient des vertiges, des nausées, des vomissements, des sueurs froides qui obligent le médecin à renoncer tout de suite à ce précieux médicament. Il peut être préférable, lorsqu'il s'agit seulement d'éviter l'état nauséeux et les troubles gastriques, de remplacer la digitale par la digitaline cristallisée : six à douze gouttes de la solution alcoolique au millième, par exemple, ou encore un granule d'un quart de milligramme. Dans les formes apyrétiques, on se trouvera bien de substituer à la digitale les *bromures alcalins*, de potassium ou mieux encore de sodium, à la dose de 2 à 4 grammes par jour, ou encore la valériane, et surtout le valérianate d'ammoniaque, dans le but de calmer l'éréthisme du cœur.

D'autres médicaments dépresseurs, tels que la *vératrine*, ont été encore recommandés, mais leur action n'a rien de comparable avec celle des substances précédentes.

Le traitement général sera complété par certaines *prescriptions hygiéniques* de première importance. le malade gardera le repos absolu, on éloignera de lui toutes les causes d'émotion ou d'excitation cardiaque, le bruit, les conversations, les visites, seront rigoureusement proscrits; enfin un *régime alimentaire* doux et d'une digestion facile sera institué dès le début ; le régime lacté, les bouillons, des boissons fraiches légèrement acidulées, en feront tous les frais.

Dès que la sédation des accidents du début aura été obtenue, il faudra alors faire intervenir la médication tonique : l'extrait de quinquina, les stimulants énergiques tels que l'éther, la liqueur d'Hoffmann, l'acétate d'ammoniaque et même certaines préparations ferrugineuses, rempliront toutes les indications. Il sera encore utile à cette période de s'opposer à la formation des produits plastiques par les *préparations iodurées* dont l'action fondante et résolutive, connue depuis si longtemps, reste cependant dans ce cas trop souvent impuissante.

B. Endocardites infectantes malignes.

Le traitement des endocardites infectantes malignes ne peut être que palliatif, la mort étant la terminaison habituelle de la maladie. Néanmoins les indications thérapeutiques à remplir sont de deux ordres. Les premières doivent tendre à relever l'état général profondément affaibli ; pour cela on aura recours à tous les *agents toniques* que le malade pourra supporter : le quinquina, le vin, les potions cordiales, le cognac, le vin de Champagne, la kola, le café ou la caféine, etc., auxquels on joindra le sulfate ou mieux encore le chlorhydrate de quinine dans le but de diminuer l'élément fébrile.

La seconde indication a pour but de lutter contre l'élément parasitaire infectieux de la maladie, par l'usage d'une médication antiseptique appropriée. On a préconisé tour à tour le *salicylate* et le *benzoate* de *soude*, les sels de *quinine*, le *musc*, le *carbo-*

nate d'ammoniaque, le *bichlorure de mercure*, etc., etc.; aucun de ces agents thérapeutiques n'a donné de résultat et les endocardites malignes sont restées jusqu'ici absolument réfractaires à toutes les tentatives de l'art médical.

C. Endocardite chronique.

Son traitement se confond avec celui des affections valvulaires du cœur.

Traitement des affections valvulaires et orificielles.

La thérapeutique générale des maladies mitrales et celle des affections aortiques a été développée avec de longs détails dans le chapitre précédent; nous nous bornerons ici à rappeler brièvement les quelques particularités du traitement que réclame chacune d'elles.

Traitement du rétrécissement aortique. — De toutes les maladies organiques du cœur, le rétrécissement aortique est celle dont la symptomatologie est le plus longtemps silencieuse; le stade de compensation y est généralement long, et les troubles morbides, nuls ou à peine accusés durant cette période, ne commencent à apparaître qu'au moment de l'affaiblissement du muscle cardiaque, c'est-à-dire tardivement. La thérapeutique doit donc se borner surtout à retarder le plus longtemps possible cette période troublée. Pendant les premiers temps de l'affection cardiaque, le traitement doit se borner aux simples prescriptions d'hygiène et à combattre l'état anémique si fréquent chez la plupart de ces malades.

Ceux-ci doivent se garder de toutes les causes de surmènement et de fatigue pour le cœur; les efforts violents, les exercices musculaires prolongés doivent être évités; les professions manuelles seront abandonnées par ces malades qui rechercheront seulement les occupations sédentaires.

Les émotions morales vives seront évitées; on écartera de même tout ce qui, dans l'alimentation ou dans la manière de vivre, peut être cause d'excitation cardiaque. Le café, le thé, l'usage habituel des boissons alcooliques et du tabac, les mets excitants seront défendus. Le malade devra, de préférence, habiter un climat doux, tempéré, à l'abri des brusques changements de température et ne point s'écarter des règles d'hygiène que nous avons formulées. Si, malgré tout, il survient de temps à autre des accidents d'éréthisme cardiaque, des battements précipités avec oppression vive, on aura recours aux sédatifs du cœur, aux antispasmodiques, aux nervins et principalement aux préparations bromurées, à la valériane et à ses composés, à l'éther, et quelquefois à l'aconit. Enfin, durant la longue période d'état, l'usage des iodures, suivant la méthode indiquée déjà, devra être mis en œuvre, et cela d'autant plus que le rétrécissement de l'orifice aortique, plus fréquent chez le vieillard que chez l'adulte, coïncide avec l'athérome et l'aortite chronique.

L'état anémique sera combattu par le quinquina associé aux préparations ferrugineuses : le tartrate ferrico-potassique, le citrate de fer ammoniacal, le protoxalate de fer, le bromure de fer, l'iodure de fer, et aussi par quelques stimulants généraux, la kola, les préparations phosphatées, ou à base d'arsenic, etc. Une alimentation tonique s'impose également, mais il faudra éviter les repas trop copieux, et les aliments qui favorisent le développement de l'obésité.

Lorsque surviennent les accidents multiples de l'hyposystolie et de la période asystolique véritable, le traitement comprendra les moyens que nous avons indiqués à propos de la thérapeutique générale des cardiopathies artérielles : les toniques du cœur, les agents cardio-vasculaires, et en particulier la digitale, les diurétiques, les purgatifs, etc., en formeront la base ; les accidents particuliers de dyspnée, d'œdème, de congestions viscérales, d'hydropisie des séreuses, seront combattus par les moyens habituels.

Traitement de l'insuffisance aortique. — Ce que nous venons de dire du rétrécissement aortique s'applique en partie au traitement de l'insuffisance valvulaire de cet orifice. Au début et pendant la période de compensation, pas de traitement actif ; les prescriptions hygiéniques suffisent. Tout ce qui peut exciter le cœur et augmenter son travail musculaire : causes morales, fatigues physiques, sera évité avec soin ; l'habitation dans un climat tempéré, une alimentation réparatrice mais peu copieuse, l'abstention des boissons stimulantes, café, alcool, ainsi que du tabac, la régularité des selles, voilà en quelques mots les principes d'hygiène auxquels le malade devra s'astreindre. Plus tard les poussées passagères d'excitation du muscle cardiaque seront enrayées par l'usage du bromure de sodium, de la valériane et de l'éther sulfurique. Lorsque l'affection semble se développer progressivement, et d'autre part qu'elle coexiste avec les phénomènes généraux de l'artério-sclérose, il faut faire intervenir la médication artérielle par excellence : l'iodure de potassium ou de sodium, qui agit sur l'orifice aortique, l'aorte elle-même, et s'adresse à la maladie artérielle tout entière. L'iodure sera prescrit journellement à la dose de 60 centigrammes à 1 gramme, associé ou non à une très faible dose d'opium qui en corrige les effets fâcheux sur l'estomac; on prend le tout durant 20 à 25 jours consécutifs, puis on cesse le médicament pendant 8 à 10 jours, pour le reprendre pendant trois semaines. On le supprime de nouveau durant un septénaire pour le reprendre encore pendant 20 à 25 jours et ainsi de suite, pendant plusieurs mois consécutifs. L'iodure est un dépresseur de la tension artérielle, et ses succès en pareille circonstance ne sont plus à compter.

Le caractère prédominant de certains symptômes réclame une médication particulière. La dyspnée cardiaque sera combattue par l'éther, les bromures, les révulsifs cutanés, et surtout par les injections sous-cutanées de chlorhydrate de morphine. Lorsque la dyspnée paraît causée par une sorte de toxémie, fréquente chez les artério-scléreux et dans les maladies cardio-vasculaires, les purgatifs, le régime lacté absolu, les inhalations d'oxygène, sont les moyens auxquels on doit s'adresser. Les crises répétées de douleur rétro-sternale, symptomatiques de l'aortite, si fréquentes dans ce cas, seront calmées localement par des révulsifs, ventouses scarifiées, pointes de feu, vésicatoires camphrés de petite dimension, mais répétés, au niveau du deuxième ou du troisième espace intercostal, près du rebord sternal, au niveau de la région aortique. C'est dans ces cas, également, qu'il peut être utile d'appliquer en cette région un cautère qu'on entretiendra pendant des semaines, et même pendant plusieurs mois.

La gastralgie et les autres troubles digestifs, si fréquents chez les aortiques, seront traités par l'eau chloroformée et cocaïnée, l'opium à petites doses, associé à une faible quantité de belladone, le chlorhydrate de morphine, les gouttes noires anglaises, le bicarbonate de soude, l'extrait de cannabis indica, et le régime lacté absolu pendant plusieurs semaines consécutives.

L'insuffisance aortique, d'origine artérielle, est souvent accompagnée d'angine de poitrine dont les accès, plus ou moins violents, seront calmés par le chlorhydrate de morphine en injections sous-cutanées, et par les inhalations de nitrite d'amyle. Dans l'intervalle, le malade continuera plus que jamais la médication iodurée par période, et dans les intervalles de repos aura recours à la trinitrine (solution alcoolique au centième).

Les vertiges, l'insomnie, quand ils ne sont pas dus à de petites crises d'urémie, céderont à l'emploi de l'opium.

L'usage de la digitale est absolument contre-indiqué pendant la période d'hypersystolie, avec exagération de la tension artérielle; il aurait le grave inconvénient, entre autres, de ralentir les battements du cœur et d'accroître ainsi l'obstacle à vaincre, car chaque pause du cœur augmente la régurgitation du sang dans le ventricule (Corrigan). Mais plus tard, quand le muscle cardiaque faiblit, que le premier bruit est mal frappé, que la tension artérielle s'abaisse et que le pouls devient mou, et souvent arythmique, l'emploi de la digitale peut être indiqué en suivant avec soin les règles que nous avons tracées antérieurement.

Traitement du rétrécissement mitral. — *a*. Lorsque le rétrécissement mitral est la conséquence d'une endocardite d'origine rhumatismale, choréique, scarlatineuse, etc., le traitement qui lui convient est celui de l'endocardite en général. Au début, comme pour toutes les affections cardiaques, repos du cœur le plus complet possible, abstention de fatigue musculaire, émotions morales écartées, régime doux, voilà le traitement qui convient à la maladie. En outre, plus peut-être que dans les autres affections cardiaques, les malades atteints de rétrécissement mitral sont sujets aux poussées de bronchite et de congestion pulmonaire, sous l'influence du moindre coup de froid ; la dyspnée est assez vive, la toux fréquente et l'expectoration filante, quelquefois striée de filets de sang. Il est donc nécessaire que ces malades évitent, le mieux possible, les atteintes du froid qui leur est particulièrement préjudiciable.

Malgré cette hygiène bien appliquée, la rupture de la compensation est ici beaucoup plus rapide que pour les maladies aortiques ; c'est alors que surviennent peu à peu les périodes d'hyposystolie et d'asystolie finale avec leur cortège d'accidents habituels fort nombreux : œdème et stase vers la périphérie, congestions viscérales, inflammations bâtardes, hydropisies, hémorrhagies, etc. Chacun de ces accidents nécessite un traitement spécial qui a été exposé longuement dans le chapitre consacré à la thérapeutique générale.

b. À côté du rétrécissement mitral par endocardite, il existe une variété toute particulière de sténose, propre surtout aux jeunes femmes, et désignée sous le nom de *rétrécissement mitral pur* (Duroziez, 1877). Sa pathogénie est encore obscure : quelques-uns en ont fait une lésion d'évolution, une sorte d'aplasie analogue au rétrécissement généralisé de l'aorte chez certaines chlorotiques. Mais ce rétrécissement peut encore avoir une autre origine. En effet, dans un grand nombre de sténose mitrale pure, on a noté la coexistence de lésions tuberculeuses du poumon, mais à forme fibreuse, c'est-à-dire paraissant enrayées ; d'autre part, le rétrécissement mitral était très serré, comme en voie d'évolution. Dans ce cas, on peut supposer que la lésion cardiaque est consécutive à la bacillose du poumon ; les bacilles introduits par le torrent circulatoire détermineraient une endocardite marginale avec peu de tendance à s'étendre, sans altérer la souplesse du reste des valves, produisant, en somme, un rétrécissement mitral par soudure des bords valvulaires. Ainsi *le rétrécissement mitral pur serait une manifestation de la tuberculose* (Potain, Tripier, Pierre Teissier), et il faudrait considérer les *malades*, généralement pâles, anémiés, à l'aspect chlorotique, comme étant *d'abord des tuberculeux du poumon, puis du cœur*. De plus, par suite des phénomènes de congestion qu'il entretient en permanence dans le poumon, *ce rétrécissement mitral serait* le plus souvent *un obstacle relatif au développement de la tuberculose pulmonaire.*

En conséquence, le traitement de la première période du rétrécissement mitral pur comporte des indications toutes particulières empruntées au traitement de la tuberculose : huile de foie de morue, créosote, arsenic, préparations phosphatées, toniques, etc.

c. Nous ne dirons qu'un mot de certains cas de *rétré-*

cissement mitral purement spasmodique (Peter, Picot, Cuf-
fer, Chévereau) que nous avons étudiés ailleurs (1)
constitués par une contraction spasmodique des
muscles papillaires tenseurs de la mitrale, sans
aucune altération de celle-ci, et qu'on observerait
surtout chez les hystériques et les névropathes;
cette variété de cardiopathie, qui a besoin encore
de nouvelles recherches, ne comporte, en tout cas,
que le traitement par les antispasmodiques.

Traitement de l'insuffisance mitrale. — Au début,
c'est encore aux prescriptions générales d'hygiène
qu'il faut recourir. Mais la période troublée ne tarde
pas à venir; dès lors, l'insuffisance mitrale est suivie
d'affaiblissement du cœur, d'incoordination de ses
bruits et des phénomènes graves qui constituent
l'hyposystolie. Le médicament par excellence, c'est
alors la digitale : « dans aucune affection cardiaque,
elle ne se montre d'une efficacité plus constante que
dans l'insuffisance mitrale » (Potain). Quant aux complications multiples : congestions viscérales, œdèmes,
hydropisies, hémorrhagies, etc., qui peuvent survenir alors, elles réclament un traitement particulier
exposé précédemment, sur lequel nous ne voulons
pas revenir.

Dans l'insuffisance mitrale, la période ultime
d'asystolie est plus précoce que dans les affections
aortiques; déjà, à maintes reprises, c'est-à-dire à
chaque manifestation d'hyposystolie, les malades
ont été soumis au traitement digitalique : six fois,
dix fois peut-être et plus, la médication a été couronnée de succès, mais à la longue, cependant, son
action s'est épuisée, et il arrive un moment où la

(1) Les affections mitrales d'origine spasmodique. *Semaine Médicale*, mars 1898.

digitale est devenue impuissante. Le malade, dont les membres inférieurs sont distendus par un œdème énorme, est en proie à une vive dyspnée avec cyanose et refroidissement des extrémités, avec phénomènes de stase et de congestion passive vers le poumon, le foie, les reins, le cerveau ; les bruits du cœur sont faibles tumultueux, arythmiques. Quelquefois même, l'insuffisance mitrale en pleine asystolie se complique d'insuffisance tricuspidienne : la stase veineuse est considérable et la cyanose excessive ; certains malades pourront alors trouver un soulagement évident dans une saignée qui, produisant une large déplétion veineuse, supprimera le *barrage périphérique* (Peter) qui s'opposait à l'action de la digitale, et celle-ci pourra reprendre, pour un certain temps, son action cardio-vasculaire. Mais cette médication ne saurait s'appliquer à tous les cas, et l'agent cardiaque qui, à cette période, possède encore une action réelle, est la *caféine* qu'il faut prescrire au moins à la dose de 0gr. 75 à un gramme, en potion, ou en injections hypodermiques dont l'action est beaucoup plus rapide. Sous son influence, la diurèse s'établit et l'infiltration périphérique diminue ; en même temps, le cœur peut reprendre momentanément un peu de son énergie. Cependant, ce moyen, même aidé des purgatifs, du régime lacté, des révulsifs puissants, ne tarde guère à se heurter aux manifestations asystoliques qui se montrent partout à la fois ; le cœur, altéré profondément dans son muscle, cesse de répondre à toute sollicitation médicamenteuse, et le malade, devenu véritablement un cachectique cardiaque, succombe le plus souvent à la suite de congestion œdémateuse ou d'inflammation bâtarde du côté des poumons.

Traitement de l'insuffisance tricuspidienne. — Les
auteurs considèrent l'insuffisance tricuspidienne
comme résultant de deux ordres de causes essentiellement distinctes : tantôt l'affection est liée à une
altération organique suite d'endocardite du cœur
droit, tantôt l'insuffisance est purement fonctionnelle
sans lésion anatomique, formée par la dilatation progressive du ventricule droit, née elle-même sous des
causes multiples, dont la plus fréquente est une
maladie du cœur gauche.

Quoi qu'il en soit, dès qu'elle est constituée, l'insuffisance de la valvule tricuspide est, de toutes les
affections organiques du cœur, celle qui prédispose
le plus rapidement aux stases, aux congestions passives, aux infiltrations et aux hydropisies. Toutefois,
dans le pronostic de la maladie, il faut tenir compte
d'éléments divers. Lorsque la maladie résulte d'une
attaque d'asystolie profonde mais passagère, par
affaiblissement momentané du muscle cardiaque,
chez des individus surmenés, fatigués par des travaux
excessifs, des marches forcées, etc., le pronostic est
moins sévère, et le traitement consiste surtout dans
le repos complet, le régime lacté et la digitale pendant quelques jours.

Au contraire, lorsque l'insuffisance tricuspidienne
survient chez des cardiaques de longue date, qui ont
lutté pour ainsi dire jusqu'au bout, le pronostic
devient beaucoup plus grave. Ici encore le repos absolu et la digitale s'imposent de suite, mais le traitement réclame en plus certains soins spéciaux s'a-
dressant à la cause même de la dilatation des cavités
droites.

Le traitement de l'insuffisance tricuspidienne,
d'origine organique, n'offre rien de spécial ; il se rap-

proche essentiellement de celui de toutes les affections valvulaires chroniques ; on se rappellera seulement que de toutes les cardiopathies avec lésion, c'est elle qui conduit le plus rapidement vers les accidents asystoliques.

Il n'en est pas de même de l'insuffisance fonctionnelle ; celle-ci résulte tantôt d'une lésion organique du cœur gauche, tantôt de maladies chroniques du poumon ou des bronches ; elle naît encore à la suite de troubles fonctionnels de l'estomac, du foie, de l'intestin, qui exagèrent la tension dans la petite circulation, en produisant par l'intermédiaire du grand sympathique, un resserrement spasmodique des vaisseaux sanguins pulmonaires, et cette élévation de la tension peut aller, ainsi que nous l'avons vu (voir p. 347), jusqu'à la dilatation du cœur droit avec insuffisance de la tricuspide. Enfin celle-ci succède encore aux affections chroniques du myocarde, et s'observe également dans la maladie de Bright à une période avancée où elle participe à la dilatation plus ou moins généralisée du cœur. Nous aurons donc à considérer ici les indications thérapeutiques générales qui conviennent à l'insuffisance tricuspidienne qu'elle qu'elle soit, et le traitement spécial qui répond à chacune des causes qui l'ont produite.

a) *Indications thérapeutiques générales.* — Elles ont pour but de rétablir l'équilibre entre la grande et la petite circulation, rompu par le fait même de l'insuffisance valvulaire.

L'arythmie cardiaque, la faiblesse du pouls, les congestions des différents viscères, l'infiltration œdémateuse des extrémités, la diminution dans la quantité des urines, seront traitées par les purgatifs, les diurétiques, le régime lacté et surtout par la di-

gitale en macération, en infusion (30 centigrammes
à 50 centigrammes dans 150 grammes d'eau), ou
encore par la digitaline cristallisée, principalement
sous forme de solution alcoolique au millième, à la
dose de 50 gouttes pour une seule dose, à prendre
en deux fois, le matin à jeun. Mais à cette période
cette médication a besoin d'être complétée par les
stimulants, l'alcool et le café par exemple. S'il y a
une ascite abondante, la règle est de l'évacuer; on
voit alors le malade, débarrassé de cette cause mécanique de dyspnée, retrouver le sommeil et un certain bien-être relatif; en même temps la diurèse
peut se manifester assez rapidement; en ce cas donc,
on pourrait dire que la paracentèse abdominale est
un excellent diurétique. De même un épanchement
pleural, même peu abondant, devrait être évacué par
la thoracentèse. Enfin, dans des cas graves de cyanose périphérique avec pouls petit, orthopnée, menace de suffocation, avec signes stéthoscopiques de
congestion œdémateuse intense du poumon, une saignée dégagera celui-ci, l'hématose se rétablira, et le
malade retrouvera momentanément une période de
calme.

b) *Indications thérapeutiques spéciales*. — Elles sont
très variables : contre les affections pulmonaires ou
bronchitiques, causes d'insuffisance tricuspidienne
(emphysème, catarrhe chronique des bronches, sclérose pulmonaire, etc.), on prescrira, dès que les accidents asystoliques auront été enrayés, l'usage des
iodures, des balsamiques et de certaines préparations arsenicales. L'insuffisance valvulaire est-
elle liée à un trouble de l'estomac, on prescrira le
régime lacté absolu; est-elle la conséquence de la
lithiase biliaire, c'est au traitement spécial de celle-ci

(purgatifs, alcalins, régime) qu'il faudra s'adresser.

Maladies de l'artère pulmonaire.

A. Rétrécissement de l'artère pulmonaire. — Lorsque la sténose est d'*origine congénitale*, le traitement comprend d'abord des mesures d'hygiène générale auxquelles l'enfant et l'adolescent devront se soumettre : abstention des jeux violents, des marches prolongées, des sauts, de la course, de la gymnastique, et plus tard de l'escrime, de l'équitation, du canotage. De même on s'efforcera de mettre le malade à l'abri des affections des voies respiratoires qui exagèrent d'une façon si sensible les troubles généraux causés par l'affection cardiaque.

Lorsque le rétrécissement de l'artère pulmonaire est *acquis*, son traitement est le même que celui des cardiopathies organiques du cœur gauche, et comprend les mesures générales d'hygiène, d'alimentation, de manière de vivre, etc., que nous avons posées déjà avec des détails suffisants.

Quelle que soit son origine, le rétrécissement de l'artère pulmonaire, parvenu à la période asystolique, sera soumis au traitement de l'asystolie, indiqué antérieurement.

La fréquence relative de la tuberculose pulmonaire dans le cours de la maladie doit attirer spécialement l'attention du médecin, qui s'efforcera de lutter énergiquement contre son développement.

B. Insuffisance des valvules sigmoïdes de l'artère pulmonaire. — Cette affection rare, dont nous avons retracé (E. Barié, *Arch. gén. de médecine*, 1891) l'histoire anatomo-pathologique et clinique, ne comporte pas d'indications thérapeutiques spéciales; la maladie reste soumise à l'évolution habituelle des affections valvulaires du cœur, et réclame un traitement identique.

Traitement de la dilatation du cœur.

Le traitement de la dilatation du cœur n'est point uniforme et dépend des *causes* nombreuses qui la produisent.

A. La *dilatation du cœur gauche* est rare; le plus souvent elle accompagne l'hypertrophie qu'on observe à la suite des affections aortiques. Certaines affections du myocarde, nées dans le cours des fièvres éruptives, ou de la dothienentérie, de même que certaines dégénérescences du muscle, ou encore l'adipose du cœur chez les obèses, peuvent produire la dilatation des cavités gauches du cœur. Nous citerons encore la dilatation qui succède au surmenage, à la fatigue exagérée avec nourriture insuffisante (guerre, population assiégée, etc.), celle qui survient parfois dans le cours de la grossesse, et surtout la dilatation avec hypertrophie des cavités gauches, engendrée par la néphrite interstitielle.

B. Les *causes de dilatation du cœur droit*, plus nombreuses que les précédentes, se rencontrent dans tous les cas où il y a entrave à la circulation pulmonaire : par exemple, dans quelques affections aiguës du poumon : la bronchite capillaire, la pneumonie, mais alors elle est transitoire; au contraire, elle peut persister pendant longtemps à la suite de certaines affections chroniques : la bronchite chronique, l'emphysème, etc. Les lésions de l'artère pulmonaire (rétrécissement, insuffisance sigmoïdienne) et les affections du cœur gauche, surtout le rétrécissement mitral, sont des causes de dilatation du cœur droit. Je signalerai encore, parmi celles-ci, certaines affections gastro-hépatiques, suivant le mécanisme indiqué par Potain (1878-1879) et que nous avons décrites autrefois (1883).

Quand la dilatation du cœur résulte d'une altération du muscle cardiaque, ou encore de la fatigue exagérée, le repos, une alimentation réparatrice et les toniques du cœur s'imposent nettement : digitale, spartéine, caféine ; on leur adjoindra le quinquina, la kola, l'alcool à petites doses, l'éther et le camphre en injections sous-cutanées.

Si la dilatation du cœur droit est consécutive à une maladie du cœur gauche, avec signes d'asystolie, le traitement sera très voisin de celui de l'asystolie : repos au lit, diurétiques, digitale, régime lacté, etc.

Ce dernier, avec quelques laxatifs, constituera tout le traitement de la dilatation du cœur droit, consécutive aux troubles gastro-hépatiques.

Traitement des myocardites.

Avec tous les auteurs, il y a lieu de distinguer dans les myocardites une forme *aiguë* et une forme *chronique*.

La myocardite aiguë comprend les deux variétés : suppurée et diffuse.

A. La **myocardite aiguë suppurée** est rare, elle est généralement la conséquence d'une septicémie chirurgicale ou puerpérale, ou bien elle se montre au cours d'une endocardite infectante à forme pyémique. Elle reste, en somme, la localisation sur le cœur droit d'un agent infectieux et suppuratif.

B. **La myocardite aiguë à forme diffuse**, beaucoup plus fréquente, peut reconnaître les mêmes causes que la forme précédente *et se montrer au cours de toutes les infections à marche aiguë.*

On l'a signalée dans la fièvre typhoïde et dans le groupe des exanthèmes : variole, scarlatine, et même la rougeole; la suette, l'érysipèle, la diphtérie, la grippe, la tuberculose aiguë, les ictères graves, la pneumonie, et même le rhumatisme articulaire aigu. On l'a rencontrée également chez des surmenés, ou des individus soumis à des privations de toute sorte, ou sous l'influence habituelle d'une hygiène défectueuse (habitat, alimentation, alcoolisme, etc.).

La myocardite aiguë, dont le pronostic est fort grave, est caractérisée principalement par des altérations dans le rythme ou dans le timbre des bruits du cœur : bruits sourds, mal frappés, irrégularités, faux pas, tachycardie, rythme fœtal, bruit de galop, etc.; les caractères du pouls suivent ceux des contractions cardiaques : la pulsation est faible, arythmique, précipitée, etc. Ces troubles marchent de pair avec des symptômes généraux graves, dyspnée, délire, adynamie profonde avec état typhoïde, tendance aux lipothymies et même aux syncopes, albuminurie, etc. La maladie peut se terminer, exceptionnellement, par la guérison, mais la mort en est la terminaison pour ainsi dire habituelle; elle survient de deux façons, tantôt par asystolie à marche rapide avec tous les signes ordinaires de l'asthénie cardio-vasculaire profonde (œdèmes, congestions, hydropisies, etc.), tantôt par embolie, et plus souvent peut-être par syncope.

Contre un état si grave, la thérapeutique est trop souvent impuissante. Au début, dès qu'on reconnaît, par la faiblesse des bruits ou par l'arythmie commençante, que le muscle cardiaque fléchit, il faut agir avec la plus grande énergie et relever la tonicité musculaire par la digitale, par la spartéine, mais surtout par la caféine prise *intus et extra*. Les *stimulants généraux* seront employés régulièrement : le vin, l'alcool, surtout le cognac ou le rhum en potion cordiale, ou sous forme de grogs répétés plusieurs fois dans la journée. Les préparations de quinquina, de kola, la teinture de cannelle, l'élixir de Garus, l'acétate d'ammoniaque, la liqueur d'Hoffmann, le vin de Champagne, seront ici de puissants auxiliaires. Outre les *injections sous-cutanées* de *caféine* en premier lieu, et quelquefois de *spartéine*, on pourrait recourir encore aux injections d'*éther* sulfurique, ou de *camphre* en solution dans l'huile d'amandes douces (1 gramme de camphre pour 20), ou encore incorporé dans la vaseline liquide (1 pour 100). La *noix vomique* et la *strychnine* pourraient encore être essayées, mais il sera préférable de s'adresser à l'*ergot de seigle*; le meilleur procédé consiste à l'employer en injections hypodermiques sous forme d'*ergotine* ou d'ergotinine.

Enfin, dans quelques cas, on fera intervenir les injections sous-cutanées de *sérum artificiel* à 7 /1000. Pour éviter les tendances syncopales, d'un pronostic si sévère, le malade devra garder un *repos absolu* dans le décubitus dorsal ou encore dans la position demi-assise; les mouvements brusques et les efforts seront interdits.

Le *traitement local*, bien inférieur à la médication interne, comprendra tous les *révulsifs* : les ventouses scarifiées, les pointes de feu, les vésicatoires volants de petite dimension, et renouvelés plusieurs fois s'il y a lieu.

Dans le cas de guérison, la convalescence demande quelques précautions indispensables. Le malade devra prendre d'abord un long repos à la campagne, évitant toutes les causes physiques et morales d'excitation cardiaque : la fatigue, les longues courses, les veilles prolongées, le travail musculaire soutenu, l'usage du thé et du tabac seront interdits pour longtemps.

Les malades seront soumis à une alimentation reconstituante et tonique, mais réglée avec soin, de façon à éviter les troubles dyspeptiques qui pourraient retentir sur le cœur et en altérer le fonctionnement régulier; la régularité des selles sera observée rigoureusement et entretenue, au besoin, par quelques laxatifs doux.

C. La **myocardite chronique**, ou sclérose du cœur, se rencontre chez les vieillards, les surmenés par le travail, les débilités par les excès et spécialement par les excès alcooliques. Elle résulte encore de causes toxiques agissant lentement et d'une façon progressive sur l'organisme, comme le plomb, le tabac, les auto-intoxications : la goutte, le diabète, le mal de Bright. De même que la myocardite aiguë, elle peut être la conséquence de fièvres exanthématiques et de maladies infectieuses. Enfin, elle fait partie de ce processus général désigné sous le nom d'*artério-sclérose*, qui désigne, en résumé, une sorte d'endartérite oblitérante localisée, non aux vaisseaux de gros calibre, mais aux petits vaisseaux et surtout à ceux des viscères. Dans ce cas, le cœur ne fait que prendre sa part du processus général de la même façon que les autres organes, comme le rein par exemple, si souvent intéressé.

Le traitement de la myocardite scléreuse comprend d'abord des *mesures de prophylaxie* qui tendent à soustraire le malade à toutes les causes, toxiques ou infectieuses, qui favorisent le développement de la sclérose cardiaque. L'abus de l'alcool, des repas copieux, l'usage du tabac, seront interdits d'une façon rigoureuse; les professions qui exposent au saturnisme seront abandonnées; les goutteux, les diabétiques et les brightiques se soumettront au traitement régulier que comporte leur maladie, en même temps qu'ils essaieront de modérer les effets fâcheux de celle-ci par un *régime alimentaire* sévère et approprié à chaque cas. D'une façon générale, dans la myocardite chronique, de même que dans l'artério-sclérose, où l'imperméabilité concomitante du rein expose aux accidents d'intoxication par les poisons urinaires, le régime lacté absolu, par séries de plusieurs semaines interrompues par une période de laitages, de légumes verts et d'œufs, est d'une utilité incontestable et s'impose même chez le plus grand nombre des malades; c'est dire qu'il faut insister surtout sur les aliments qui favorisent peu la formation des résidus toxiques. Dans le même but, on favorisera l'*antisepsie gastro-intestinale* par les agents habituels (bétol, salicylates de bismuth ou de magnésie, naphtol, benzonaphtol, bicarbonate de soude, etc.). Les malades devront se soumettre à un *repos* relatif, à une vie calme et régulière, éviter les émotions et les efforts musculaires violents. On cherchera encore à *faire fonctionner la peau et la circulation périphérique par le massage, la gymnastique suédoise*, les frictions sèches ou aromatiques.

Quant aux *agents médicamenteux*, ils consisteront surtout dans l'usage des *bromures alcalins* et des *valérianiques*, lorsque le malade éprouvera des signes d'éréthisme passager; en dehors de cette période, on soumettra le malade à la *médication iodurée régulière*, c'est-à-dire 0,25 à 0,60 centigrammes d'iodure de potassium ou mieux de sodium, pris en 2 doses au moment même des repas; plus tard la dose pourra être portée à 1 gramme par jour. Le médicament sera pris durant trois semaines, chaque mois, et cela durant un semestre environ, à moins qu'il ne survienne de l'intolérance manifeste. Dans le cas contraire, on pourrait le continuer avec grand profit durant plusieurs années, avec de courtes rémissions, durant lesquelles, *si le malade présente quelques signes d'angor pectoris*, on donnera quotidiennement, et durant quelques jours seulement, 6 à 8 gouttes de la solution alcoolique au centième de trinitrine. En l'absence de ces accidents angineux, la trinitrine paraît beaucoup moins indiquée. *Chez les débilités*, on complétera le traitement par quelques *préparations toniques*, par le quinquina, par l'*arsenic*.

A une *période avancée* de la maladie, lorsque le myocarde a fléchi, au moment des accidents de dilatation cardiaque et d'asthénie généralisée du système circulatoire, la *médication iodurée* serait *préjudiciable au malade*, et aboutirait, sans nul doute, à une sorte d'état d'hyposystolie, c'est alors qu'il faudra recourir sans plus tarder à la digitale, à la spartéine, à la caféine et aux médicaments habituels de l'asystolie qu'on appliquera suivant les règles indiquées précédemment.

Traitement du collapsus cardiaque dans les fièvres

Il est fréquent dans le cours des pyrexies et des maladies infectieuses (fièvre typhoïde, variole, scarlatine, diphtérie, pneumonie, bronchopneumonie), etc., de constater des signes évidents de défaillance du cœur (bruits faibles, éteints, disparition presque complète du choc de la pointe, pouls fréquent et petit (rythme fœtal, bigéminé), tendance au refroidissement des extrémités et à la cyanose, ainsi qu'aux lipothymies, etc.

Pour se mettre à l'abri de semblables accidents dont le pronostic est sévère, les auteurs, dès les premiers signes de défaillance, recommandent vivement l'emploi du bain froid (suivant la méthode de Brand dans toute sa rigueur), ou lorsqu'il est impossible de l'appliquer, les ablutions froides, ou mieux l'emploi du drap mouillé, qui, avec le bain froid, constitue un des moyens les plus énergiques pour réveiller la tonicité vasculaire. Pour éviter le choc balnéaire, on pourrait faire au préalable une injection sous-cutanée de caféine ou d'ergotine ; à l'intérieur, la digitale sera prescrite avec avantage pendant plusieurs jours.

Cependant, si, malgré ce traitement, le collapsus cardiaque devient menaçant, c'est encore aux injections de caféine, d'éther, d'huile camphrée, qu'il faut recourir, sans plus attendre, et fréquemment renouvelées. A l'intérieur, on s'adressera aux boissons chaudes alcooliques, aux grogs, au punch, au café, au vin de Champagne, aux préparations de kola, de coca, etc. En même temps, on soumettra le malade aux frictions aromatiques, au massage, à l'enveloppement des jambes dans des bandes de flanelle imbibée d'eau très chaude et recouvertes de taffetas gommé. Enfin on pourra encore s'adresser, dans les cas menaçants, aux injections de sérum artificiel à 7 pour 1,000 renouvelées fréquemment. Le malade évitera tout mouvement brusque, et sera maintenu le plus possible dans le décubitus horizontal. Comme alimentation, on donnera le lait, le café, les gelées de viande (sauf chez les albuminuriques), le cognac, le vin chaud, etc.

Le cœur gras et son traitement.

La dégénérescence graisseuse du cœur comprend deux formes distinctes (Corvisart) : la surcharge graisseuse (cœur obèse, adipose cardiaque), et la dégénérescence graisseuse vraie ou transformation graisseuse des fibres musculaires du cœur.

Dans la *surcharge graisseuse*, le cœur se trouve enveloppé plus ou moins par une sorte de manchon de graisse de couleur jaunâtre qui peut envoyer des prolongements dans les espaces interfasciculaires du myocarde; en outre, l'endocarde se trouve quelquefois également soulevé par une couche graisseuse généralement assez mince. Cette adipose cardiaque, qu'on ne rencontre guère que dans la seconde moitié de la vie, s'observe chez les individus obèses, chez les gros mangeurs à habitudes sédentaires; elle est encore produite par l'alcoolisme chronique. Le diagnostic en est difficile, mais on

doit y songer toujours chez les polysarciques, où
elle produit des malaises, tels que de l'oppression
légère, de l'angoisse précordiale, des palpitations.

La *dégénérescence graisseuse proprement dite*, fréquente
surtout dans l'âge mûr et la vieillesse, est caractérisée par la transformation graisseuse des faisceaux
musculaires du cœur qui prennent, par cela même,
une teinte feuille-morte (Laënnec) très caractérisée.
Les causes en sont multiples; elle peut succéder à
des cardiopathies chroniques : endopéricardite,
symphyse cardiaque, myocardite scléreuse; à des
maladies infectieuses, fièvres éruptives, dothiénentérie, ou encore à des affections cachectisantes :
tuberculose, cancer, ainsi qu'à certaines dystrophies
comme la goutte, ou à des intoxications, par le
phosphore, l'éther, le chloroforme, mais surtout
l'alcool.

La dégénérescence graisseuse se manifeste par
des symptômes un peu diffus. On a noté une sensation de gêne, de plénitude au niveau de la région
précordiale, un pouls petit, dépressible, avec altérations variables dans le rythme : intermittences,
irrégularités, ralentissement et quelquefois rythme
fœtal (Stokes). Les troubles respiratoires sont variables : on observe de la dyspnée d'effort avec accès
paroxystiques en forme de pseudo-asthme, surtout
pendant la nuit: de même on a noté encore le rythme
respiratoire dit de Cheyne-Stokes. D'autres malades
enfin accusent des vertiges, des bourdonnements
d'oreille, des tendances lipothymiques (1).

Le traitement de la *surcharge graisseuse du cœur*, au-

_____

(1) Voir pour l'étude plus complète de ce sujet : *Le cœur po-
lysarcique* in *Sem. médicale*, 11 nov. 1891.

trement dit du cœur gras des obèses, rentre presque tout entier dans la thérapeutique générale de l'*obésité*. Le malade sera soumis à la réduction considérable des boissons, à la suppression totale des féculents, des graisses et à l'usage régulier des eaux purgatives de Brides, de Châtel-Guyon ou de Marienbad. Quant aux détails du régime alimentaire, au poids des aliments à consommer, et à leur répartition dans les différents repas, ils diffèrent un peu suivant les divers auteurs. Nous ne pouvons entrer dans le détail des divers régimes proposés par Banting, Ebstein, G. Sé., Dujardin-Beaumetz, Schwenninger, etc., qu'on trouvera indiqués dans tous les traités de thérapeutique et dans la plupart des formulaires; Balfour, plus récemment, insiste vivement sur la nécessité des prescriptions suivantes : 1° laisser au moins un intervalle de cinq heures entre les deux repas; 2° ne prendre aucun aliment solide entre les repas; 3° prendre le principal repas au milieu de la journée et un repas léger le soir, puis en se couchant, boire une petite tasse d'eau chaude qui préparera l'estomac pour le déjeuner du matin.

Quelques auteurs ont préconisé, dans le traitement de l'obésité, l'usage des sudations, des bains de vapeur, bains romains, bains d'étuve. Ces moyens, utiles aux obèses sans cardiopathie, seront entièrement mis de côté, pour les raisons indiquées déjà, lorsqu'on soupçonne une altération du cœur. Œrtel, de Munich (1885-1886), a proposé contre la dégénérescence graisseuse du cœur, un traitement complexe qu'il applique en même temps aux affections valvulaires et orificielles. Ce traitement, sur lequel nous nous sommes

déjà expliqué (*voir p. 247*), comprend une partie
mécanique : exercice réglé et progressif, marche
méthodique sur un terrain en pente douce, ou *cure
de terrain* (*Terrain-Kurorte*), du massage, des bains,
enfin une partie diététique ou régime spécial. Par la
cure de terrain, il entend augmenter l'énergie du
cœur qui s'accroît par l'exercice à l'exemple des
autres muscles. En outre, cette montée méthodique
produit encore d'autres effets utiles : 1° elle dilate
les artères, ce qui augmente l'apport des éléments
nutritifs aux divers organes ; 2° elle exagère les mouvements respiratoires et accroît la force d'aspiration
thoracique, ce qui tend à rétablir entre le sang artériel et le sang veineux un équilibre nécessaire,
profondément troublé par la maladie cardiaque.
Enfin la marche en montée produit la sudation et
favorise l'évaporation pulmonaire, ce qui réduit
considérablement la masse des liquides de l'économie. Le régime doit être tonique, réparateur, et
s'appuyer surtout sur l'alimentation azotée : viandes
et poissons ; les aliments gras sont proscrits ; dans le
cas d'œdème, les boissons sont réduites au minimum.

Nous avons dit que des critiques fort vives avaient
été faites en Allemagne même, au Congrès de médecine interne de Wiesbaden (avril 1888), à cette méthode systématique, qui ne fait qu'exagérer la tâche
à accomplir par le muscle cardiaque, déjà si fatigué.
Toutefois, si la méthode d'entraînement et la cure de
terrain sont souvent d'une application délicate, sinon
contre-indiquées dans un grand nombre de cas, le
repos complet, absolu, n'a pas d'inconvénients
moindres, et les malades trouveront grand avantage
à l'exercice musculaire gradué et régulier, joint à

certaines pratiques de massage. Dans un travail récent, Kaufmann (*Infl. des mouv. muscul. physiol. sur la circulat. art. et card. Arch. de Physiol.*, 1892) a montré que l'exercice musculaire modéré facilite la circulation générale en augmentant à la fois le débit cardiaque et le débit artériel périphérique. Cette conclusion s'appuie sur l'expérimentation, qui a établi que l'état de fonctionnement du muscle suractive la circulation intra-musculaire; chez le cheval, en effet, les muscles masséters et releveur propre de la lèvre supérieure reçoivent, pendant leur fonctionnement, une quantité de sang cinq fois plus grande que celle qui les traverse à l'état de repos. Cette augmentation paraît due, en même temps, à la suractivité du cœur et à la dilatation des vaisseaux du tissu contractile, produites par les contractions musculaires.

Comme *conclusion pratique*, nous dirons que les malades devront chaque jour s'astreindre à un exercice musculaire régulier mais peu fatigant, tel qu'on l'obtient par exemple par la *gymnastique dite suédoise, à une marche à pied graduée*, sans aller jusqu'à la fatigue, et à des séances de *massage* méthodique : frictions, pétrissage, malaxation douce des masses musculaires.

L'usage de la *bicyclette* est permis, Richardson et Sansom en ont montré les bons effets dans la plupart des cas où la *cure de terrain* est indiquée, mais on ne devra jamais pousser cet exercice jusqu'à la fatigue.

On connaît l'action réductrice des *iodures* dans la cure de l'obésité, on pourra y recourir avec grand avantage, mais la dose journalière ne devra pas dépasser 0,50 centigr. à 1 gramme (1).

(1) Quelques auteurs (Mossé) pensent que dans les cas d'adipose, sans dégénérescence, on pourrait recourir à l'opothérapie

Enfin il sera indispensable de soumettre le malade au *régime spécial* que nous avons signalé. Il consistera surtout dans la réduction des boissons, dans une alimentation riche en albumine avec exclusion des graisses, des sucres, des farines et des féculents.

Lorsque l'adipose cardiaque est accompagnée de *signes de défaillance du cœur*, on a conseillé de recourir aux agents dilatateurs des vaisseaux, comme la trinitrine par exemple. Ce traitement, qui s'appuie sur cette théorie que le travail du cœur est facilité par la dilatation active des vaisseaux (Green), ne m'a point donné de résultats bien nets; il me paraît préférable, dans ces cas où il faut agir vite et énergiquement, de recourir à la *spartéine* ou à la *caféine* à haute dose : 1 gramme, 1 gr. 25 en injections hypodermiques, ou même aux injections sous-cutanées d'éther sulfurique qu'on pourrait faire alterner avec celles de caféine.

Contre les accidents asphyxiques, on emploiera les révulsifs énergiques sur le thorax et les extrémités; enfin, dans quelques cas, une saignée a rendu des services signalés.

L'adipose cardiaque pourra encore être traitée avec avantage par l'emploi hydro-minéral des eaux de Brides (Savoie) ou de Marienbad (Bohême), joint aux moyens généraux précités et à un régime spécial.

---

thyroïdienne qui a une action si puissante sur la réduction des graisses ; si on a recours à ce moyen, on le donnera avec précaution (1 gramme de glande de mouton fraîche par jour, en moyenne), car on sait que l'ingestion de glande thyroïde produit quelquefois de la tachycardie et même des syncopes.

Traitement de l'angine de poitrine.

Le traitement de l'angine de poitrine doit répondre à plusieurs indications : 1° traiter l'accès, c'est-à-dire combattre la crise douloureuse ; 2° prévenir son retour par des mesures d'hygiène et par un traitement s'adressant aux causes provocatrices de l'angine de poitrine.

1° Traitement de l'accès. — Les véritables calmants de l'angoisse angineuse sont l'*opium* et le *nitrite d'amyle*.

a) L'*opium* était déjà recommandé par Heberden, qui prétendait que 10 à 15 gouttes de teinture thébaïque, prises en entrant au lit le soir, permettent au malade d'y séjourner tranquillement jusqu'au matin. Mais son action, indiscutable, est lente à se produire ; aussi est-ce à la *morphine* qu'on a recours habituellement. La médication est prescrite sous forme d'injections sous-cutanées. On injecte en une fois *un centigramme* de chlorhydrate de morphine, et on peut répéter l'injection deux ou trois fois par jour, si cela est nécessaire, mais à intervalles suffisamment éloignés. Les effets remarquables obtenus par ces injections dans le traitement de l'accès d'angor pectoris tiennent à ce que la morphine n'a point seulement des effets analgésiques, mais jouit encore d'une action vaso-dilatatrice sur les capillaires sanguins; elle favorise donc l'énergie contractile du cœur, en abaissant la tension artérielle et en diminuant les résistances périphériques.

b) Le *nitrite d'amyle*, qui est encore un vaso-dilatateur puissant, doit être employé dès le début de l'accès angineux sous forme d'inhalation : 4 à 5

gouttes d'abord, puis dans la suite on peut porter la
dose jusqu'à 8, 10, 12 gouttes. Son action est fugace,
aussi doit-on parfois répéter deux ou trois fois l'inhalation quand les accès sont de longue durée. Le
nitrite d'amyle qui doit toujours être préparé récemment, est délivré presque toujours dans les pharmacies, sous une forme extrêmement commode pour
la pratique de la ville ; il est contenu dans de petites
ampoules de verre dont le malade brise une extrémité
effilée, et recueille le liquide qui s'en écoule, sur
un linge ou sur son mouchoir qu'il maintient ensuite
appliqués sous le nez et sur la bouche, en aspirant
doucement. L'action du médicament est très rapide ;
en quelques secondes la face rougit, les yeux s'injectent et les oreilles sont le siège de bourdonnements ;
en même temps les battements cardiaques deviennent
plus forts, leur fréquence augmente, et l'angoisse
précordiale se calme. Malheureusement, la durée
de cet effet sédatif n'est que d'une demi-minute au
plus ; aussi, dans les accès prolongés, faut-il répéter
des inhalations de 4 à 6 gouttes plusieurs fois par
jour. Quand il y a indication pressante, dans les
accès intenses et rebelles, on peut joindre aux inhalations amyliques, l'injection hypodermique d'une
demi-seringue de Pravaz remplie d'une solution
formée de quarante gouttes de dilution alcoolique
de trinitrine au centième, pour dix grammes d'eau
(Huchard). Comment agit le nitrite d'amyle dans le
traitement des accès angineux? Lauder Brunton,
s'autorisant de tracés sphygmographiques, remarque
dans l'angine de poitrine, d'une part, une augmentation de la tension artérielle due à un état spasmodique des artères périphériques, au moment de l'accès, et d'autre part un abaissement de cette tension,

au moment de la disparition de la douleur. Il était donc logique de s'adresser au nitrite d'amyle, qui dilate les vaisseaux et abaisse la tension vasculaire. Mais on a fait remarquer, avec raison, qu'il n'est point prouvé que cette élévation de la tension arté- rielle, d'ailleurs inconstante, soit la cause des accès douloureux, car on observe souvent en clinique une augmentation de la pression vasculaire, sans que pour cela on ait remarqué l'existence d'accès angi- neux. G. Johnson (1877) a proposé une autre théorie : il pense que le nitrite d'amyle agit comme antiné- vralgique, et par là diminue la tension vasculaire, qui s'est élevée sous l'influence de l'excitation dou- loureuse partie des nerfs cardiaques; car, dit-il, toute irritation portée sur le bout central d'un nerf mixte ou sensitif détermine, par excitation réflexe, une contraction générale des artérioles, d'où éléva- tion de la pression vasculaire. Mais il est vrai de dire que jusqu'ici l'action antinévralgique du nitrite d'amyle n'a point été démontrée. En réalité, celui-ci agit en activant la circulation du myocarde entravée par le spasme, ou par l'oblitération des artères coronaires; de plus, il détermine la dilata- tion des artères périphériques et augmente ainsi l'énergie cardiaque en diminuant les résistances de la périphérie.

c) Comme succédané, on peut avoir encore recours à la *trinitrine* (nitro-glycérine), qui, de même que le nitrite d'amyle, dilate les vaisseaux périphériques et abaisse la tension artérielle. Son action ne se manifeste qu'au bout de cinq minutes, mais son efficacité est de plus longue durée. De même que l'éther amylique, la trinitrine produit de la conges- tion vive de la face, de l'accroissement d'énergie de l'accélération des battements du cœur; en même temps, la tension artérielle diminue notablement.

La trinitrine s'administre par la voie gastrique, ou sous forme d'injections hypodermiques; on aura recours de préférence aux deux formules suivantes que nous avons indiquées déjà : à l'intérieur, 3 cuillerées à soupe par jour d'une solution aqueuse composée de 300 grammes d'eau distillée et de 30 gouttes de solution alcoolique au centième de trinitrine; en injection sous-cutanée, un quart de seringue de Pravaz, 2 à 3 fois dans les 24 heures, d'une solution de 10 grammes d'eau distillée simple ou d'eau de laurier-cerise, et de 30 à 40 gouttes de la solution de trinitrine au centième.

Schott recommande vivement une solution anglaise composée d'eau de menthe et d'alcool rectifié: 12 gr. 50, de chaque; nitro-glycérine: 0,20 centigr.; teinture de capsicum : 2 gr. 50. Prendre par jour de 2 à 8 gouttes du mélange.

d) Dujardin-Beaumetz et Desnos ont calmé avec succès des accès angineux violents avec l'*exalgine*, à la dose de 25 centigrammes par jour, en cachets ou dans une potion de 120 grammes, édulcorée de sirop de quinquina par exemple.

e) Le premier de ces cliniciens recommandait encore l'*antipyrine* par la voie gastrique; il formulait :

Eau distillée.......................... 120 gr.
Antipyrine....... 7

et donnait *une cuillerée à dessert* dans un verre d'eau sucrée, ou additionnée d'un peu de rhum ou de cognac.

On pourrait encore prescrire l'antipyrine en injection hypodermique; on injecterait, par exemple, une seringue de Pravaz tout entière de la solution :

Antipyrine..........................	0 gr. 50
Eau distillée.........................	1

Ces médicaments n'ont donné que des résultats très variables; quelques auteurs même les rejettent complètement, on se souviendra d'ailleurs que l'antipyrine, qui ferme le rein, ne doit être prescrite, dans ce cas, qu'avec précaution.

f) On a vanté encore l'usage du *nitrite de sodium* (Matthew Hay), à la dose d'une ou deux cuillerées à café d'une solution aqueuse (14 grammes pour 350 grammes d'eau). Fleury (de Bordeaux) a proposé le *tribromure d'allyle*, peu expérimenté jusqu'ici. G. Sée (1893) s'est bien trouvé de l'emploi de la *pyridine;* elle aurait sur le nitrite d'amyle l'avantage de présenter une innocuité absolue. Il a vu des cas dans lesquels les accès ont été évités ou coupés par l'inhalation de quelques gouttes de pyridine, que le malade doit porter sur lui constamment, enfermée dans un flacon. Le même auteur attribue au *cannabis indica* (chanvre indien) une action favorable sur les accès d'angor pectoris; il conseille, soit au début, soit pendant le paroxysme de l'accès, de fumer une cigarette contenant 25 centigrammes de cannabis en poudre, roulé avec une plante labiée légèrement pulvérisée. Le choix importe peu entre ces labiées qui, grâce à l'huile volatile qu'elles renferment, sont des plantes aromatiques par excellence (thym, romarin, sauge, mélisse, lavande, menthe, etc.).

g) Laënnec a employé l'*aimantation :* « Les moyens à l'aide desquels, dit-il, j'ai le plus souvent réussi à procurer du soulagement aux personnes attaquées de l'angina pectoris... sont... surtout l'aimant, que j'emploie de la manière suivante: je faisais appliquer deux plaques d'acier fortement aimantées, d'une ligne d'épaisseur, de forme ovale et légèrement courbées sur le plat pour s'accommoder à la forme de la poitrine, l'une sur la région précordiale gauche, et l'autre dans la partie opposée du dos, de manière que les pôles soient exactement opposés et que le courant magnétique traverse la partie affectée. Ce moyen n'est pas plus infaillible que tous ceux par lesquels nous combattons ordinairement les affections nerveuses; mais il a réussi entre mes mains, plus souvent qu'aucun autre, à diminuer les angoisses de l'angina pectoris et les douleurs cardiaques et à en éloigner le retour. » (*Trait. de l'auscult. médiat.*, 2ᵉ édit., t. II, p. 750, 1826.)

h) L'*électrisation* sous forme de *courants intermittents* a été employée pour la première fois par Duchenne, de Boulogne, en 1853; il se servait d'un pinceau métallique, en communication avec un appareil d'induction gradué au maximum et marchant avec des intermittences très rapides, qu'il promenait autour du mamelon gauche. Chez le malade qui fait le sujet de sa principale observation, un homme de cinquante ans, l'excitation électrique de cette région provoqua de suite une douleur instantanée et atroce; mais, « à ma grande surprise, avec la douleur artificielle que j'avais provoquée, avait aussi disparu complètement la douleur de l'angine, ainsi que l'engourdissement et les fourmillements du membre supérieur gauche qui l'accompagnaient; la respiration était devenue calme; en un mot, le malade se trouvait tout à coup dans son état normal » (Duchenne, de Boulogne, *De l'électrisat. localis.*, etc., 3ᵉ édit., p. 812, 1872). Encouragé par ce

que Duchenne lui-même considérait comme de
« beaux résultats thérapeutiques », Boullet (*Acad. des
scienc.*, 1869) a communiqué « plusieurs cas de
guérison » d'angine de poitrine obtenus avec la faradisation. *Malgré ces succès, plus apparents que
réels,* car il faudrait suivre les malades durant de
longues années, pour pouvoir affirmer la guérison,
la faradisation est un moyen dangereux, et Duchenne
avoue lui-même qu'il n'a pas osé l'appliquer « exactement » dans sa clientèle. C'est qu'en effet ce traitement est capable non plus de calmer, mais de produire de violents accès angineux ou encore des
syncopes de la plus haute gravité.

i) Mais si la *faradisation est dangereuse,* les *courants
continus,* au contraire, ont donné *parfois de bons résultats.* Fliess (*Berl. Klin. Wochens.,* 1865) a proposé, dans
le traitement des affections aortiques, l'application
de courants continus descendants, sur le pneumogastrique. Eulenburg, de Berlin, les emploie en posant
le pôle positif au sternum, et le pôle négatif au cou
sur le trajet du grand sympathique. Huebner (1874)
arrête les accès angineux en galvanisant le sympathique et le plexus cardiaque; Fluebuch (1873) et
Lœwenfuld (1881) calment les accès en appliquant
les courants continus à la région cervicale. Plus récemment, Armaingaud, de Bordeaux, a guéri une
jeune femme d'une crise violente d'angor pectoris
en appliquant le pôle positif sur le cœur et le
pôle négatif à l'apophyse épineuse de la 6e ver-
tèbre cervicale. Dujardin-Beaumetz et Peter ont
employé ce moyen avec succès, dans le cas suivant
un peu anormal : un malade, avant d'éprouver l'angoisse précordiale, éprouvait d'abord une douleur
de la main, puis de l'avant-bras et du bras; ces

auteurs employèrent la pile aux courants continus et usèrent de courants descendants. Le pôle positif était appliqué à la partie supérieure de l'épaule gauche, le pôle négatif à la partie inférieure du membre, et on faisait ainsi une série d'applications en plaçant les deux pôles sur l'avant-bras, le bras, l'épaule, applications qui étaient renouvelées chaque fois que le malade ressentait les douleurs prodromiques de l'accès. Enfin Maurice Raynaud, de son côté, a amendé des accès angineux par l'emploi des courants continus. C'est donc là un moyen thérapeutique, auquel on aurait recours, le cas échéant, mais qui paraît réussir surtout dans les pseudo-angines à forme névralgique.

j) Les *inhalations d'oxygène* ne donnent que des résultats médiocres et en tout cas non durables.

k) Les *pulvérisations d'éther* au niveau de la région précordiale produisent souvent un soulagement réel, mais peu durable ; on les pratiquera avec un simple pulvérisateur à parfum, en ayant soin d'opérer loin du feu, ou d'une bougie allumée, qui pourraient provoquer l'inflammation de l'éther.

L'accès angineux calmé, il faut chercher à prévenir son retour par des moyens hygiéniques appropriés, un régime alimentaire réglé, et enfin par une médication qui s'adresse aux nombreuses causes qui ont fait naître l'angina pectoris.

2° **Traitement prophylactique.** — Le malade, si cela est possible, habitera la campagne, à l'abri du vent, de l'humidité et du froid ; il évitera le bord de la mer et les lieux élevés. Sa vie sera régulière et méthodique, exempte de soucis et d'émotions. Les promenades régulières et sans fatigue sont utiles, à condition de ne point marcher vite, ni de faire d'ascensions. Tout exercice musculaire un peu violent est défendu au malade (l'escrime, la bicyclette, la natation, la chasse sont interdits); on insiste, avec raison, sur les mauvais effets des exercices exagérés du bras gauche, vers lequel se produisent les douleurs irradiées, ou qui peut, dans certains cas plus rares, être le point de départ même de ces douleurs.

Les repas devront être substantiels, mais peu abondants; il sera préférable de faire plusieurs petites collations par jour, pour ne point surcharger l'estomac et éviter ainsi les accès angineux qui surviennent souvent après les repas, et principalement le dîner du soir. Ce dernier repas se composera d'aliments légers d'une digestion facile : les laitages, les œufs; on pourra même très utilement recourir, de temps à autre, au régime lacté pendant plusieurs jours successifs. En général, on évitera les mets épicés, les sauces relevées et les boissons stimulantes : le thé, le café, ou fermentées, comme le vin de Champagne et les vins mousseux. Les liquides seront pris en petite quantité; on choisira de préférence les vins blancs très légers du Bordelais (Barsac, Graves), ou encore quelques crus de Bourgogne, faibles en alcool et non aigres (Chablis) coupés d'eau pure, ou d'eaux de table faiblement minéralisées, Evian, Alet. L'eau pure ou additionnée de quelques gouttes de cognac, pour en combattre la saveur, constituerait encore une excellente boisson prise aux repas. *Le tabac doit être proscrit à tout jamais;* en outre, les malades doivent encore éviter de rester dans les espaces clos où se trouvent des fumeurs (estaminets, cercles, wagons. L'usage du *tabac à priser* est également *proscrit.*

Les troubles dyspeptiques, s'ils se produisent, seront traités avec soin, suivant la médication réclamée par chacun d'eux : flatulence (naphtol, salicylates de magnésie ou de bismuth, craie préparée, charbon de peuplier, etc.); gastralgie (opium, cocaïne, eau chloroformée); vomissements (glace, opium, potion antiémétique de Rivière); hyperchlorhydrie ou hypochlorhydrie (bicarbonate de soude, ou acide chlorhydrique); dans d'autres cas, le lavage de l'estomac plus ou moins répété, et le régime lacté, constitueront le traitement de choix (1).

3° Traitement médicamenteux. — Il est variable et dépend essentiellement de la *nature* et des *causes* de l'angine de poitrine; celles-ci sont très nombreuses et Huchard les a étudiées dans une intéressante monographie (1883).

A. La cause, sinon la plus fréquente, tout au moins la mieux connue de l'angine de poitrine, est le rétrécissement des artères coronaires : coronarite, soit par athérome de l'aorte qui déforme et rétrécit l'orifice des coronaires, soit par altération du tronc même de ces artères. Cette variété constitue l'*angine de poitrine vraie, organique* des auteurs; elle reconnaît pour facteurs étiologiques : la goutte, la syphilis, le saturnisme, l'alcoolisme, l'arthritis, tout ce qui peut produire l'aortite chronique ainsi que toutes les causes dystrophiques qui engendrent l'artério-sclérose. Elle se montre surtout après 25 ans, dans toutes les professions, mais présente, peut-être, son maximum de fréquence dans les carrières libérales :

(1) Rumf, de Hambourg, partant de cette idée que la vraie angine de poitrine est due à la calcification des artères coronaires, rejette l'alimentation lactée trop riche en chaux, et propose, pour décalcifier les artères, une solution de carbonate de soude et d'acide lactique, prise à l'intérieur, et un régime pauvre en chaux : viandes, pain, poisson, pomme de terre, pommes.

prêtres, médecins, avocats, écrivains, artistes. Au point de vue clinique, elle se manifeste par plusieurs caractères dont le principal est l'apparition de l'accès angineux sous l'influence de l'effort, et de toutes les causes qui exagèrent la tension artérielle et augmentent le travail du muscle cardiaque : exercice musculaire, marche, émotions vives, etc.; l'accès naît avec l'effort, dure autant que lui et cesse avec lui.

B. Nous trouvons ensuite le groupe si nombreux des *pseudo-angines de poitrine :* il comprend les angines de poitrine d'origine *nerveuse, réflexe, diathésique* et *toxique.*

1. Les *angines de poitrine nerveuses* s'observent principalement à la suite des névroses et des états névropathiques. On les rencontre dans l'hystérie (Charcot, Marie, Bernheim, Liégeois), chez les neurasthéniques et dans la maladie de Basedow. Contrairement à l'angine de poitrine vraie, l'accès arrive spontanément, sans effort préalable, le plus souvent le soir, la nuit, quelquefois au lit en plein repos, et a une durée qui se prolonge (1).

2. Les *angines de poitrine réflexes* ont un point de départ extrêmement variable : les traumatismes, les névralgies du bras et du thorax (Capelle, Caizergues, Jurine, Potain, Lasègue); l'utérus : accouchements récents (Armaingaud); certaines affections gastriques ou hépatiques (Heberden, Beau, Potain, Barié) ou abdominales (Ullesperger).

(1) On peut faire rentrer dans ce groupe une *angine de poitrine prépleurétique,* signalée par Rauzier (*Congr. méd. int. Montpellier* 1898) qui constituerait la première manifestation d'une pleurésie, dont les signes physiques ne deviendront apparents, qu'un certain nombre d'heures ou de jours, après le début des manifestations angineuses.

3. Les *angines de poitrine diathésiques* s'observent dans le rhumatisme (rhumatisme direct des nerfs du cœur (Peter, Martinet), chez les goutteux (Potain, Grasset), les diabétiques (Vergely).

4. Enfin les *angines de poitrine toxiques*, dont le tabagisme est la cause la mieux établie (Beau, Gélineau).

1° Le traitement médicamenteux de *l'angine de poitrine vraie* réside presque tout entier dans l'usage de la *médication iodurée*. Le malade aura recours aux préparations que nous avons indiquées précédemment (*voir* : *Médicaments cardiaques*, p. 171); la dose quotidienne sera de 1 à 3 grammes d'iodure pendant trois semaines, chaque mois, et, pendant la dernière semaine, le malade cessera cette médication, et prendra chaque jour, durant une huitaine, dans un peu d'eau : 6 à 12 gouttes de la solution alcoolique de trinitrine à 1/100. Le médicament choisi sera l'iodure de sodium ; toutefois, si, comme plusieurs le croient, l'iodure de potassium est doué d'une action plus rapide et plus certaine chez certains angineux, on pourrait le prescrire un mois sur trois. Le *traitement* ioduré devra être *suivi sans interruption*, même en l'absence de retour des accès, *pendant plusieurs années consécutives*.

On sait que l'iodure est quelquefois mal supporté par les malades et qu'il donne lieu à des troubles dyspeptiques de formes diverses. Pour les éviter, on pourra associer l'iodure à une petite dose d'opium ou à quelques gouttes de teinture de noix vomique, et on fera prendre le tout, de préférence, au milieu de chaque repas. En cas d'intolérance, les iodures alcalins peuvent être remplacés par l'iodure de fer, le sirop iodo-tannique dit de Guillermond, ou encore par la teinture d'iode, à dose de 5 à 12 gouttes dans un demi-verre de vin de Banyuls, ou de Malaga ; à vrai dire, ces moyens ne sauraient être considérés comme des équivalents de la médication par les iodures alcalins.

L'*angine de poitrine* de nature organique peut être quelquefois *compliquée* de poussées d'*aortite* ; dans ce cas, les révulsifs locaux s'imposent : badigeonnages de teinture d'iode, applications répétées de pointes de feu, vésicatoires volants, cautères à la pâte de Vienne.

Enfin, à la longue, par suite de la répétition des accès, le muscle cardiaque s'affaiblit de plus en plus, et on peut voir survenir progressivement les signes habituels de l'asthénie cardiaque ; c'est alors que la digitale et la caféine peuvent rendre quelques services véritables.

2° Le traitement médicamenteux des *pseudo-angines* est très variable.

Dans les *angines de poitrine névralgiques*, *rhumatismales* et *goutteuses*, on combattra la diathèse par les alcalins, le salicylate et le bicarbonate de soude, les sels de lithine ; la forme névralgique proprement dite demandera l'emploi du bromhydrate de quinine, de l'antipyrine, ou même de l'aconitine. Dans le rhumatisme, on pourra appliquer des vésicatoires, des pointes de feu, des badigeonnages de teinture d'iode, des pulvérisations de chlorure de méthyle, au niveau de la région cardio-aortique ; de plus, les malades éviteront les causes de refroidissement sur la région thoracique antérieure, et pour cela porteront de la flanelle sur la poitrine ; les femmes éviteront les vêtements décolletés.

L'*angor pectoris lié aux névroses* sera traité par les

préparations de valériane et les bromures ; le calme, le séjour à la campagne loin des émotions et quelquefois de l'entourage des malades, l'hydrothérapie appliquée avec prudence produisent également de bons résultats. Au début, on donnera souvent la douche tiède pour éviter la sensation brusque du froid, qui pourrait provoquer un accès ; peu à peu cependant l'eau sera ramenée à une température plus basse, et la douche froide sera alors donnée sans arrêt.

Le traitement hydro-minéral peut être très utile : on conseillera de préférence les stations de Néris, de Bourbon-Lancy, de Royat, de Luxeuil, de Plombières, et de Divonne. Enfin il faudra agir par *suggestion*, et s'efforcer de « convaincre les malades qu'ils ne sont point atteints d'une affection du cœur » (Stokes) et que si leurs douleurs sont réelles, elles ne présentent aucune espèce de gravité.

Lorsque l'*angine de poitrine* est causée par un *état douloureux, névralgique d'origine périphérique* (bras, thorax), on aura recours au traitement local par les révulsifs, les pointes de feu, le stypage et les courants continus. A l'intérieur, on donnera l'exalgine, la phénacétine, et plus efficacement encore les préparations de quinine et la morphine.

Dans l'*angine de poitrine d'origine gastro-hépatique,* c'est surtout au régime alimentaire qu'il faut s'adresser ; ici c'est le régime lacté qui triomphe ; les amers, les alcalins, et les préparations de strychnine complètent quelquefois le traitement.

Enfin, les *angines de poitrine toxiques,* d'origine tabagique, comportent naturellement la suppression définitive du tabac.

Traitement des affections congénitales du cœur.

Il est purement symptomatique, car il ne peut être question de guérison quand il s'agit de vices de développement indélébiles. Toutes les règles concernant l'hygiène générale propre aux cardiopathies acquises sont d'application en pareille circonstance. Il en est de même durant la période plus ou moins longue de tolérance, ou mieux de compensation des lésions ; enfin, plus tard, contre les accidents d'asystolie et d'affaiblissement du myocarde, on aura recours aux moyens généraux employés dans le traitement de l'asystolie. On trouvera à ce dernier chapitre, ainsi qu'à celui du traitement de la cyanose, toutes les indications thérapeutiques propres, non à guérir les affections congénitales du cœur, mais à en atténuer les effets, dans la mesure du possible.

II. — TROUBLES FONCTIONNELS

Traitement des palpitations.

Les palpitations cardiaques ne sauraient être confondues, ainsi qu'on le fait trop souvent, avec la tachycardie. Ce qui caractérise cette dernière, c'est l'accélération pure et simple des battements du cœur, mais cette accélération, même accompagnée d'augmentation de l'énergie des battements ou d'irrégularité de leur rythme, ne suffit pas à caractériser les palpitations. Ces dernières exigent que les battements du cœur soient perçus par le malade lui-même, et éveillent chez lui une sensation pénible ou même douloureuse. Les causes qui peuvent produire des palpitations sont extrêmement nombreuses et des plus variées ; on peut, au point de vue étiologique, diviser celles-ci en palpitations symptomatiques et en palpitations essentielles, ou inorganiques.

A. Les *palpitations symptomatiques* sont liées aux affections organiques du cœur ou de l'aorte. On les observe à la suite de la péricardite et de la symphyse cardiaque, dans les endocardites et dans le cours des affections valvulaires chroniques, dans les myocardites aiguës infectieuses des fièvres éruptives, de la dothiénentérie, de la septicémie, dans les myocardites chroniques (goutteux, diabétiques), ainsi que dans certaines malformations congénitales. On les rencontre encore dans les anévrysmes aortiques, enfin dans le cours de l'angine de poitrine.

Contre ces palpitations, la thérapeutique sera celle qui convient aux cardiopathies organiques. Nous l'avons étudiée déjà avec tous les développements nécessaires.

B. Les *palpitations essentielles* ont des origines très variées. Chez *l'enfant*, elles peuvent être produites par la présence de vers intestinaux ; chez *l'adolescent*, elles sont la conséquence de la puberté et de ces troubles cardiaques complexes englobés sous l'appellation erronée d'hypertrophie de croissance. A cet âge, on les rencontre encore à la suite de certaines habitudes d'onanisme. Chez les jeunes filles et les femmes, on observe des palpitations dans la chlorose, à l'instauration des règles, aux époques menstruelles et plus tard à la ménopause ; elles peuvent être encore la conséquence de métrorrhagies et d'affections utérines chroniques. Chez *l'adulte*, elles sont, le plus souvent, causées par une hygiène

ou une alimentation défectueuses, et *les plus fré-*
quentes de toutes sont les palpitations des dyspeptiques
et des *fumeurs.*

Les *palpitations des dyspeptiques,* parfois très violentes, surviennent principalement après les repas,
et s'accompagnent assez souvent de pesanteur à l'estomac, de flatulence, de renvois gazeux ; elles coïncident ou alternent fréquemment avec d'autres phénomènes réflexes, tels que les bouffées de chaleur au
visage, la rougeur des pommettes, les vertiges, la
céphalalgie, et même certains troubles visuels pas-
sagers. Mais il s'en faut de beaucoup que ces
troubles morbides se manifestent toujours avec netteté, et souvent les malades, qui n'ont à se plaindre
que de palpitations, viennent consulter le médecin, parce qu'ils se croient atteints d'une maladie
du cœur. Un examen attentif fait découvrir que
les malades souffrent de l'estomac, et ont depuis
longtemps des digestions laborieuses, sans qu'ils
aient songé, le plus souvent, à le signaler d'eux-
mêmes au médecin. Aussi, est-ce avec une certaine peine qu'on arrive à convaincre les patients
qu'ils n'ont point d'affection cardiaque, et que leurs
palpitations sont liées au mauvais état des voies
digestives ; *c'est donc,* chez eux, *l'estomac et non le*
cœur qu'il faut soigner. Chez ces *malades, faux car-*
diaques et *vrais dyspeptiques,* il existerait, d'après
Bucquoy (1890), un signe important et mal connu
jusqu'ici, qui permettrait de faire le diagnostic ins-
tantanément, pour ainsi dire. Si on appuie fortement
avec un doigt, pouce ou index, au niveau de la région
précordiale, on rencontre, en général, dans le quatrième espace intercostal gauche, un point souvent
très douloureux dont la pression arrache un cri au

malade : c'est le « point précordial des dyspeptiques ».

Les *fumeurs* sont sujets également à des palpitations fréquentes ; mais il existe, sur ce point, des différences très grandes entre chaque individu ; des fumeurs invétérés pourront ressentir à peine quelques
palpitations, qui seront, au contraire, très marquées
chez d'autres personnes, ne faisant du tabac qu'un
usage fort ordinaire. D'ailleurs, ce n'est point seulement par la fumée qu'on s'intoxique ; les priseurs et
les chiqueurs de tabac sont exposés aux mêmes accidents que les fumeurs ; bien plus, les palpitations se
rencontrent également chez les personnes qui vi-
vent avec les fumeurs dans des espaces confinés :
cafés, cercles, estaminets, ou qui manipulent la plante
elle-même dans les manufactures, pour lui faire
prendre les formes diverses sous lesquelles le tabac
est livré à la consommation.

En dehors de ces causes habituelles de palpitations
chez l'adulte, signalons encore les palpitations qui
surviennent à la suite d'*excès de thé*, de *café*, et dans
un autre ordre, celles qui suivent les *excès génési-
ques*. Puis viennent les causes générales ; dans le
domaine du système nerveux : le *nervosisme*, si souvent héréditaire, l'*hystérie* vraie, l'*hypocondrie* et la
lypémanie, la *maladie de Basedow*, les *émotions vives*, la
colère, et *certaines lésions médullaires* ou, plus exactement, *bulbaires* intéressant les nerfs pneumogastriques. Du côté des voies digestives : une *crise de
colique hépatique*, la présence d'un *ténia* dans l'intestin,
sont quelquefois suivies de palpitations ; signalons
encore les palpitations réflexes qui accompagnent
la *tuberculose pulmonaire à son début*.

A cette multiplicité de causes de palpitations correspond nécessairement la *multiplicité des moyens thérapeutiques*; cependant, avant d'entrer dans le détail, rappelons que, lorsqu'il s'agit de traiter un malade atteint de palpitations, on ne doit pas oublier que la digitale, dont on use souvent sans mesure, ne peut être réellement utile dans les palpitations de nature organique qu'à la période troublée ou dans l'asystolie. Quant aux palpitations essentielles, la digitale, sauf dans les cas indiqués plus loin, n'a sur elles en général aucune action très appréciable; bien plus, elle peut les aggraver en produisant des troubles digestifs et augmenter la dyspepsie, cause fréquente de ces palpitations.

En supprimant l'usage du tabac, du thé, du café, on fait disparaître les palpitations d'ordre toxique; de même, l'hydrothérapie, les préparations ferrugineuses, les toniques, le quinquina, calmeront l'excitation cardiaque des chlorotiques. Quant aux palpitations d'origine génitale, on y mettra fin en facilitant l'évolution des menstrues au moment de leur apparition, à la puberté, et en surveillant les troubles complexes de la ménopause; de même, la guérison d'une affection utérine, la modération dans les rapports sexuels, la cessation des habitudes d'onanisme ramèneront le calme et la régularité dans les contractions cardiaques.

La tuberculose au début, la lithiase biliaire, causes de palpitations, nécessitent des soins particuliers que nous n'avons pas à indiquer ici.

Quant aux palpitations nerveuses, la médication qui leur convient est plus compliquée; elle comprend les nervins, les antispasmodiques, les bromures, la valériane ou le valérianate d'ammoniaque, l'éther à l'intérieur et à l'extérieur sous forme de pulvérisations sur la région précordiale, pratiquées loin du feu ou d'une bougie allumée, pour éviter que l'éther ne s'enflamme; enfin, l'aconit, dans certaines circonstances. L'action modératrice de la quinine sur le cœur est admise depuis longtemps; Hayem, utilisant cette propriété, a proposé, dans les palpitations nerveuses, le bromhydrate de quinine.

On le donnera à la dose de 10 à 40 centigrammes par jour; dans quelques cas, on a tiré un résultat heureux en l'associant à une faible dose de poudre de feuilles de digitale, par exemple 5 centigrammes, pour une pilule de bromhydrate de quinine de 10 centigrammes. La dose serait de 2 à 4 par jour.

On pourrait obtenir encore un certain résultat par le stypage, au chlorure de méthyle sur la région du cœur, ou des pulvérisations de ce gaz liquéfié sur la région de la nuque (Huchard). On se trouvera mieux encore de l'usage méthodique de l'hydrothérapie (douche froide, douche écossaise, usage du *tub* anglais, enveloppement dans le drap mouillé) et des toniques. Les névropathes étant souvent des anémiques, le traitement gagnera à être complété par la série des préparations ferrugineuses.

Quelquefois, mais seulement dans les cas où les voies digestives ne sont pas troublées, on pourrait, pendant quelques jours seulement, recourir à la digitale (10 à 12 gouttes) ou à la digitaline cristallisée à très petites doses, par exemple 5 à 8 gouttes de la solution alcoolique au millième, ou encore un granule d'un quart de milligramme tous les deux jours, et répété trois fois environ avec un jour d'intervalle. Dans ce cas, la digitale agit non plus comme tonique cardio-vasculaire, mais comme *sédatif* du cœur.

Enfin, les succédanés de la digitale ont été

conseillés par beaucoup d'auteurs dans les palpitations essentielles, malheureusement les résultats obtenus sont contradictoires et le médicament de choix n'est point fixé; chacun d'eux compte des partisans. Je ne saurais ici donner un avis motivé et me contenterai de dire que Polk préconise surtout l'usage du muguet, alors que Clarke recommande la spartéine, Albertoni l'adonis, et que le strophantus est préféré par Aulde. De nouvelles recherches sont nécessaires sur ce point.

J'ai réservé pour la fin, à cause de leur importance, les *palpitations liées* à la *dyspepsie gastrique*. Le régime approprié, la réglementation des boissons sont les premiers points à déterminer; la médication variera ensuite selon le caractère des troubles digestifs : les antiseptiques, le naphtol, le benzonaphtol, le bétol, les salicylates de bismuth ou de magnésie, la phosphate de chaux, la craie préparée, le charbon de peuplier, conviennent surtout dans les formes atoniques avec flatulence ; dans quelques cas, l'usage de quelques ferments: pepsine, pancréatine, sera suivi de succès. Le bicarbonate de soude, à doses élevées, sera recommandé dans la dyspepsie acide; dans l'hypochlorhydrie, on conseillera l'acide chlorhydrique officinal, dilué dans l'eau, pris après chaque repas. Dans les cas de dyspepsie douloureuse, l'eau chloroformée, le chlorhydrate de cocaïne, l'opium ou le chlorhydrate de morphine, l'extrait de cannabis indica, associés à quelques révulsifs cutanés, seront les meilleurs moyens à employer. L'usage de certaines eaux minéralisées faiblement, du vin blanc ou de la bière, substitués au vin rouge, peuvent être également fort utiles pour certains malades. L'inappétence sera combattue par

les amers, la quassine, la noix vomique, le sulfate
de strychnine, la teinture de Baumé, la teinture d'i-
péca, etc. D'autres manifestations pourront réclamer
certains soins spéciaux : le lavage de l'estomac, le
massage, l'hydrothérapie et les bains sulfureux qu'on
pourra prescrire ici, puisque le cœur ne présente
aucune altération organique, ainsi que les frictions
stimulantes sèches ou aromatiques. Si à ces différents moyens on ajoute la régularité des repas,
l'exercice musculaire remplaçant des habitudes
souvent sédentaires, il est bien rare qu'on ne calme
point l'état dyspeptique et, par suite, les palpitations
dont il était la cause. Enfin, dans les cas où celles-ci
n'auraient cédé à aucune médication, il faut penser à
la possibilité d'un ver dans l'intestin et prescrire les
médicaments helminthicides.

Traitement des tachycardies.

La tachycardie est caractérisée par l'accélération
des battements du cœur; ici, de même que pour les
palpitations, les indications thérapeutiques varient
suivant les causes de la maladie.

1° En dehors de l'accélération des battements cardiaques dans les *maladies fébriles*, qui forment un
groupe à part sur lequel nous n'insisterons pas, la
tachycardie est, le plus souvent, *symptomatique* de
troubles fonctionnels des *voies digestives*, spécialement de l'estomac, et de certains troubles de la
menstruation. Au moment de la ménopause et sans
lésions organiques du cœur, on voit survenir des
accès de tachycardie, fugaces d'abord, puis plus ou
moins persistants et accompagnés de bouffées de
chaleur au visage, d'éblouissements, de vertiges, de

céphalée. Cette tachycardie s'accompagne d'un pouls fort, plein, d'une régularité parfaite, tantôt au contraire avec faiblesse et inégalités des pulsations (Clément).

Les tachycardies sont rencontrées encore dans certaines *intoxications*, par exemple celle qui peut résulter de l'*opothérapie thyroïdienne*; dans les cardiopathies organiques du cœur telles que les *myocardites aiguës* infectieuses (fièvre typhoïde, etc.), dans la *péricardite*, plus rarement dans l'*endocardite*; de même, dans l'*angine de poitrine*, les *affections orificielles* ou *valvulaires chroniques*.

Dans le domaine du *système nerveux*, la *maladie de Basedow*, les *compressions* ou les *irritations du pneumogastrique*, l'*adénopathie trachéo-bronchique*, surtout tuberculeuse, sont des causes fréquentes de tachycardie. Citons encore la *dégénérescence graisseuse* du cœur (Peter, Leyden) chez les obèses. Quelquefois la pseudo-hypertrophie du cœur de la croissance, sur laquelle nous nous sommes expliqués, se trahit par de la tachycardie.

De même, les *maladies chroniques de la moelle épinière*, à marche ascendante, peuvent produire de la tachycardie, lorsque l'affection arrive au voisinage du bulbe. Dans le *tabes dorsal*, la maladie peut s'annoncer, dès le début, par de la tachycardie ou des palpitations, avant même la période des douleurs fulgurantes; le phénomène s'expliquerait par l'influence exercée par la moelle épinière sur les mouvements du cœur par l'intermédiaire des nerfs vaso-moteurs. La tachycardie est également fréquente dans le domaine des *névroses*. On a décrit enfin une *tachycardie essentielle paroxystique* (Bouveret, 1889), née sous l'influence des émotions violentes ou du surmenage physique ou cérébral, dans laquelle l'accélération procède par accès plus ou moins rapprochés; le cœur, sans cause apparente, passe du rythme normal au rythme tachycardique, avec 120, 160, 200 pulsations régulières, avec abaissement de la tension artérielle et pouls imperceptible. La maladie s'accompagne également de crises dyspnéiques, de pseudo-asthme cardiaque, de congestions passives et d'œdème périphérique. Ces accès durent parfois plusieurs heures et même plusieurs semaines.

Le pronostic est grave en général, et la mort est fréquemment la conséquence d'une syncope ou d'une attaque d'asystolie.

Le *traitement des tachycardies* est nécessairement très variable.

La tachycardie qui dépend de troubles utérins demande un traitement local approprié; liée à la ménopause, elle réclame surtout les antispasmodiques et quelques laxatifs. Si les troubles digestifs sont la cause des troubles cardiaques, le traitement comprendra un régime sévèrement réglé, et des prescriptions variables pour combattre la flatulence, la dilatation stomacale, la gastralgie, la dyspepsie acide ou l'hypochlorhydrie. Lorsque la tachycardie dépend d'une maladie organique du cœur, le traitement est celui qui convient à la cardiopathie qui l'a fait naître. On peut y joindre l'usage des sédatifs du cœur, les bromures, la valériane et les toniques généraux. On a dit que les bromures de calcium et de strontium étaient indiqués dans les troubles rythmiques du cœur d'origine génitale ou gastrique, tandis que les bromures de sodium et de potassium affaibliraient tout le système nervo-moteur et surtout celui de l'estomac. L'expérience n'a pas démontré encore l'exac-

titude de cette affirmation; toutefois, si on a recours
à ces deux bromures de calcium et de strontium,
on les donnera à la dose de 3 grammes, en trois
doses par jour. Comme succédané de ces bromures,
on a prescrit, également dans les tachycardies et
les arythmies d'origine gastrique, l'extrait de cannabis indica, à la dose de 3 à 5 centigrammes par jour.

Contre la tachycardie de croissance, on peut recommander pour les *garçons*, la vie active avec les
exercices musculaires sagement réglés; chez les
jeunes filles, au contraire, des exercices très mo-
dérés et l'absence de toute fatigue physique et
morale; les toniques et les préparations phosphatées sont également indiqués dans les deux cas. Si
l'accélération des battements du cœur est due à
l'état de nervosisme, l'hydrothérapie, les bromures, l'éther, sont les moyens que l'on choisira.

La *tachycardie essentielle paroxystique*, qui paraît
être une névrose bulbaire et spinale, doit être traitée
pendant l'accès et dans l'intervalle de celui-ci.

a. Pendant l'accès de tachycardie, le malade doit être
soumis au repos physique et moral, il sera couché de
préférence sur le côté droit et la tête basse pour éviter une syncope possible. La médication interne est
infidèle; la digitale, la valériane, le veratrum viride
n'ont fourni que des résultats médiocres, et l'antipyrine proposée n'a donné que des succès incertains. Les agents qui semblent avoir procuré une
sédation réelle sont la belladone et surtout la morphine. Le traitement comprend encore des moyens
locaux qui se résument en révulsifs (ventouses scarifiées, pointes de feu, stypage et réfrigération :
sac de glace sur la région précordiale et encore sur
la nuque). Les badigeonnages iodés, les pulvérisa-

tions d'éther sur la colonne vertébrale complètent le traitement. L'électrisation faradique des pneumogastriques ou encore la compression du nerf vague gauche à la région cervicale (Quincke) (près du cartilage thyroïde, en évitant de comprimer la carotide, ce qui aggraverait l'état du malade) ont été préconisées avec des succès divers. Pour compléter le traitement, on recommandera au malade de faire de longues inspirations et de suspendre ensuite momentanément ses mouvements respiratoires. On produirait ainsi des tiraillements sur les filets du pneumo-gastrique et par là une excitation qui se propagerait jusqu'au bulbe.

b. Dans l'intervalle des accès, le calme, le repos absolu, l'absence de toute préoccupation morale ou de tout effort physique sont indiqués absolument ; d'un autre côté, on proscrira tout ce qui est susceptible d'exciter le cœur : tabac, café, alcool. L'arsenic paraît modifier l'état général d'une façon heureuse ; quant à la diminution de la tension, si fréquente dans la maladie, elle sera combattue par la noix vomique, ou encore par l'ergotine.

Contre les accidents cardiaques et la tachycardie de la maladie de Basedow, on a proposé divers moyens : le *bromure de potassium*, qui produit presque toujours une sédation assez marquée ; à l'étranger, quelques médecins ont proposé le bromure de zinc (Hammond). La *digitale* a été recommandée très vivement par Trousseau, mais son action paraît plutôt nuisible qu'utile, au début et pendant la période d'état de la maladie : en effet, elle diminue à peine le nombre des pulsations et augmente fâcheusement la tension artérielle, d'où accroissement de travail pour le cœur ; mais, plus tard, lorsqu'il survient des phases temporaires d'affaiblissement du cœur, de même que dans les accès d'asystolie passagère qui surviennent parfois dans le cours du goitre exophthalmique (Debove, 1880), ainsi que dans l'asystolie finale, la digitale peut rendre de réels services. Dans la période d'état, il est préférable de recourir à un dépresseur de la tension vasculaire, à l'*aconit*, par exemple, ou encore à la *vératrine* employée par Aran dans quelques circonstances. On pourrait recommander particulièrement la teinture alcoolique de veratrum viride, qui, agissant comme la digitale, ralentirait les battements cardiaques, mais n'augmenterait pas, comme celle-ci, la tension vasculaire d'une façon exagérée et posséderait, en plus, une action plus soutenue. G. Sée prescrit la *teinture de veratrum viride (helleborus americanus)* à la dose de 10, 15 et 20 gouttes, prises par doses fractionnées dans la journée, et cela pendant plusieurs mois. Sous cette influence, il a déclaré avoir vu guérir définitivement trois malades; plus récemment, avec ce même agent, Guyot a obtenu un beau succès.

L'*ergotine* et la *strychnine*, qui élèvent la tension artérielle, et à doses élevées ralentissent le cœur, ont donné d'assez bons résultats.

Enfin les *injections intra-veineuses de sérum artificiel* sont également recommandables; nous dirons même que cette dernière médication et la *compression du pneumogastrique gauche* sont à peu près les seules qui aient donné des résultats thérapeutiques réels.

Traitement du pouls lent permanent.

Adams, médecin de l'hôpital de Dublin, et Stokes ont décrit une affection grave : le pouls lent permanent appelé encore *Maladie de Stokes-Adams*, véritable bradycardie caractérisée par un ralentissement considérable et permanent du pouls (30, 20 et même 8 à 10 pulsations par minute) et par certains phénomènes paroxystiques contingents : syncopes, attaques épileptiformes, dans l'intervalle desquelles on a noté quelquefois de la stupeur, de la perte de la mémoire, et certaines perturbations intellectuelles.

La maladie survient, en général, à un âge avancé, coïncide quelquefois avec des lésions organiques du cœur ; mais, le plus souvent, celui-ci reste sain et ne présente que des lésions banales dues à la sénilité ; elle a pu survenir quelquefois à la suite de la syphilis, des traumatismes cérébraux, des coups ou des contusions de la région stomacale (Potain), enfin après certaines affections du larynx. La maladie s'accompagne de troubles nerveux graves : vertiges, étourdissements, attaques syncopales, apoplectiformes, enfin accès épileptiformes. On observe encore des vomissements et de la dyspnée d'origine bulbaire. Cette affection, quoique persistant pendant de longues années, est fort grave et se termine par la mort, soit à la suite d'une syncope, d'une attaque comateuse ou épileptiforme. Ainsi qu'il résulte des recherches de Charcot et d'Hutchinson, confirmatives de celles de Stokes, la maladie a une origine bulbaire (traumatisme, anémie, compression, etc.); c'est du moins à la participation du bulbe qu'il faut rapporter le ralentissement du pouls, ce phénomène ayant été observé dans des traumatismes cérébraux d'origine expérimentale pratiqués par Duret (1887). Quant aux attaques épileptiformes, on a pu les rapporter souvent à des troubles urémiques secondaires.

Quoi qu'il en soit, la maladie de Stokes-Adams ne pardonne point, et la thérapeutique est jusqu'ici absolument désarmée en face d'elle. Le clinicien devra se borner à une intervention toute palliative. Pour atténuer les attaques syncopales, on aura recours surtout aux inhalations de *nitrite d'amyle* ou d'iodure d'éthyle. La noix vomique, la strychnine, la trinitrine ont été quelquefois utiles, surtout les deux premières ; quant aux *crises épileptiformes* et aux accès de dyspnée, accompagnés parfois de rythme de Cheyne-Stokes, leur origine souvent urémique les rend justiciables du traitement habituel de l'urémie : émissions sanguines, purgatifs, inhalations d'oxygène, régime lacté absolu, etc. Ce dernier est d'autant plus indiqué, que chez certains malades les troubles gastriques augmentent encore le ralentissement du pouls et qu'il est nécessaire de supprimer les réflexes gastriques, qui ont une importance si grande sur l'évolution de la maladie.

Le ralentissement permanent du pouls, un des symptômes capitaux de l'affection, persiste, quoi qu'on fasse ; l'électricité, la caféine, conseillées par plusieurs auteurs, n'ont point donné de résultats nets ; je dois dire cependant que dans un cas, que j'ai suivi durant plusieurs semaines à l'hôpital Tenon, la caféine a relevé le pouls d'une façon très appréciable. On a proposé l'*atropine* et, sous son action, on aurait vu les pulsations tripler de fréquence. A la vérité, cet agent est peut-être capable d'accélérer momentanément les battements du cœur : on y pourra recourir à l'occasion, avec prudence. Nous ne saurions en dire autant de l'*ingestion de corps thyroïde* conseillée par quelques auteurs ; cette médication, si elle est capable d'accélérer les battements du cœur

peut, d'autre part, provoquer des syncopes graves;
c'est donc un traitement à rejeter, ou à ne donner
qu'avec la plus grande circonspection.

A la période asystolique, la digitale et la caféine
ont donné quelquefois une amélioration passagère.

Traitement de la syncope.

Le traitement de la syncope comporte nécessairement la connaissance de la cause qui l'a provoquée.
Or l'étiologie de ce grave accident est très étendue.
La syncope peut survenir par anémie profonde résultant d'une hémorrhagie abondante : saignée, bles-
sures de guerre, traumatismes, accouchements, hémorrhagies internes, hémorrhoïdes, etc. ; de même
dans la convalescence d'une maladie longue et dé-
bilitante : telle est par exemple la syncope qui
arrive dans la fièvre typhoïde, la première fois que
le malade quitte son lit. C'est encore par anémie,
suite du déplacement rapide d'une masse sanguine
notable, que la syncope survient après l'évacuation
trop rapide d'une ascite, d'un épanchement pleural ou
après un accouchement trop brusquement terminé.

La syncope est une complication redoutable des
maladies du cœur ; on peut l'observer toutes les fois
qu'un obstacle entrave le bon fonctionnement du
cœur : telles sont par exemple la péricardite, les
affections aortiques, la rupture du cœur, dans laquelle l'hémopéricarde comprime fortement le muscle
cardiaque. Signalons encore toutes les causes d'altérations profondes de la musculature du cœur : les
myocardites des maladies infectieuses : fièvre typhoïde, etc., la sclérose cardiaque et la dégénérescence graisseuse. Viennent ensuite les causes nom-

breuses agissant sur le système nerveux : les
impressions sensorielles, la vue du sang, d'objets,
d'animaux produisant une impression d'horreur vive
et soudaine (reptiles), le toucher de certains objets
répulsifs, ou encore certaines odeurs. Il faut signaler
encore les syncopes émotives : le coït, la peur, la
colère, la joie excessive, les douleurs suraiguës, les
coliques hépatiques et néphrétiques, le traumatisme
violent à l'épigastre.

La syncope peut se montrer encore dans le cours
de certaines affections des centres nerveux : la paralysie glosso labio-laryngée, la sclérose latérale
amyotrophique, au moment de l'envahissement de la
région des noyaux du nerf pneumogastrique ; de
même dans la maladie de Stokes-Adams dans laquelle la région bulbaire est intéressée.

Enfin la syncope peut naître encore sous l'influence d'un germe infectieux agissant sur le bulbe :
accès pernicieux de l'impaludisme, grippe, etc., ou
par le fait d'intoxication par des substances véné-
neuses, comme la muscarine (champignons) ou par
des agents médicamenteux : digitale, aconit, vératrine, les anesthésiques, le chloroforme, l'éther, le
bromure d'éthyle.

La syncope étant due « à la cessation momentanée
des fonctions cérébrales par suite de l'interruption
de l'arrivée du sang artériel dans le cerveau » (Cl.
Bernard), il résulte que, pour combattre la syncope,
il faut favoriser l'afflux du sang vers le cerveau, en
plaçant brusquement le malade à l'air frais dans le
décubitus dorsal, la tête plus basse que le corps, et
les membres inférieurs un peu relevés. La poitrine
et le cou seront débarrassés de toutes les entraves :
corsets, ceintures, cols, cravates, et le patient sera

soumis aux *frictions excitantes*, irritantes même : vinaigre, térébenthine, eau de Cologne, alcool camphré, liniment ammoniacal, ou encore aux lavements salés ou vinaigrés. On y joindra des *aspersions d'eau froide* sur la face, les tempes, la région épigastrique. On pourra encore frotter vigoureusement la paume des mains, la plante des pieds, et on *excitera la muqueuse nasale* et le fond *de la gorge* par une barbe de plume.

Si la syncope est le résultat d'une hémorrhagie très abondante, la compression de l'aorte, la ligature des membres, la bande d'Esmarch, les injections sous-cutanées d'ergotine et même la transfusion du sang, seront employées avec succès. Enfin le traitement pourra se compléter par la respiration artificielle, l'insufflation de bouche à bouche, et aussi par les *tractions rythmées de la langue* avec une pince hémostatique suivant la méthode de Laborde (1893). Celles-ci ont donné d'excellents résultats dans les syncopes chloroformiques.

Il faut signaler encore comme moyens adjuvants les *injections sous-cutanées* d'éther, de caféine, de spartéine et de sérum artificiel. A l'intérieur, on donnera le cognac, le vin de Champagne, le café, l'acétate d'ammoniaque et la liqueur d'Hoffmann, etc.

Dès que le malade est revenu à lui, ce n'est que progressivement qu'on lui permettra de prendre la position assise et de faire quelques mouvements ; si on ne prenait cette précaution, le malade pourrait être exposé à une nouvelle syncope peut-être mortelle ; certains auteurs conseillent encore de faire boire au malade un verre d'eau fraîche ; cette pratique empirique ne parait point mauvaise.

Grisolle a prétendu que, outre l'asphyxie par submersion, les noyés pouvaient encore périr par syncope ; cependant, si elle se produit, c'est plutôt une circonstance heureuse, car, le cœur cessant de battre et la respiration se suspendant, les phénomènes d'asphyxie sont retardés ou même n'ont pas lieu. Dans ces cas complexes, pour ramener le noyé à la vie, on essaiera, en plus des moyens stimulants généraux, le *procédé* de Marshal-Hall et de Sylvester qui consiste à exercer des pressions rythmiques à la base de la poitrine, et en même temps à élever et à abaisser alternativement les membres supérieurs. On pourra encore recourir au *procédé* de Laborde, dans le but de provoquer le réveil du réflexe respiratoire. Cependant il ne faut pas oublier que ces moyens s'adressent plutôt à l'asphyxie par immersion qu'à l'état syncopal lui-même.

Traitement de la cyanose.

La cyanose ou maladie bleue est liée à des malformations congénitales du cœur, ou à des anomalies dans la disposition et le calibre des troncs artériels ; par cela même, le traitement de cette maladie doit se borner aux seules médications symptomatiques.

Les malades doivent éviter les fatigues, les efforts prolongés, les émotions vives, les repas copieux, bref, tout ce qui peut être une cause d'excitation cardiaque. Dans le cours de la maladie, les *accès de suffocation* ne sont point rares : le repos complet est alors indiqué ; de plus, on aura recours encore, suivant les cas particuliers, à la valériane, à l'acide cyanhydrique et aux inhalations d'oxygène (Andr. Petit).

On observe encore dans la cyanose une dyspnée permanente, compliquée de paroxysmes plus ou moins répétés et de palpitations violentes. Contre ces accès de dyspnée paroxystique, on donnera des inhalations de pyridine ou d'iodure d'éthyle, l'éther en pulvérisations sur le thorax, ou à l'intérieur, incorporé dans une potion bromurée. La toux, quelquefois quinteuse, sera calmée par le laurier-cerise, la belladone et le bromoforme, et les révulsifs sur le thorax.

Le caractère dominant de la cyanose consiste dans une insuffisance marquée de l'hématose, à côté de laquelle, par une sorte de compensation véritable, s'observe une hyperglobulie persistante (Krehl; Vaquez); on la favorisera par l'emploi des ferrugineux et des préparations arsenicales.

L'état d'asphyxie légère dans lequel se trouve incessamment le malade, agit sur la nutrition et la retarde : la croissance est lente, le thorax rétréci ; le malade est très sensible au froid, sa température périphérique est abaissée; il est comme engourdi et lent à se mouvoir. Cet état complexe indique l'emploi des frictions sèches ou aromatiques, à l'alcool camphré, à la teinture de lavande, celui du massage, de l'aérothérapie (bains d'air comprimé durant une heure chaque jour, ou tous les deux jours). Enfin, contre les palpitations, on donnera les valérianiques, les bromures, le bromhydrate de quinine, etc.

Lorsque la malformation cardiaque est liée à un rétrécissement congénital de l'artère pulmonaire, on sait que le malade est exposé fréquemment à des complications pulmonaires, et notamment à la tuberculose. On devra donc surveiller attentivement les moindres manifestations morbides vers les voies respiratoires.

Les accidents asystoliques qui viennent terminer

le plus souvent les cardiopathies congénitales, seront traités par les moyens généraux qui s'appliquent au traitement de l'asystolie : les troubles du rythme cardiaque, les œdèmes, les stases veineuses, et la rareté des urines réclameront la digitale ; les signes d'affaiblissement et de parésie cardiaques feront recourir à la caféine, à la spartéine ; ceux de collapsus, aux injections d'éther, de sérum artificiel, aux stimulants diffusibles, à l'alcool, au vin de Champagne, etc.

Traitement des accidents gravido-cardiaques.

Il a été indiqué avec grand soin par Peter et plus récemment par Vinay (1897).

A. Hygiène. — Lorsqu'elles sont bien compensées, les cardiopathies, dans le cours de la grossesse, n'exigent que certaines prescriptions hygiéniques : éviter les fatigues physiques, mais exercice régulier, alimentation substantielle et d'une digestion facile, combattre la constipation et surveiller attentivement les urines ; dès l'apparition de l'albumine, la malade sera soumise au *régime lacté absolu*. Enfin l'auscultation du cœur doit être pratiquée aussi souvent que possible.

B. Traitement médical. — *a. Accidents bénins.* Malgré une hygiène sagement réglée, il peut survenir quelques accidents légers : dyspnée, tendance aux bronchites ou poussées passagères de congestion pulmonaire, palpitations, etc.

Dans ce cas, le repos au lit, des laxatifs, des révulsifs répétés : cataplasmes sinapisés, ventouses sèches, enfin le régime lacté absolu seront le plus souvent suffisants.

b. Accidents graves. Mais les accidents gravido-cardiaques peuvent prendre un caractère de la plus haute gravité : dyspnée extrême, troubles de l'hématose, signes de congestion œdémateuse suraiguë du poumon ou de catarrhe suffocant, hémoptysies, anasarque, albuminurie abondante, phénomènes de collapsus et menace de mort pour la mère et pour l'enfant. Que faire en pareil cas ?

1° Si les accidents surviennent pendant le cours même de la grossesse, et qu'il n'y ait encore *aucun travail commencé*, il faut pratiquer d'abord une large déplétion veineuse par une *saignée* copieuse : 400 à 500 grammes (Peter), complétée par des révulsifs énergiques sur le thorax : ventouses sèches en grande quantité, cataplasmes sinapisés, etc. ; et quelquefois même prescrire, après la saignée, un vomitif énergique, sans craindre de provoquer des secousses et des efforts musculaires préjudiciables à l'état de gravidité de l'utérus (Peter).

A ces agents énergiques, quelquefois suffisants pour enrayer les accidents, les auteurs conseillent de joindre les toniques du cœur et surtout la digitale ou la digitaline, la caféine, le lait et les diurétiques. Cependant la digitale ne devra être prescrite que lorsque les *accidents d'encombrement pulmonaire* auront diminué ; autrement, elle aurait pour action, chez les femmes atteintes de rétrécissement mitral notamment d'exagérer ces phénomènes congestifs. Contre le collapsus menaçant, on prescrira les révulsifs et surtout les injections sous-cutanées d'éther, de caféine, ou d'huile camphrée, répétées à intervalles rapprochés.

Mais si on ne parvient pas à enrayer ces graves accidents, il peut se produire alors un avortement spontané, véritable « délivrance cardiaque », qui sauve souvent la femme. Dès lors, il y aurait lieu,

souvent, de ne pas attendre trop longtemps et d'i-
miter la nature ; quand les accidents deviennent pé-
rilleux, il faut « *songer à l'accouchement artificiel, le
proposer et le pratiquer* » (Peter).

Dans une leçon importante, Tarnier (1894) a con-
firmé cette manière de voir ; à cette question : Doit-on
provoquer l'accouchement dans les cas d'asystolie
menaçante et rebelle à tout traitement ? il répond
affirmativement. Sans doute, l'accouchement prématuré présente de redoutables éventualités ; mais,
à tout prendre, il offre, en cette circonstance, moins
de dangers de mort que l'accouchement à terme.

2° Si *le travail est déjà commencé*, « la seule indication
est de terminer l'accouchement, au plus vite (Vinay) ;
si la dyspnée est fort vive, la malade, ne pouvant
rester dans le décubitus, sera placée dans la position assise.

Pour abréger l'opération, on fera bien de recourir
à l'anesthésie : l'éther, qui chez les cardiopathes peut
provoquer des congestions bronchiques et pulmonaires, sera remplacé de préférence par le *chloroforme*,
quoique ce dernier favorise les hémorrhagies de la
délivrance.

3° La *délivrance terminée*, il peut se reproduire de
graves accidents de dyspnée et de collapsus. Contre
les premiers, on prescrira une injection sous-cutanée
de 1/2 centigramme de morphine, deux fois par
jour (Vaquez) et des révulsifs. Malgré les hémorrhagies de la délivrance, une saignée de 200 à
300 grammes serait encore indiquée. Contre la défaillance du cœur, on conseillera des injections
sous-cutanées de caféine et d'éther.

4° Pendant *les suites de couches*, les malades soumises au repos et au régime lacté absolu, ainsi

qu'aux diurétiques, pourront présenter des accidents spéciaux réclamant la digitale ou la caféine; de toute façon, ce n'est qu'au bout de quatre à cinq semaines qu'elles pourront quitter leur lit.

CINQUIÈME PARTIE

TRAITEMENT DES MALADIES DE L'AORTE

Traitement des aortites.

Au point de vue clinique, les aortites sont divisées en *aortite aiguë* et en *aortite chronique*.

1° **Aortite aiguë.** — L'aortite aiguë a été observée dans le cours de la variole (Brouardel), de la fièvre typhoïde, de la scarlatine, du rhumatisme articulaire aigu et peut-être exceptionnellement dans la rougeole. La tuberculose a été regardée également comme une cause d'aortite ; le cas ne paraît pas fréquent.

Il existe, en outre, une autre classe d'aortite aiguë, dite *primitive*, dont l'étiologie est très obscure. En dehors du traumatisme, de la grossesse, et du surmenage, elle paraît succéder aux causes qui produisent habituellement l'athérome et l'artériosclérose : arthritis, goutte, diabète, etc. C'est une affection assez rare, peut-être moins cependant qu'on ne le prétend, car ses caractères cliniques sont silencieux et latents, et l'affection a besoin d'être dépistée.

Dans d'autres circonstances, l'aortite aiguë est assez souvent *consécutive* à l'aortite chronique, ou plutôt, les altérations préétablies de l'aorte prédisposent celle-ci à des poussées aiguës phlegmasiques, dont la cause occasionnelle est ordinairement d'origine infectieuse ou toxique.

Dès qu'elle est constituée, l'aortite aiguë, presque toujours apyrétique, est caractérisée surtout par deux troubles fonctionnels graves : de l'anxiété respiratoire angoissante, et de la constriction rétro-sternale sous forme de crises, qui peuvent simuler parfois les caractères de l'angine de poitrine : mais celle-ci s'en distingue, en ce que le calme renaît après que la crise est terminée, alors que, dans l'aortite aiguë, l'angoisse dyspnéique persiste après chaque accès. De la toux, des vomissements assez fréquents, de la dysphagie légère, caractérisent encore cliniquement l'aortite aiguë. Au point de vue des signes physiques, la maladie se manifeste par de l'hypertrophie et une impulsion assez brusque du cœur, dont les bruits cependant, et surtout le bruit diastolique, sont généralement sourds et éteints; de plus, la percussion indique nettement que l'aorte est généralement dilatée d'une façon appréciable.

Le *traitement* de cette maladie doit être dirigé d'abord dans le but de calmer la douleur angoissante : on aura recours aux ventouses scarifiées, aux pointes de feu répétées, aux cataplasmes sinapisés suivis de frictions ou d'onctions calmantes chloroformées, aux vésicatoires. A l'intérieur, on aura recours à l'opium, à la belladone, ou mieux encore aux injections sous-cutanées de chlorhydrate de morphine et aux inhalations de nitrite d'amyle. La crise étant terminée, les malades seront soumis à la médication iodurée pendant un temps fort long, suivant la méthode que nous avons indiquée déjà.

Pendant le cours de la maladie, le cœur présente

parfois des signes d'éréthisme qui seront calmés par
les bromures, l'éther et le valérianate d'ammoniaque ;
au contraire, la détresse cardiaque et les phénomènes
d'hyposystolie, qui marquent souvent les dernières
périodes de l'affection, seront enrayés par les
frictions stimulantes, les révulsifs énergiques, le
Marteau de Mayor, la digitale et surtout par les
injections sous-cutanées d'éther, de caféine, d'huile
camphrée, etc.; on pourra recourir aussi aux injections de sérum artificiel 7/1000.

2° **Aortite chronique**. — Lorsqu'elle est localisée à
l'aorte seule, elle n'est, le plus souvent, que la conséquence d'une aortite aiguë guérie incomplètement
et ayant laissé, après elle, des lésions locales, indélébiles. Les causes qui en paraissent bien établies
sont, avant tout, la syphilis (Fournier, Vallin) et
l'impaludisme (Féréol, Lancereaux). On a invoqué
encore la maladie de Basedow : mais si la coïncidence des deux affections a été notée, il est souvent
difficile de préciser nettement laquelle des deux maladies a ouvert le processus morbide. Dans d'autres
cas, les lésions aortiques ne sont que la localisation
vers l'aorte de lésions atteignant tout le système artériel, dont les causes peuvent être rattachées à l'athérome ou à l'artério-sclérose.

La sénilité est une des causes les plus importantes ;
il faut ensuite signaler l'action de tous les agents qui,
par leur introduction, produisent sur l'organisme
une action irritante ou toxique. Ce sont, par exemple,
le saturnisme, l'abus de la bonne chère, l'alcoolisme
(Lancereaux refuse, cependant, toute influence à l'alcoolisme sur la genèse de l'aortite chronique), le
tabagisme. Viennent ensuite les maladies diathésiques : le rhumatisme chronique, la goutte et le

diabète; enfin le surmenage, soit par travail intellectuel, soit par exercice musculaire exagérés.

L'aortite chronique s'accuse par une série de *troubles*, tantôt très nets, tantôt absolument latents, que nous ne ferons que rappeler ici très brièvement, avant d'indiquer le traitement qui convient à la maladie.

Les *accidents* qui marquent la première phase de l'affection sont variables. Le plus fréquent est la dyspnée intermittente à l'occasion des mouvements ou des efforts (dyspnée d'effort), et qui diminue au repos ou cesse même tout à fait. Quelquefois les troubles respiratoires prennent la forme de véritables crises d'orthopnée, principalement la nuit, ressemblant un peu à l'asthme, mais en différant par l'absence d'expectoration critique à la fin de la crise. Cette dyspnée, accompagnée quelquefois de toux sèche un peu quinteuse, marche souvent de pair avec une sensation de gêne douloureuse ou de pesanteur dans la région rétro-sternale ou entre les deux épaules et remontant un peu vers le cou; ce sont là les *accès pseudo-angineux* (Bucquoy), mais on peut aussi constater des crises d'angine de poitrine vraie avec ses caractères habituels. Enfin on note également des troubles de la circulation cérébrale assez importants; le vertige, les bourdonnements d'oreille et même les menaces de syncope.

Les *signes physiques* consistent surtout dans un pouls dur, brusque, avec bondissement très marqué des artères de la région cervicale, et des signes fréquents de dilatation de la crosse aortique (soulèvement de l'artère sous-clavière droite, augmentation de la matité aortique rétro-sternale, convexité de la

crosse accessible au toucher, en arrière de la four-
chette sternale, etc.).

L'*auscultation* est fort variable ; on trouve assez
souvent, au foyer des bruits aortiques, un souffle
systolique, indice de la présence de rugosités et de
rétrécissement relatif de l'orifice aortique : quelquefois il existe aussi un souffle diastolique d'insuffisance des sigmoïdes. Ce dernier peut manquer et
on ne trouve le plus souvent qu'un éclat tympa-
nique, comparé très justement à un bruit de tôle
(Peter).

L'aortite chronique, dont le *pronostic* est grave,
présente une évolution lente et peut persister durant plusieurs années, avec des périodes d'amélioration et d'aggravation ; on pourrait noter parfois
dans le premier cas, d'après Potain, la disparition
plus ou moins complète des troubles fonctionnels,
alors que les signes physiques n'auraient point
changé. Quoi qu'il en soit, la maladie peut se compliquer d'affections habituellement liées à l'artério-
sclérose : néphrite interstitielle ou myocardite scléreuse, ou encore de phénomènes graves du côté des
voies respiratoires : congestion pulmonaire, œdème
aigu du poumon (Andral), hémoptysies, apoplexie
pulmonaire, avec ou sans pleurésie consécutive. La
mort peut survenir encore à la suite d'une attaque
d'angine de poitrine.

Contre une affection de si longue durée, et d'un
pronostic si sévère, le *traitement* consiste avant tout
dans une hygiène rigoureuse et un régime alimentaire sur lesquels nous sommes déjà revenu plusieurs
fois. Les boissons excitantes, le thé, le café, l'alcool,
les liqueurs, les vins mousseux, les mets épicés et
les aliments trop azotés sont proscrits de la table du

malade; le tabac est interdit d'une façon absolue.
Les laitages, les œufs, les légumes, les herbes cuites,
les viandes blanches très cuites, les poissons bouillis
(à condition qu'il n'y ait point d'albumine dans les
urines), les fruits, l'eau pure aux repas ou additionnée d'un peu de vin blanc léger, voilà le régime alimentaire auquel devront s'astreindre les malades.

La vie à la campagne, au grand air, dans un climat
tempéré, à l'abri des vents et des perturbations at-
mosphériques, sera excellente pour les aortiques qui
éviteront, d'autre part, la fatigue musculaire et le
travail intellectuel assidu. Des marches et des promenades graduées sur un terrain plat et peu mon-
tueux, des frictions sèches ou aromatiques sur les
membres et sur le rachis, des repas peu copieux et
réguliers, la surveillance la plus rigoureuse des
fonctions digestives, la régularité des garde-robes,
voilà en quelques mots le *modus vivendi* des malades
atteints d'aortite chronique. Il va sans dire que
l'absence de toute préoccupation et de tout souci
d'ordre moral est nécessaire pour la réussite du
traitement.

Quant aux *agents médicamenteux*, c'est à la médication iodurée qu'il faut s'adresser. Les iodures et
surtout l'iodure de sodium, seul ou associé à l'arséniate de soude ou à une faible quantité d'opium,
sera prescrit, sans se lasser, pendant plusieurs années
consécutives, avec intervalles de repos réguliers. On
le prescrira sous une des formes indiquées précédemment.

Les *complications* qui peuvent survenir dans le
cours de cette affection si longue, réclament une
médication spéciale pour chacune d'elles : congestion
pulmonaire, œdème aigu du poumon, pleurésie, etc.

Ces divers traitements ont été exposés antérieurement.

Traitement des anévrysmes de l'aorte.

En face de la gravité des anévrysmes de l'aorte et de leur évolution pour ainsi dire fatale (1), le traitement ne peut guère être que palliatif et se borner à combattre les symptômes et les accidents graves, qui peuvent survenir dans le cours de la longue évolution de la maladie. Cependant, frappés de la guérison, spontanée (bien rare, il est vrai), de certains anévrysmes par la formation de caillots dans le sac anévrysmal, plusieurs auteurs ont proposé certaines méthodes capables d'imiter la nature et de produire dans la cavité artérielle des caillots oblitérants.

a) **Méthode d'Albertini et de Valsalva.** — C'est la plus ancienne de toutes. Elle se proposait, par l'association d'un régime très sévère, du repos absolu au lit pendant 40 jours en moyenne, et par l'usage de saignées copieuses plus ou moins répétées, d'amener le malade à une sorte d'état de cachexie artificielle, susceptible de provoquer le ralentissement circulatoire et la coagulation de la fibrine, par le mécanisme désigné sous le nom d'inopexie. Le malade, soumis à une diète presque complète, ou plus exactement à « un régime tellement sévère qu'il ne prend d'aliment que juste autant qu'il en faut pour soutenir la vie » (125 grammes d'aliments et 250 grammes d'eau par jour), ne tardait pas, épuisé encore par des saignées abondantes, à présenter un amaigrissement considérable, au point

(1) On a cité cependant quelques cas de guérison totale d'anévrysme de l'aorte : Hodgson ; Thorens, *Soc. anat.*, 1873 ; etc.

d'être à peine capable de mouvement. Valsalva aurait remporté un succès complet avec cette méthode, et plus tard il en aurait été de même pour Corvisart, Pelletan, Chomel et d'autres, et notamment pour Hope qui n'hésitait pas à pratiquer pendant seize jours une saignée quotidienne de 300 grammes environ. Mais ce système de saignées copieuses et répétées, loin de ralentir la circulation, ne fait au contraire que l'accélérer; c'est pourquoi ce traitement trop rigoureux fut amendé dans la suite par plusieurs auteurs. Kirby, puis Stokes conseillaient le régime fortifiant, avec réduction des liquides, et espéraient augmenter la plasticité du sang par une alimentation généreuse. Waters (1856) relate un succès par l'application mitigée de la méthode de Valsalva : le malade fut condamné au repos absolu au lit, dans le décubitus dorsal, durant un mois; son régime alimentaire consistait en sept onces de pain (214 gr. 158), 3 onces de viande et 8 onces de liquide (245 grammes environ) ; il pouvait sucer quelques morceaux de glace et fumer une pipe de tabac. Cette façon de faire a été suivie encore récemment par d'autres médecins anglais : Tuffnell et Douglas Powell (1889). Le premier auteur supprime les saignées, mais prescrit le repos absolu : il réduit le régime alimentaire et restreint au minimum la quantité des boissons. Il tolère : pain et beurre 60 grammes, lait 60 grammes pour le déjeuner. Le dîner se compose de 90 grammes de viande, de la même quantité de pain et de pommes de terre : vin de Bordeaux coupé d'eau 120 grammes ; enfin pour le souper : 60 grammes de pain et beurre, et 60 grammes de thé. Simpson proscrit absolument le vin et le remplace par du lait. Douglas Powell adopte aussi un traitement fort ana-

logue à celui de Tuffnell : repos absolu, 300 grammes
d'aliments solides et surtout de substances grasses,
qui jouiraient de propriétés coagulantes particulières, et 240 grammes de liquide, puis des laxatifs
répétés et des calmants ; le tout sera suivi durant
trois à six mois. Ce régime, associé à l'iodure de
potassium, a donné d'excellents résultats entre les
mains de Broadbent.

Le traitement de Valsalva est maintenant complètement abandonné en France ; il a été parfaitement
apprécié par Grisolle (*Trait. de Path. int.*, t. II, p.
207, 9ᵉ édit. 1869). « Ce traitement presque barbare,
dit-il, qu'il faut continuer des mois et même des années, répugne au médecin comme au malade, et rarement il est permis de l'employer jusqu'au bout.
D'ailleurs, je ne pense pas qu'il ait jamais guéri per-
sonne, et souvent il a hâté la mort : aussi croyons-
nous qu'il est prudent de s'en abstenir. »

La *glace* (Goupil) en application locale, durant des
semaines et même des mois, n'a donné aucun résultat ;
elle paraît même assez mal supportée par certains
malades.

Il en est de même des *pointes de feu*, dont l'action
est à peu près nulle, car la révulsion qu'elles produisent dépasse à peine les premières couches du
derme. Tout au plus sont-elles utiles pour calmer
les névralgies locales symptomatiques, parfois très
douloureuses. Dans ce but, les *cautères* rendent parfois aussi des services signalés.

b) **Médication interne.** — Les médicaments employés ou plutôt proposés sont assez nombreux : l'a-
cétate de plomb (Dupuytren, Laënnec, Berlin) à la dose
de 15 centigrammes à 1 gramme, puis l'*alun*, la
grande consoude mélangée à l'*eau de Rabel* et le sirop

de coings (Pelletan). On leur prêtait une action
coagulante du sang qui n'a pas été établie, aussi
sont-ils maintenant abandonnés de tous. Les injections sous-cutanées d'*ergotine* (Langenbeck) sont restées sans résultat. On a proposé encore la *digitale*,
dans le but de ralentir les battements de la poche
et favoriser, par cette action, la coagulation du sang;
mais on a fait remarquer avec raison que la digitale
ainsi que l'ergot de seigle, proposé également, élèvent
la tension artérielle. Or, sous l'influence de la digitale, on augmente l'énergie de la force contractile
du cœur et, en accroissant la tension artérielle, on
favorise la rupture de la poche anévrysmale. C'est
donc une médication à réserver; cependant, si on
cherche à diminuer l'énergie des battements du
cœur, on pourrait donner l'*aconitine* ou la *vératrine*
(Mohamed). Dans le traitement des anévrysmes de
l'aorte, l'indication principale est, au contraire, de
diminuer la tension artérielle. Dans ce but, Mohamed
(*Brit. Med. Journal*, 1878) propose un régime peu
azoté, des purgations répétées, et des sudations
provoquées par les bains d'air chaud, et même le
jaborandi. Nous avons dit déjà que ces derniers
moyens ne pouvaient être employés qu'avec la plus
grande réserve. Le même auteur propose encore le
nitrite d'amyle et le *chloroforme*, qui agiraient en
relâchant la tunique musculaire des artères, dimi-
nueraient leur plénitude, et par suite donneraient
plus d'espace pour le sang qu'elles contiennent.

Mais, de tous les médicaments prescrits dans le
traitement des anévrysmes de l'aorte, le seul qui
jusqu'ici ait donné des résultats réels et durables est
l'*iodure de potassium*. Proposé d'abord par Bouillaud
dès 1859, il a été surtout mis en œuvre par Chucker-

butty, médecin à l'hôpital du collège de Calcutta (1862), qui obtenait d'excellents résultats en donnant 25 centigrammes d'iodure de potassium, trois fois par jour, à ses malades. Plus tard, W. Balfour (1868 et 1871) a publié douze observations dans lesquelles l'iodure de potassium a donné des résultats favorables ; de même Byrom Bramwell (1878) a vu deux malades qui, avec ce traitement, avaient éprouvé, à deux reprises différentes, une amélioration notable. En France, Potain a obtenu par ce moyen la guérison presque totale d'un anévrysme de la crosse de l'aorte. C. Paul, Dujardin-Beaumetz et Bucquoy ont cité, chacun de leur côté, des faits probants considérablement améliorés par la médication iodurée. La preuve thérapeutique est donc faite ; mais comment agit l'iodure de potassium en pareil cas ? La réponse est difficile à donner et on a fait à ce sujet de nombreuses hypothèses. D'abord, comme il est incontestable qu'un assez grand nombre d'anévrysmes ont une origine syphilitique, on a prétendu expliquer ainsi le succès de l'iodure de potassium, mais cette origine spécifique ne peut s'appliquer à tous les cas. On a prétendu alors, avec Anderson et Balfour, que l'iodure agit en diminuant la pression artérielle dans la poche anévrysmale ; on a dit également que l'iodure agit comme dépresseur de la circulation générale en abaissant la tension ; ou bien, invoquant une action toute chimique de l'iodure, on a dit aussi, avec Chuckerbutty et Grawitz, que cet agent produit la coagulation du sang dans la poche. Or, dans un cas de Balfour, le malade ayant succombé à une affection intercurrente, on ne trouva pas le sac oblitéré par des caillots, mais une rétraction considérable de la poche artérielle. Depuis, d'autres faits ont montré une terminaison semblable ; *il est donc probable que l'iodure de potassium* ne possède aucune action coagulante, qu'il *n'agit pas sur le contenu de la poche, mais sur la paroi même de celle-ci ;* cette opinion est soutenue également par Potain. De même, Dujardin-Beaumetz s'y rangeait volontiers ; cependant il croyait que l'iodure agit moins sur les anévrysmes avec poche véritable que sur l'aortite avec dilatation du vaisseau.

Quoi qu'il en soit, les heureux effets de la médication iodurée, dans le traitement des anévrysmes de l'aorte, sont indiscutables. On donnera la préférence à l'iodure de sodium sur l'iodure de potassium pour les raisons que nous avons données déjà. La dose quotidienne sera de 60 centigrammes à 1 gramme sans qu'il soit nécessaire, en général, d'atteindre les doses massives de 5 à 6 grammes prescrites par quelques auteurs, comme Dreschfeld et d'autres. Ces doses élevées provoquent des accidents gastro-intestinaux, sont mal tolérées et ne produisent point de résultats thérapeutiques meilleurs (Potain). Ce traitement sera continué pendant longtemps ; bien plus, la rétrocession de l'anévrysme ne doit point faire suspendre définitivement la médication iodurée, car le malade reste encore soumis à des altérations ultérieures qui pourraient être graves. Pendant cette longue période de traitement, il faudra surveiller les effets du médicament, en observer la tolérance, et remédier aux accidents d'iodisme qui pourraient se produire.

La digitale ne doit pas être prescrite durant la période d'état, car le renforcement des systoles cardiaques, et la contraction du système artériel qu'elle engendre, aboutissent à l'élévation de la tension artérielle, et celle-ci pourrait produire des ruptures vasculaires. Il n'en est plus de même dans les stades avancés de la maladie, lorsque se manifestent des signes d'asthénie cardio-vasculaire. A ce moment, la digitale trouve son indication de la même manière que dans les cardiopathies valvulaires en imminence d'asystolie.

c. **Traitement chirurgical.** — Il comprend des moyens nombreux de valeur diverse.

1. Compression. — La *compression* des artères, si utile dans le cas d'anévrysme des membres, est peu applicable aux anévrysmes de l'aorte thoracique, à moins qu'il n'y ait danger de rupture ; dans ce cas, on pourrait soutenir la paroi avec une lame métallique de plomb, par-dessus une bande de flanelle, comme l'a fait Pelletan, ou encore par application de plusieurs couches superposées de collodion. La compression cependant ne peut être employée qu'avec de grandes précautions, car, malgré quelques succès de Woirhaye dans le traitement de l'anévrysme de l'aorte abdominale, on a observé des accidents sérieux en comprimant la tumeur : dans un cas de Tillaux (1873), le malade, au moment de la compression, fut frappé brusquement d'aphasie avec paralysie des membres supérieurs ; ces accidents persistèrent durant une semaine.

2. Introduction de corps étrangers. — **Acupuncture.** C'est Velpeau qui, le premier (1830), eut l'idée d'introduire des corps étrangers dans les anévrysmes : il enfonça des aiguilles dans un anévrysme poplité et les y laissa durant huit jours. Le résultat d'ailleurs fut malheureux, et le malade mourut de gangrène après ligature de la fémorale rendue nécessaire par une hémorrhagie abondante. Plus tard, Moore (1864) substitua des fils de fer aux aiguilles : il introduisit, dans un cas d'anévrysme de l'aorte, une petite canule pointue et y fit passer des *fils de fer doux*. La tumeur diminua de volume, les battements disparurent en partie, mais le malade mourut cinq jours après ; à l'autopsie, la poche était remplie par un coagulum fibrineux adhérant aux fils de fer. Plus tard encore, R. Dewis, de Philadelphie (1873), fit pénétrer 8 mètres de *crin* dans un anévrysme de l'artère sous-clavière, et constata que la tumeur avait diminué de volume, et un mois après, les battements cessaient dans la poche. La même année, en Italie, Montenovesi, après avoir fait une ponction capillaire dans la poche anévrysmale, introduisit un fin *ressort de montre*; la tumeur diminua de volume et ses battements furent moins amples; le malade mourut néanmoins le vingt-cinquième jour après l'opération.

En 1878, C. Paul introduisit, dans une tumeur anévrysmale, une série d'*aiguilles d'or*, fines comme des cheveux (aiguilles japonaises), à la distance de 1 centimètre l'une de l'autre. Le passage à travers la peau est peu douloureux, et l'opération n'est suivie d'aucune sorte d'accident; cependant, quand on vient à traverser la poche, on provoque une légère douleur qui cesse même avant qu'on ait retiré les aiguilles. Celles-ci furent laissées un quart d'heure en place. Ce qui se passa en pareille circonstance, ce ne fut point la formation de caillots passifs, mais sous l'influence de la piqûre, la poche subit une certaine inflammation, elle s'épaissit et on nota la production de caillots actifs. A chaque nouvelle acupuncture, on éprouvait une résistance plus grande à traverser la poche, et, à la fin, l'introduction était devenue impossible. Cette tentative fut suivie d'une opération du même genre due à Healt (1880), dans un anévrysme de l'artère sous-clavière; les aiguilles étaient assez grosses, et furent laissées quatre jours en place. La tumeur se solidifia et les battements disparurent.

Cependant, c'est à Baccelli (*Congr. Méd. int.*, Genève, 1877) qui, adoptant le procédé de Montenovesi avec les ressorts de montre, fit la première application de la méthode aux anévrysmes de l'aorte. Après avoir lavé la peau au savon et au sublimé, on introduit dans l'anévrysme, au moyen d'un fin trocart ou bien directement, un ressort de montre dont l'extrémité est terminée en pointe fine pour en faciliter la pénétration. Ses dimensions sont variables, sa longueur varie de 20 à 50 centimètres, et sa largeur de quelques millimètres. Dans un cas, Baccelli fit pénétrer une longueur totale de 1 m. 10 de ressort. Les deux malades traités de cette façon moururent quelques mois après l'opération, et on constata que des caillots s'étaient déposés autour de ces spirales. Cette opération est délicate, et presque toujours on est obligé de sectionner les derniers centimètres du ressort métallique; il faut que celui-ci pénètre bien dans la poche, car, sans cette condition, l'extrémité externe pourrait produire une petite ulcération.

On a remplacé le ressort de montre par d'autres corps étrangers, comme des *fils d'argent* (Hulke) ou des crins de Florence : dans un cas, Lépine put introduire, avec une aiguille de Pravaz, 15 crins de Florence de 30 centimètres de long.

Malgré ces faits relativement assez nombreux, il faut reconnaître que les résultats ne sont guère encourageants, car, ainsi que l'a fait remarquer Verneuil à l'Académie de médecine, sur 34 observations con-

nues, on relève 30 cas de mort, survenue dans le
courant de l'année même de l'opération.

Mac Ewen a proposé un procédé consistant à laisser
à demeure une aiguille dans la poche, et à aller
ensuite irriter la paroi par des frottements gradués
dans le but de produire une irritation locale qui sol-
liciterait le dépôt de la fibrine. Les résultats de cette
méthode sont encore trop peu nombreux pour qu'on
puisse en apprécier la valeur.

3. Électropuncture. — L'application de l'électricité
au traitement des anévrysmes, entrevue par Pravaz,
a été mise en œuvre pour la première fois par Pétre-
quin, vers 1845; dans un cas d'anévrysme de l'artère
temporale, il chercha à obtenir la coagulation du
sang en faisant passer un courant électrique par une
aiguille plongée dans la tumeur. De même, Pieda-
gnel (1848) plongea deux aiguilles dans un volumineux anévrysme de l'aorte et fit passer un courant
interrompu. Cependant, c'est Ciniselli, de Crémone
(1846), qui a posé le premier les règles méthodi-
ques de ce traitement appliqué aux anévrysmes aortiques. Elles s'appuient sur une série d'expériences
entreprises par Strambio, établissant que les courants électriques ont une action marquée sur la
formation des caillots sanguins; mais alors que
les courants positifs amènent une coagulation
rapide, les courants négatifs ne la produiraient
pas.

Voici comment on procédera, en tenant compte
des modifications apportées par Dujardin-Beaumetz
(1880) à la méthode de Ciniselli : on enfonce perpendiculairement dans la tumeur une série de petites
aiguilles en acier, quatre à six environ, à la distance
de 1 centimètre l'une de l'autre. Les aiguilles ont

7 centimètres de long sur 5 à 6 dixièmes de milli-
mètre de diamètre.

La plaque métallique humide, représentant l'élec-
trode négative, est appliquée sur la cuisse ou sur le
bras, en ayant soin de l'humecter souvent, afin
d'éviter la brûlure des téguments.

Puis on met en contact le pôle positif de l'appareil
galvanique avec la première des aiguilles, et le cir-
cuit est ainsi fermé. Au bout de cinq minutes environ
on déplace le courant, et la première aiguille, devenue
oxydée, est mise en communication avec le pôle négatif, alors qu'on place le pôle positif sur l'aiguille
voisine qui n'a pas encore été employée. D'après
Ciniselli, par cette double application du courant, on
favoriserait activement la coagulation, et de plus on
éviterait la formation des escarres que détermine le
courant positif autour de l'aiguille. Les aiguilles
employées doivent être fines et en fer doux ; en outre,
pour éviter l'action caustique du pôle positif, on
les enveloppe d'un enduit protecteur à leur partie
supérieure. On reconnaît qu'elles ont pénétré dans
la tumeur à ce qu'elles sont soulevées d'une manière
rythmique et isochrone aux systoles cardiaques.
Ces aiguilles doivent être introduites lentement par
pression et par un léger mouvement de rotation.
Leur extraction est douloureuse, car elles ressortent
souvent oxydées et raboteuses, et exposeraient à une
rupture de la paroi avec hémorrhagie si on les reti-
rait brusquement et sans précaution ; on les enlèvera
donc lentement, en ayant soin de ne pas les ébranler
et de n'exercer aucune pression sur la tumeur. On
recommande ensuite à l'opéré de rester le plus longtemps possible dans l'immobilité. Après l'opération,
les piqûres déterminent parfois un peu de chaleur

et d'inflammation dans la tumeur. On combattra ces ébauches d'artérite, par des compresses d'eau boriquée fraîche, et elles disparaissent rapidement. Cependant les battements de la tumeur deviennent moindres, celle-ci s'affaisse, et il se produit un retrait de la poche et une induration de son contenu. Plusieurs séances d'électropuncture sont nécessaires ; elles devront être séparées par un intervalle d'un mois, en moyenne. Les aiguilles ne devront pas être replacées dans les mêmes points d'implantation pour ne pas déplacer le caillot déjà formé. Par cette méthode, on calme, dès les premières heures, la dyspnée et les crises douloureuses qui accompagnent généralement l'anévrysme (L. Robin, *Th.* Paris, 1880).

Ce traitement ne peut être appliqué à tous les cas, et, d'après Ciniselli, il faut que l'anévrysme forme une poche véritable appendue à l'aorte et communique avec elle par un orifice variable. En outre, plus l'anévrysme sera récent et petit, plus les chances de guérison seront grandes. Enfin le pronostic sera meilleur quand l'intégrité du cœur sera plus grande, l'état général du malade favorable, et l'âge peu avancé.

Telle est, en quelques mots, la méthode de Ciniselli ; sur 38 cas d'électropuncture, 11 fois seulement l'opération n'a pas donné de résultats, dans 11 autres cas il y eut guérison temporaire persistant durant 4 ans, ou seulement pendant 27, 23 et 21 mois, et dans des cas moins favorables, rien que durant 6, 4 ou même 1 mois. Acceptée dans son intégrité en Italie, en Angleterre (Anderson), en Allemagne (Fischer), elle a été employée en France par Dujardin-Beaumetz, par Proust, par Bucquoy et d'autres. Dujardin-Beaumetz a insisté beaucoup sur ce fait qu'Anderson avait déjà indiqué, que le courant négatif ne joue aucun rôle dans la formation du coagulum et que son action ne peut être que nuisible, car à l'extrémité de son aiguille, il se produit un dégagement de gaz considérable, capable de passer dans le torrent sanguin, d'aller former des embolies gazeuses, ou encore de s'accumuler dans la poche au risque de la faire éclater. C'est pourquoi un grand nombre d'auteurs sont d'avis de n'introduire dans la tumeur que le pôle positif seul, afin d'obtenir un caillot résistant et ferme.

Reste enfin une question importante : Comment agit l'électricité dans le traitement de l'anévrysme? On semble aujourd'hui admettre que le courant électrique ne détermine pas directement la coagulation autour des aiguilles, car il se produirait, dans la suite, des embolies presque inévitables ; au contraire, on peut croire plus justement que l'électrolyse développe une inflammation de la paroi anévrysmale, point de départ d'une coagulation consécutive.

Quoi qu'il en soit, cette méthode, accueillie au début avec une grande faveur, n'a point répondu à toutes les espérances, et jusqu'ici la méthode de Ciniselli n'a fourni aucun cas de guérison absolue et définitive.

4. Ligature. — Nous ne dirons que quelques mots du traitement qui consiste à lier les branches du tronc brachio-céphalique ou le tronc lui-même, ou quelquefois encore les sous-clavières et la carotide primitive gauche. Sur 38 cas traités de cette façon, 26 se sont terminés par la mort moins d'un an après l'opération (Ortiz, 1892). Le résultat est donc assez peu encourageant.

Résumé. — Le traitement médical, est en définitive, celui auquel on doit s'adresser avec le plus de confiance, et la *médication iodurée longtemps prolongée*, associée au régime, *a donné des résultats plus satisfaisants* que les procédés chirurgicaux : *telle sera notre conclusion.* L'électrolyse ne saurait cependant être condamnée à tout jamais : elle pourra, sans doute, rendre de réels services dans les anévrysmes de l'aorte superficiels et volumineux.

d) **Traitement des complications.** — Il est exclusivement symptomatique. On calmera la *douleur* par l'antipyrine, l'opium, et mieux par les injections de chlorhydrate de morphine. Lorsque la tumeur exerce une forte pression sur la clavicule, on voit quelquefois la douleur cesser lorsqu'il se fait une subluxation de l'articulation sterno-claviculaire. Stokes se demande si on ne pourrait pas obtenir le même résultat, en diminuant la compression, par la section des ligaments qui unissent la clavicule et le sternum.

Le *spasme de la glotte* a été quelquefois noté dans le cours des anévrysmes de la concavité de la crosse aortique, par compression du récurrent gauche ; dans ce cas, la trachéotomie a sauvé les patients d'une mort imminente par asphyxie.

Les *hémoptysies* céderont à l'emploi des astringents, de l'ergotine et des révulsifs cutanés.

Pareille médication sera mise en œuvre dans les cas de *congestion pulmonaire aiguë.*

La *tuberculose pulmonaire*, qui coïncide avec l'anévrysme aortique dans la proportion de 23 pour 100 environ (Hanot), réclame la thérapeutique habituelle de la tuberculose.

Contre les accidents *asystoliques*, on donnera la digitale, à petites doses et avec beaucoup de précaution. Le plus souvent l'état du malade restera stationnaire et bientôt même, toute thérapeutique sera impuissante à empêcher l'issue fatale.

TABLE DES MATIÈRES

II. MODÉRATEURS DU CŒUR

IV. MÉDICAMENTS DIURÉTIQUES

DEUXIÈME PARTIE

HYGIÈNE DES CARDIAQUES

TROISIÈME PARTIE

THÉRAPEUTIQUE GÉNÉRALE DES MALADIES DU CŒUR

QUATRIÈME PARTIE

TRAITEMENT DES MALADIES DU CŒUR EN PARTICULIER

I. MALADIES ORGANIQUES

CINQUIÈME PARTIE

TRAITEMENT DES MALADIES DE L'AORTE

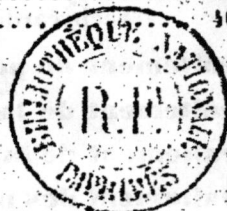

PARIS. — IMPRIMERIE F. LEVÉ, RUE CASSETTE, 17

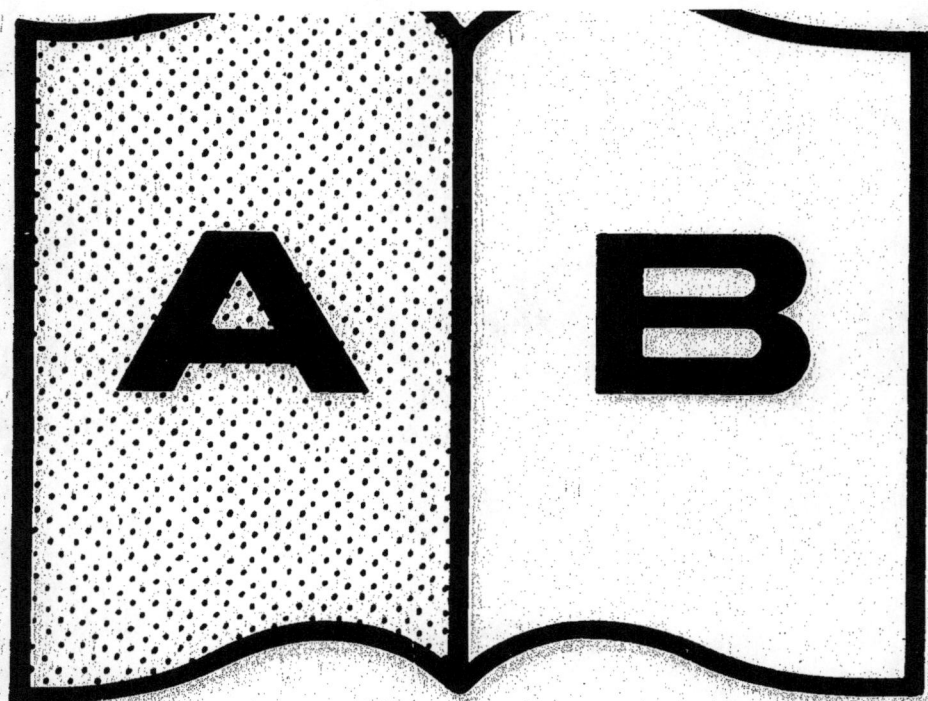

Contraste insuffisant

NF Z 43-120-14

www.ingramcontent.com/pod-product-compliance
Lightning Source LLC
Chambersburg PA
CBHW031611210326
41599CB00021B/3144